U0273873

急危重症监护与治疗

罗正超 等 主编

江西科学技术出版社

江西·南昌

图书在版编目（CIP）数据

急危重症监护与治疗 / 罗正超等主编 . — 南昌：
江西科学技术出版社，2020.6（2024.1 重印）
ISBN 978-7-5390-7367-5

Ⅰ.①急… Ⅱ.①罗… Ⅲ.①急性病 – 护理学②险症
– 护理学③急性病 – 治疗学④险症 – 治疗学 Ⅳ.
① R472.2 ② R459.7

中国版本图书馆 CIP 数据核字（2020）第 097532 号

选题序号：ZK2019393

责任编辑：宋　涛　万圣丹

急危重症监护与治疗

JIWEIZHONGZHENG JIANHU YU ZHILIAO

罗正超　等　主编

出版发行	江西科学技术出版社	
社　　址	南昌市蓼洲街 2 号附 1 号	
	邮编：330009　　电话：（0791）86623491　　86639342（传真）	
经　　销	全国新华书店	
印　　刷	三河市华东印刷有限公司	
开　　本	880mm×1230mm　　1/16	
字　　数	292 千字	
印　　张	9	
版　　次	2020 年 6 月第 1 版　　2024年1月第1版第2次印刷	
书　　号	ISBN 978-7-5390-7367-5	
定　　价	88.00 元	

赣版权登字：-03-2020-185

编　委　会

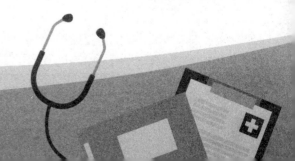

前　言

　　急诊医学是现代医学的重要组成部分，是一门研究急危重症疾病发生、发展规律及其治疗的临床医学独立学科，汇集多个临床医学学科的专业知识和技能，具有很强的综合性和实践性。急诊医学的迅速发展，是我国医学进步的重要标志之一。由于急危重症患者均处于生命的险境，需进行争分夺秒的抢救，这就要求我们的医务人员必须熟练掌握急危重症的黄金治疗法则和救治流程。本书重点讲述了急诊急救的基础知识及临床各系统常见急症的诊疗措施，内容丰富，资料新颖，叙述详细，条理清晰，具有科学性、先进性、实用性等特点，是一部反映现代临床急危重症诊疗方面的新著，适用于急诊科、危重症科及相关医务人员。

　　全书首先介绍了急救医学绪论、重症监测及用急诊诊疗操作技术；其次分别论述了心脏骤停与心脑肺复苏、消化系统急危重症、呼吸系统急危重症、神经系统急危重症、血液系统急危重症、感染性疾病急危重症、妇产科常见急症、儿科急危重症。针对涉及的各种疾病，书中均进行了详细介绍，包括疾病的病因病理、发病机制、临床表现、诊断与鉴别诊断、救治方法、救治关键、救治方案、并发症及处理、预后及预防等。

　　本书在编写过程中，借鉴了诸多急诊相关临床书籍与资料文献。由于本书编委会人员水平有限，难免有错误及不足之处，恳请广大读者见谅，并给予批评指正，以更好地总结经验，达到共同进步、提高医务人员临床救治水平的目的。

编　者
2020 年 6 月

目 录

第一章 绪论 1

第二章 重症监测 6
  第一节 监护病房的设置与管理 6
  第二节 血流动力学监测与循环支持 8

第三章 常用急诊诊疗操作技术 13
  第一节 气管内插管术 13
  第二节 机械通气 15
  第三节 气管切开术及环甲膜切开术 21

第四章 心脏骤停与心脑肺复苏 23
  第一节 心脏骤停 23
  第二节 心、脑、肺复苏 25

第五章 消化系统急危重症 34
  第一节 急性上消化道出血 34
  第二节 急性腹膜炎 41
  第三节 急性胃扩张 47
  第四节 急性肠梗阻 49

第六章 呼吸系统急危重症 59
  第一节 呼吸衰竭 59
  第二节 重症肺炎 63
  第三节 重症哮喘 69
  第四节 肺脓肿 74

第七章 神经系统急危重症 78
  第一节 急性颅内高压症 78
  第二节 缺血性脑卒中 80

第八章 血液系统急危重症 91
  第一节 急性白血病 91
  第二节 急性溶血性贫血 95

第三节　弥散性血管内凝血 ……………………………………………………98

第九章　感染性疾病急危重症 ……………………………………………………104
　　第一节　急性细菌性痢疾 ………………………………………………………104
　　第二节　流行性乙型脑炎 ………………………………………………………108

第十章　妇产科常见急危重症 ……………………………………………………113
　　第一节　羊水栓塞 ………………………………………………………………113
　　第二节　妊娠期高血压疾病 ……………………………………………………117

第十一章　儿科常见急危重症 ……………………………………………………125
　　第一节　新生儿窒息与复苏 ……………………………………………………125
　　第二节　新生儿颅内出血 ………………………………………………………129

参考文献 ……………………………………………………………………………138

第一章 绪论

一、急诊医学、危重病医学的发展史

随着现代医学的快速发展，传统的急诊、急救领域受到了极大的冲击，急救模式及急救方法、水平得到空前提高，相关技术及理论也得到飞速发展。经济发达国家非常重视发展医疗紧急救援，除广泛普及急救知识和在大型、重要的公共场所设立急救医疗设施外，还先后建立了"急救医疗服务体系"（emergency medical service system，EMSS），即院前急救体系、院内急诊体系和重症监护治疗体系及各专科的"生命绿色通道"组成的一体化急救网络。

回顾历史，自 20 世纪 50 年代简易呼吸器在美国加州和斯堪的纳维亚半岛的病房抢救室中最先应用及随后心电、循环压力技术逐渐完善并应用于临床以来，监护观念随之形成并引起人们极大的关注。20 世纪 60 年代开始，重症监护病房（intensive care unit，ICU）在呼吸内科、外科、神经内科和儿科等 4 个专科（RICU、SICU、NICU、PICU）首先建立并形成了专科 ICU，但是各专科 ICU 的床位利用率较低，监护设备不被充分利用，造成资源浪费。70 年代出现的综合 ICU（general ICU）较好地解决了这些问题。1970 年美国危重病医学会成立，标志着本专业初步走向成熟。我国也正是在此期间成立了"三衰病房"。1979 年，急诊医学被国际上设立为医学科学领域中的第 23 个独立临床学科。20 世纪 70 年代以前，国内外综合性医院的急诊室均没有专科急诊医师，急诊室是由护士长负责管理，急诊医疗工作由轮转急诊室的各专科高年级住院医师承担。1983 年我国开始建立独立的急诊科。1985 年中国中西医结合学会急救专业委员会成立，这是我国第一个急诊、急救和危重病专业的学术组织。1987 年，中华医学会急诊医学专科分会成立。自 20 世纪 80 年代开始，一些国家规定大于 200 张床位的医院应设立急诊科和 ICU。1989 年我国卫健委颁布的医院等级评审标准，也将一所医院是否建立急诊科和 ICU 作为医院等级评审的标准，随后一些大中城市的综合医院相继建立了急诊科和 ICU。在此期间，急危重症医学无论在组织形式还是在诊疗技术方面都得到了长足的发展，同时随着高性能呼吸机在 ICU 救治中的应用以及血流动力学监测在 ICU 广泛开展，危重病患者救治成功率也显著提高。20 世纪 90 年代以来危重病急救医学发展不但受到普遍重视，而且朝着规范化和重视质量建设方面不断发展。1991 年美国危重病学会制订了危重病研究范围，将 22 种疾病作为本专业的优先研究范畴。在我国，随着三级医院和大部分二级医院相继建立急诊科和 ICU，危重病急救医学的医疗、教学和科研工作全面展开，同时急诊医疗服务体系也得到不断完善，部分省市率先建立了急诊 ICU 质量控制中心。2002 年中华医学会急诊分会成立了急诊 ICU 质控专家组，说明全国学术组织也开始重视急诊和 ICU 的质量建设。2003 年中国医师协会急救复苏专业委员会成立。2005 年中华医学会重症医学分会成立。近年来全国各省市急诊、危重病急救医学学术活动活跃，学术组织相继建立，出版发行了多种急诊、急救和危重病医学杂志和专著，这些都为我国急诊急救学术水平的提高创建了良好的交流平台。至此，我国的急诊急救医学事业进入了一个快速发展阶段。

二、我国急诊、急救与危重病医学的运行体制

（一）院前急救的运行体制

目前国内院前急救的运行体制不统一，总体来说主要有 2 种。

1. 独立运行体制

在部分城市，全市有统一的院前急救中心即"120"，有专业的急救医务人员、专用的车辆和先进的通讯联络系统，全市院前急救由 120 急救中心统一管理、统一指挥调配，遵循就近出诊、尊重患者意愿、合理分流并转运患者、保证急救质量的原则，但院前急救中心本身不建医院，不设床位。

2. 院前急救和急诊科一体化体制

在少数城市，全市院前急救中心分别附属于各个综合医院，由 120 报警中心、院前救护系统服务部、急诊科和病区专科组成"绿色通道"，在救护车出发时急诊科和服务部立即做好抢救准备，在急救患者返院后由服务部全程陪同检查、治疗，确保绿色通道畅通，有效整合医疗资源，实现院前急救与院内治疗一体化服务，缩短抢救时间，提高救治成功率，并且院前急救和急诊人员定期到院内各临床科室轮转培训，有助于提高急救专业队伍的业务水平，促进急救医学的医、教、研同步发展。但是在我国农村地区，由于幅员辽阔、人口庞大、院前急救相对滞后，急救医疗设备参差不齐，很多地方急救通信设施落后、急救人员配备不足，技术水平严重滞后，还仍然是一辆车、一副担架、一个急救箱，以转运患者为主，这些现状已经引起各级政府的高度重视，农村急诊医疗问题近年来备受关注，国家将增加投入，逐步改善条件。

（二）院内急诊的运行体制

目前国内二级以上医院都建立了急诊科，主要承担着急诊预检、抢救、留观或急诊病房、急诊监护病房（EICU）、综合性监护病房（GICU）的工作。对于急诊室患者的处理，不少医院的急诊科医生仅接诊内科或外科的患者，而各专科如妇产科和儿科等科室的急诊患者则由相应专科医师负责，但也有些医院的急诊科主要以内科急诊为主。目前我国急诊科的运行体制大致可归纳为以下几种：

1. 管理型

急诊科主任主要负责考勤和各科协调，由到急诊科轮转的各专科医生负责救治患者。

2. 内科型

急诊科医师承担内科急诊患者的诊疗工作，同时负责急诊抢救和往各专科病房收治患者。

3. 外科型

急诊科医师承担外科急诊患者的诊疗工作。

4. 内外科型

急诊科医师承担内外科急诊患者的诊疗工作。

5. 全面型

急诊科医师承担所有急诊患者的诊疗工作。

6. 急诊与 ICU 单独运行体制

急诊科医师只负责急诊患者的诊查、抢救、留观以及向各科包括 ICU 输送患者而不参与 ICU 工作；ICU 医师只负责 ICU 内患者的诊治而不参与急诊工作。但国内外的实践证明，急诊和 ICU 分别单独运行不利于急危重症医学的发展，更不利于急危重病患者的连贯性救治。

急诊和 ICU 一体化运行体制：目前国内不少二级以上医院都建立一个与急诊科一体化的 ICU，一般为综合性监护病房或急诊监护病房，负责从急诊预检、急诊抢救、全院各科危重病患者的抢救、ICU 综合救治以及康复治疗等工作，这是急危重病患者院内连贯性一体化救治的最佳运行体制。上海市长征医院是国内第一个实行这种运行体制的医院。

三、急诊医学范畴和急诊医疗服务体系

（一）急诊医学、急救危重病医学及急诊医疗服务体系

1. 急诊医学的概念与急诊医疗服务体系

急诊医学（emergency medicine）是一门新兴的、跨专业的而又独立的综合性临床学科，主要研究急诊患者的诊断与治疗，包括院前急救、医院急诊和危重病监护（ICU）。这三部分为三位一体的有机结合，形成完整的急诊医疗服务体系，为急危重症患者提供救治生命的绿色通道。EMSS 是指从院前急救、院内急诊到 ICU 等，包括场地、通信手段、交通工具、医疗设备、医护人员、诊疗技术等设置完备、运行快捷、救治高效的急救服务系统。EMSS 的建立使传统的医疗就诊模式发生了根本性改变，为急危重病患者得到争分夺秒的救治提供了可行的安全体系。急诊医学的服务对象是急诊患者，包括内、外、妇、儿、神经、皮肤等各专科的普通急症患者、生命体征不稳定的急救患者和危重病患者。急诊科主要职责是负责急诊医疗的组织管理和协调，主要业务是承担威胁生命的危重病急救患者的救治与研究。

2. 急救医学的概念

急救医学是急诊医学和危重病医学的重要内容，是研究抢救患者的理论与技能，是医护人员利用各种手段对生命体征不稳定的患者实行紧急救治，使患者不稳定的生命体征在较短时间内得以恢复正常，并对生命给予有效地支持、延续，为后续治疗提供可能的一门新兴学科。它与临床各学科知识相互交叉、相互渗透。需要急救的患者散布在院前、急诊和病房，由于各种病因表现为体温、心搏、呼吸、血压、神志等生命体征异常并且生命受到直接威胁，这些患者需要急救，所以对从事急诊急救专业的医护人员要求很高，具有很大的挑战性。这门学科就是要进一步探讨如何采用更迅速、更有效、更有组织性的抢救措施和救治手段以降低急危重患者的死亡率和伤残率，并进一步探讨与急救密切相关的基础理论和基础实验研究。

3. 危重病医学的概念

危重病医学（critical care medicine）是急诊医学的核心内容，是指对危重病患者的病情进行及时的、客观地、动态地评价（监测）并给予综合救治所需要的理论与技术，是研究危及生命的疾病状态的发生、发展规律及诊治方法的临床医学学科。危重病患者的救治场所主要是危重症监护病房（intensive care unit，ICU），救治措施包括监测和综合救治。在 ICU，危重病患者往往需要及时而准确地做出诊断，并以高度的应变能力采取积极的治疗措施，以提高抢救成功率、降低死亡率及改善患者的生存质量，这需要高质量的医疗服务和高水平技术支持。所以，ICU 的建立是医院现代化的标志，也是一个医院综合救治水平的体现。

4. 急诊医学、急救医学与危重病医学的区别和关系见（表 1-1）

就临床内容而言，急诊医学、急救医学和危重病医学三者的主要服务对象在病程的不同阶段各有侧重。从整体上讲，急诊医学、急救医学和危重病医学关系密切，不可分割，故也称为危重病急救医学（critical care and emergency medicine）。急诊医学、急救医学和危重病医学的主要业务和技术客观上具有高度一致性，均为临床医学的重要组成部分，但与其他学科比较又有其临床的特殊性。所以从事急诊急救工作的医师必须适应临床医学发展的特点，不断提高急诊、救援、危重症的整体救治水平和能力，促进我国急诊急救事业的更快发展。

表 1-1 急诊医学、急救医学与危重病医学的区别和关系

医学名称	服务对象	工作场所	范围	主要服务措施
急诊医学	所有急诊患者	急诊室	广泛	急诊常规
急救医学	生命体征不稳定患者	院前、急诊、院内	局限	生命体征支持
危重病医学	危重病患者	ICU	局限	监测、综合救治

（二）急诊医学与危重病急救医学范畴和监测诊疗技术

1. 急诊医学与危重病急救医学的主要业务范畴

急诊医学与危重病急救医学的任务是承担急诊、急救和危重病患者的救治。在参考 1991 年美国危

重病学会制订的危重病医学优先研究 22 种疾病的基础上，2001 年上海市急诊、ICU 质量控制中心制订了急危重症医学范围，包括 20 种疾病，并作为 ICU 的收治范畴，同时得到中华医学会急诊分会质控专家组会议认可。

急诊医学、危重病急救医学的主要业务范畴，包括心搏呼吸骤停；各种类型休克；严重脓毒症；严重创伤与多发伤；急性呼吸衰竭；急性冠脉综合征；急性心力衰竭；严重心律失常；高血压危象；急性肾衰竭；消化道大出血；重症急性胰腺炎；高危大手术；严重水、电解质及酸碱失衡；内分泌危象；急性呼吸道梗阻；急性中毒；溺水与电击伤；器官移植；MODS/MOF 等疾病的救治。

2. 急诊与危重病医学需要开展的监测技术

急诊医学与危重病急救医学正在开展和需要开展的监测技术包括体温、呼吸、血压、心电监测；血氧饱和度监测；血气、呼气末 $PaCO_2$ 监测；呼吸力学指标监测；血流动力学监测；氧代谢动力学监测；连续无创血压监测；有创动脉压监测；微循环指标监测；出凝血指标监测；水、电解质及酸碱指标监测；免疫、营养指标监测；血糖、生化指标监测；致病微生物监测；胃黏膜 pH 或 $PgCO_2$ 监测；液体出入量监测；颅内压与脑功能监测；影像学监测；系统器官功能监测；病情评估与分级监测等。

3. 急诊与危重病医学需要开展的诊疗技术

急诊与危重病医学需要开展的诊疗技术包括面罩氧疗术；气管插管术；气管切开术；机械通气术；支气管肺泡灌洗术；深静脉和动脉穿刺置管术；胸腔闭式引流术；腹腔冲洗引流术；胃肠减压术；胃肠内营养术；胃肠外营养术；床旁血液净化术；静脉溶栓术；微创血管栓塞术；镇痛镇静术；低温治疗术；颅内压监测技术；心脏起搏术；电复律除颤术；胸外心脏按压术；开胸心脏按压术等。

四、突发公共卫生事件及应急处理程序

突发公共卫生事件是指突然发生、造成或可能造成社会公众健康严重损害的重大传染病疫情、群体性不明原因疾病、重大食物和职业中毒以及其他严重影响公众健康的事件。突发事件应急工作，应当遵循预防为主、常备不懈的方针，贯彻统一领导、分级负责、反应及时、措施果断、依靠科学、加强合作的原则。县级以上各级人民政府应当组织开展防治突发事件相关科学研究，建立突发事件应急流行病学调查、传染源隔离、医疗救护、现场处置、监督检查、监测检验、卫生防护等有关物资、设备、设施、技术与人才资源储备。

（一）突发公共卫生事件的预防与应急准备

国务院卫生行政主管部门按照分类指导、快速反应的要求，制订全国突发事件应急预案，报请国务院批准。省、自治区、直辖市人民政府根据全国突发事件应急预案，结合本地实际情况，制订本行政区域的突发事件应急预案。突发事件应急预案应当根据突发事件的变化和实施中发现的问题及时进行修订、补充。全国突发事件应急预案应当包括以下主要内容：

1. 突发事件应急处理指挥部的组成和相关部门的职责。

2. 突发事件的监测与预警。

3. 突发事件信息的收集、分析、报告、通报制度。

4. 突发事件应急处理技术和监测机构及其任务。

5. 突发事件的分级和应急处理工作方案。

6. 突发事件预防、现场控制，应急设施、设备、救治药品和医疗器械以及其他物资和技术的储备与调度。

7. 突发事件应急处理专业队伍的建设和培训。

国家建立统一的突发事件预防控制体系。县级以上地方人民政府应当建立和完善突发事件监测与预警系统，应当根据突发事件的类别，制订监测计划，科学分析及综合评价监测数据。对早期发现的潜在隐患以及可能发生的突发事件，应当依照本条例规定的报告程序和时限及时报告。国务院有关部门和县级以上地方人民政府及其有关部门，应当根据突发事件应急预案的要求，保证应急设施、设备、救治药品和医疗器械等物资储备。

（二）突发公共卫生事件的应急处理程序

突发公共卫生事件应急处理采取边调查、边处理、边抢救、边核实的方式，采取有效措施控制事态的发展。在突发事件发生后，卫生行政主管部门组织专家对突发事件进行综合评估，初步判断突发事件的类型，决定是否启动应急预案。应急预案启动后，根据预案规定的职责要求，当地各相关部门必须服从突发事件应急处理指挥部的统一指挥，立即到达规定岗位，采取有关的控制措施。医疗卫生机构、监测机构和科学研究机构，应服从突发事件应急处理指挥部的统一指挥，相互配合、协作，集中力量开展相关的科学研究工作。根据突发事件应急处理的需要，突发事件应急处理指挥部有权紧急调集人员、储备的物资、交通工具以及相关设施、设备，并且必要时对人员进行疏散或者隔离，依法对传染病疫区实行封锁。参加突发事件应急处理的工作人员，应当按照预案的规定，采取卫生防护措施，并在专业人员的指导下进行工作。国务院卫生行政主管部门或者其他有关部门指定的专业技术机构，有权进入突发事件现场进行调查、采样、技术分析和检验，对地方突发事件的应急处理工作进行技术指导，有关单位和个人应当予以配合；任何单位和个人不得以任何理由予以拒绝。对新发现的突发传染病、不明原因的群体性疾病、重大食物和职业中毒事件，国务院卫生行政主管部门应当尽快组织力量制订相关的技术标准、规范和控制措施。

2003 年 5 月 9 日国务院颁布《突发公共卫生事件应急条例》规定：医疗卫生机构应当对因突发公共卫生事件致病的人员提供医疗救护和现场救援。一旦发生突发公共卫生事件，医院应该成立领导小组、专家组及医疗队，按照预案迅速反应、快速到位、各尽其责。其中，医院的急救中心／急诊科医生承担着主要责任。另外，医院必须按照的紧急动员预案，保证在短期内抽调足够的医务人员，足够的病房和医疗抢救设备以收治和抢救患者，杜绝出现"诊疗能力不足""拒收""拒诊"等现象。对所有相关患者应书写详细而完整的病历记录，对需要转送的患者应按规定将患者及其病历记录的复印件转送至接诊的或者指定的医疗机构。各相关医疗卫生机构内，应采取卫生防护措施，防止交叉感染和污染。对于传染病，医疗卫生机构在有关部门的指导和配合下应做到早发现、早报告、早隔离、早治疗，切断传播途径，防止扩散。对密切接触者，应采取医学观察措施。

微信扫码
◆ 临床科研
◆ 医学前沿
◆ 临床资讯
◆ 临床笔记

第二章 重症监测

第一节 监护病房的设置与管理

重症医学是研究危及生命的疾病状态的发生、发展规律及其诊治方法的临床医学学科。重症加强治疗病房（Intensive Care Unit，ICU）是重症医学学科的临床基地，它对因各种原因导致一个或多个器官与系统功能障碍危及生命或具有潜在高危因素的患者及时提供系统的、高质量的医学监护和救治技术，是医院集中监护和救治重症患者的专业科室。ICU应用先进的诊断、监护和治疗设备与技术，对病情进行连续、动态的定性和定量观察，并通过有效的干预措施，为重症患者提供规范的、高质量的生命支持，改善生存质量。重症患者的生命支持技术水平，直接反映医院的综合救治能力，体现医院整体医疗实力，是现代化医院的重要标志。

一、ICU 设置

（一）ICU 模式

ICU模式主要根据医院的规模及条件决定。目前大致可分为以下几种模式：

1. 专科 ICU

一般是临床二级科室所设立的ICU，如心内科ICU（CCU），呼吸内科ICU（RCU）等，是专门为收治某个专业危重患者而设立的，多属某个专业科室管理。对抢救本专业的急危重患者有较丰富的经验。病种单一，不能够接受其他专科危重症患者是其不足。

2. 部分综合 ICU

介于专科ICU与综合ICU之间，即由医院内较大的一级临床科室为基础组成的ICU，如外科、内科、麻醉科ICU等。

3. 综合 ICU

综合ICU是一个独立的临床业务科室，受院部直接管辖，收治医院各科室的危重患者。综合ICU抢救水平应该代表全院最高水平。这种体制有利于学科建设，便于充分发挥设备的效益。规模较大的医院，除了设置综合性ICU以外，还应设置专科ICU，如心内科ICU及心外科ICU等。国内ICU发展趋势仍以综合ICU和专科ICU为主。

（二）ICU 规模

1. 床位设置

ICU床位设置要根据医院规模、总床位数来确定。一般以该科室服务病床数或医院病床总数的2%～8%为宜，可根据实际需要适当增加。从医疗运作角度考虑，每个ICU管理单元以8～12张床位为宜；ICU每张床位占地面积不少于15 m²，以保证各种抢救措施的实施。室温要求保持在20～22℃，湿度以

50% ~ 60% 为宜。

2. 监护站设置

中心监护站原则上应该设置在所有病床的中央地区，能够直接观察到所有患者为佳。围绕中心站周围，病床以扇形排列为好。中心站内放置监护及记录仪，电子计算机及其他设备。也可以存放病历夹、医嘱本、治疗本、病情报告本及各种记录表格，是各种监测记录的场所。

3. 人员编制

ICU 专科医师的固定编制人数与床位数之比为 0.8 ∶ 1 以上。医师组成应包括高级、中级和初级医师，每个管理单元必须至少配备一名具有高级职称的医师全面负责医疗工作。ICU 专科护士的固定编制人数与床位数之比为 3 ∶ 1 以上。ICU 可以根据需要配备适当数量的医疗辅助人员，有条件的医院可配备相关的技术与维修人员。

4. ICU 装备

ICU 装备应包括监测设备和治疗设备两种。常用的监测设备有多功能生命体征监测仪、呼吸功能监测装置、血液气体分析仪、心脏血流动力学监测设备、血氧饱和度监测仪、心电图机等。影像学监测设备包括床边 X 线机、超声设备。常用的治疗设备有输液泵、注射泵、呼吸机、心脏除颤器、临时心脏起搏器、主动脉内球囊反搏装置、血液净化装置及麻醉机等。

5. 其他

每个病床床头前应安置氧气、负压吸引、压缩空气等插头装置，并安装多功能电源插座和床头灯，还应设有应急照明灯。同时，还应有紫外线消毒灯。电源的插孔要求是多功能的。每张床位的电源插孔不应少于 20 个，并配有电源自动转换装置。ICU 应使用带有升降功能的输液轨。为减少交叉感染，两床之间最好应配有洗手池；并装备有自动吹干机。自来水开关最好具有自动感应功能。

二、ICU 管理

（一）ICU 的基本功能

综合性 ICU 应具备以下功能：①有心肺复苏能力。②有呼吸道管理及氧疗能力。③有持续性生命体征监测和有创血流动力学监测的能力。④有紧急做心脏临时性起搏能力。⑤有对各种检验结果做出快速反应的能力。⑥有对各个脏器功能较长时间的支持能力。⑦有进行全肠道外静脉营养支持的能力。⑧能够熟练地掌握各种监测技术以及操作技术。⑨在患者转送过程中有生命支持的能力。

（二）规章制度

ICU 必须建立健全各项规章制度，制订各类人员的工作职责，规范诊疗常规。除执行政府和医院临床医疗的各种制度外，应该制订以下符合 ICU 相关工作特征的制度，以保证 ICU 的工作质量：①医疗质量控制制度。②临床诊疗及医疗护理操作常规。③患者转入、转出 ICU 制度。④抗生素使用制度。⑤血液与血液制品使用制度。⑥抢救设备操作、管理制度。⑦特殊药品管理制度。⑧院内感染控制制度。⑨不良医疗事件防范与报告制度。⑩疑难重症患者会诊制度。⑪医患沟通制度。⑫突发事件的应急预案、人员紧急召集制度。

（三）ICU 的收治范围

1. 急性、可逆、已经危及生命的器官功能不全，经过 ICU 的严密监护和加强治疗短期内可能得到康复的患者。

2. 存在各种高危因素，具有潜在生命危险，经 ICU 严密监护和随时有效治疗死亡风险可能降低的患者。

3. 在慢性器官功能不全的基础上，出现急性加重且危及生命，经过 ICU 的严密监护和治疗可能恢复到原来状态的患者。

4. 慢性消耗性疾病的终末状态、不可逆性疾病和不能从 ICU 的监护治疗中获得益处的患者，一般不是 ICU 的收治范围。

（四）ICU 医护人员专业要求

ICU 医师应掌握重症患者重要器官、系统功能监测和支持的理论与技能：①复苏。②休克。③呼吸功能衰竭。④心功能不全、严重心律失常。⑤急性肾功能不全。⑥中枢神经系统功能障碍。⑦严重肝功能障碍。⑧胃肠功能障碍与消化道大出血。⑨急性凝血功能障碍。⑩严重内分泌与代谢紊乱。⑪水、电解质与酸碱平衡紊乱。⑫肠内与肠外营养支持。⑬镇静与镇痛。⑭严重感染。⑮多器官功能障碍综合征。⑯免疫功能紊乱。

ICU 医师除一般临床监护和治疗技术外,应具备独立完成以下监测与支持技术的能力:①心肺复苏术。②人工气道建立与管理。③机械通气技术。④纤维支气管镜技术。⑤深静脉及动脉置管技术。⑥血流动力学监测技术。⑦胸穿、心包穿刺术及胸腔闭式引流术。⑧电复律与心脏除颤术。⑨床旁临时心脏起搏技术。⑩持续血液净化技术。⑪疾病危重程度评估方法。

(五)组织领导

ICU 实行院长领导下的科主任负责制。科主任负责科内全面工作,定期查房、组织会诊和主持抢救任务。ICU 实行独立与开放相结合的原则。所谓独立,就是 ICU 应有自己的队伍,应设有一整套强化治疗手段。没有独立就体现不出 ICU 的特色。所谓开放,就是更多地听取专科医师的意见,把更多的原发病处理(如外伤换药)留给专业医师解决。医师的配备采取固定与轮转相结合的形式。护士长负责监护室的管理工作,包括安排护理人员工作,检查护理质量,监督医嘱执行情况及护理文书书写等情况。护士是 ICU 的主体,能在 24 h 观察和最直接得到患者第一手临床资料的只有护士,她们承担着监测、护理、治疗等任务,当病情突然改变时,要能在几秒钟、几分钟内准确及时地进行处理。所以,ICU 护士应该训练有素,要熟练地掌握各种抢救技术。要有不怕苦、不怕脏的奉献精神,要善于学习、与医师密切配合。

第二节　血流动力学监测与循环支持

一、血流动力学监测方法

血流动力学监测是通过监测患者循环系统各部位的压力,同时监测心排血量(CO)、外周血管阻力(SVR)、肺血管阻力(PVR),结合氧动力学计算氧输送量(DO_2)、氧消耗量(VO_2)等参数,对患者循环功能异常做出判断,同时进行针对性和恰当的治疗。

(一)动脉压监测

分为无创血压监测和创伤性动脉压监测。

无创动脉压监测可采用人工袖套测压法或电子自动测压法,需注意袖带绑缚的位置正确(肘上 2 cm)及松紧度适宜(可伸入一到两指);电子自动测压时需注意避免频繁测压、测压时间过长或测压间隔太短,有可能发生疼痛、上肢水肿、血栓性静脉炎等。

创伤性动脉压(ABP)监测:通过在周围动脉置入动脉导管,并经由换能器将机械性压力波转变为电子信号,由示波屏直接显示动脉压力波形和相关数值,并可连续监测、记录及分析。适用于各类危重患者、循环不稳定者。

1. 置管途径

首选桡动脉,足背动脉及股动脉亦可酌情挑选;尽量避免行肱动脉穿刺置管,以防发生动脉血肿或阻塞引起前臂血供障碍。

2. 测压装置

包括换能器、加压冲洗袋、冲洗液及连接管道等。

3. 有创动脉压波形

创伤性动脉压监测不仅能连续、实时地获得患者血压的数值,其波形亦带给我们很多信息。正常的动脉压波形分为收缩期和舒张期,主动脉瓣开放和快速射血入主动脉时动脉压波迅速上升至峰顶;而血流从主动脉到周围动脉时波形下降至基线。下降支的重搏切迹是主动脉弹性回缩产生的。

(二)中心静脉压(CVP)监测

CVP 监测是测定位于胸腔内的上、下腔静脉或右心房内的压力，衡量右心对排出回心血量能力的指标。操作简单方便，不需特殊设备，在临床上应用广泛。

1. 建立静脉通路

需经颈内静脉或锁骨下静脉穿刺置入深静脉导管，导管头端的位置以位于上腔静脉内为宜。

2. 影响 CVP 测定值的因素

（1）导管位置：头端应位于右心房或近右心房的上、下腔静脉内。

（2）标准零点：以右心房中部水平线为标准零点，在体表的投射位置相当于仰卧位时第四肋间腋中线水平，患者体位发生改变应相应调整零点位置。

（3）胸膜腔内压：行机械通气的患者胸膜腔内压增高，影响测得的 CVP 数值。

3. CVP 数值

正常为 0.49 ~ 1.18 kPa（5 ~ 12 cmH₂O），通常认为小于 0.25 kPa（2.5 cmH₂O）提示心腔充盈欠佳或血容量不足，大于 1.47 kPa（15 cmH₂O）提示右心功能不全。但 CVP 的个体差异极大，临床上对其绝对数值的参考意义争论较大，通过动态观察其数值变化可能更有利于患者容量情况的判断。

4. CVP 波形分析

正常波形有 a、c、v 三个正波和 x、y 两个负波，波形与心脏活动和心电图之间有恒定的关系。

（三）肺动脉漂浮导管

该方法又称肺动脉导管法（PAC）。1970 年 Swan-Ganz 气囊漂浮导管应用于临床，为心功能障碍和其他危重患者的血流动力学监测提供了重要的手段，经过不断发展，目前 Swan-Ganz 导管不但能测量传统的参数如 CVP、肺动脉压（PAP）、肺动脉嵌入压（PAWP）或称肺毛细血管嵌入压（PCWP）、连续心排血量（CCO）、每搏量（SV）等，新型的 Swan-Ganz 导管（图 2-1）与仪器还可以连续测量右心室舒张末期容量（RVEDV）和右心室收缩末容量（RVESV），因此将压力监测与容量监测融为一体。应用 Swan-Ganz 导管的方法监测心排血量在多种方法中被临床视为金标准。同时可以监测外周血管阻力（SVR）与肺血管阻力（PVR），其计算方法与正常参考值见（表 2-1），在较多新型监护仪可以自动计算。

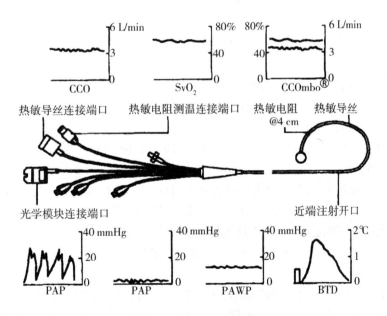

图 2-1 Swan-Ganz 漂浮导管的结构示意图

表 2-1　常用血流动力学监测参数与正常参考值

参数	缩写	单位	计算方法	正常参考值
平均动脉压	MAP	kPa	直接测量	10.9 ~ 13.6
中心静脉压	CVP	kPa	直接测量	0.8 ~ 1.6
肺动脉嵌顿压	PAWP	kPa	直接测量	0.8 ~ 1.6
平均肺动脉压	MPAP	kPa	直接测量	1.5 ~ 2.1
心排血量	CO	L/min	直接测量	5 ~ 6
每搏排血量	SV	mL/beat	CO/HR	60 ~ 90
心脏指数	CI	L/min·m²	CO/BSA*	2.8 ~ 3.6
外周血管阻力	SVR	dyne·sec/cm³	80·(MAP-CVP)/CO	800 ~ 1 200
肺血管阻力	PVR	dyne·sec/cm³	80·(MPAP-PAWP)/CO	< 250
氧输送指数	DO2I	mL/min·m²	CI·CaO₂·10	520 ~ 720
氧消耗指数	VO2I	mL/min·m²	CI·(CaO₂-CvO₂)·10	100 ~ 180
氧摄取率	O2ER	%	(CaO₂-CvO₂)/CaO₂	22 ~ 30
动脉血乳酸	LA	mmol/L	直接测量	< 2.2
混合静脉血氧饱和度	SvO₂	%	直接测量	60 ~ 80

* BSA 为体表面积

（四）脉搏指数连续心排血量（PiCCO）监测

一种较新的微创心排血量监测，是经肺温度稀释技术和动脉搏动曲线分析技术相结合的方法，能对心脏前负荷以及血管外肺水进行监测。

1. 所需导管

中心静脉置管及股动脉放置 PULSION 导管。

2. 操作方法

三次经肺温度稀释法测量对脉搏曲线心排血量测量作校正，然后根据脉搏曲线变化可以连续监测。

3. 优势

与漂浮导管比较，损伤较小，置管可能发生的并发症亦少；同时，PiCCO 可以监测胸腔内血容量（ITBV）及血管外肺水（EVLW），能够更准确、及时地反应体内液体情况。

（五）每搏排血量变异度（SVV）

根据 Frank-Starling 曲线，当回心血量超过一定程度后，心排血量不再随着心脏前负荷的增加而加大，呼吸对回心血量的影响也不会很大；反之，如果存在循环容量不足，随着呼吸而发生回心血量的周期性变化，导致心脏每搏排血量随之发生变化，即在基线的水平上产生一个变异度，即为 SVV。正常值应小于 13%，如果超过 13%，则提示继续扩容对提高心排血量仍有帮助。

（六）混合静脉血氧饱和度（SvO₂）及乳酸监测

对危重病和重大手术患者围术期血流动力学及组织氧供需平衡的评估有重要意义。

1. SvO₂

SvO₂ 指肺动脉血的血氧饱和度，即经过全身机体摄氧、代谢后的静脉血在右心混合后所残留的氧含量，反映了全身供氧和耗氧之间的平衡，正常值为 60% ~ 80%，当发生贫血、心排血量降低（低血容量、心源性休克等）时，氧供减少，则 SvO₂ 值降低。临床上通常以上腔静脉血氧饱和度（ScvO₂）来代替较难获取的 SvO₂；ScvO₂ 或 SvO₂ 降低提示全身低灌注状态。SSC2008 脓毒症救治国际指南中作为重要的要点强调了早期目标治疗（early goal di-rected therapy，EGDT），推荐意见指出，应在最初的 6 h 之内，通过液体复苏与循环支持，使 ScvO₂ 达到 70%，或 SvO₂ 达到 65%。

2. 乳酸

当机体处于应激状态时，组织氧利用度提高，若存在循环容量不足，氧供难以满足机体需要，则出现无氧代谢，乳酸值升高，并大于 4 mmol/L。近年来许多临床循证依据证明了严重脓毒症与脓毒性休克的患者，血乳酸是可以反映预后的重要临床依据。同时，乳酸也是救治严重脓毒症与脓毒性休克患者疗效评价的重要监测指标。

二、血流动力学参数的临床意义

CVP 是临床十分常用的评估容量状态的参数，但是很多因素会影响 CVP，如正压机械通气与呼气末正压（PEEP）等；同时 CVP 反映容量状态也较迟缓。临床应用中对同一患者的连续监测对评估与治疗有意义，同时可以在脓毒性休克救治中参考应用早期目标治疗（EGDT）。

LA 在救治复杂休克患者时十分重要，因为动脉压正常并不等于解除了全身或局部器官组织的低灌注。应用时可参考 SSC2008 指南。临床研究也证实了 LA 升高是重症患者预后的独立相关因素。LA 升高提示低灌注状态。

SvO_2 如果是经导管抽取混合静脉血作血气分析，就需要看该血气分析仪是否是直接测定氧饱和度，而不是换算得到的，否则结果不可靠。SvO_2 是指经 Swan-Ganz 导管监测的，而经上腔静脉导管监测的为 $ScvO_2$，根据患者原发疾病的不同应具体分析。

MAP 是临床救治休克的最常用目标参数，按 EGDT 的早期治疗目标，应在尽量早的时间内（6 h）提高至 8.7 kPa（65 mmHg）以上。但是抗休克的根本目标并不是提高 MAP，而应该是纠正组织器官的低灌注，所以，LA 和尿排出量［> 0.5 mL/（kg·h）］是可以补充的参考指标。

PAWP 升高提示左心功能不全。在鉴别诊断 ARDS 与心源性肺水肿时是重要的指标，如果 PAWP > 2.4 kPa（18 mmHg），提示心源性肺水肿，即左心衰竭；但是，在腹腔高压与腹腔间室综合征（ACS）的特殊条件下，应当根据患者的个体化特征具体分析。

三、循环支持

（一）容量治疗

1. 胶体液

血浆、人血白蛋白、羟乙基淀粉、动物胶、右旋糖苷等，能有效维持血浆胶体渗透压，改善循环状况；血液制品的来源有限，使得临床应用无法保证，人工胶体在应用时应注意：羟乙基淀粉有不同的制剂品种，每个商品有不同的平均相对分子质量与中位相对分子质量，以及分子替换率和每日最大用量。临床应用时注意具体商品的性质指标。动物胶的平均相对分子质量较小，另外还可能具有抗原性，应用中应注意。右旋糖苷制剂有不同的相对分子质量，应用有最大量限制，同时可能影响凝血功能。

2. 晶体液

通常可选用林格液或生理盐水。生理盐水大量输注可能产生高氯性酸中毒。

（二）血管活性药物

血管活性药物可以分为强心药物、血管收缩剂、血管扩张剂多重种型，应用时根据患者的血流动力学异常的特征应用。

常用的药物包括多巴胺、去甲肾上腺素、血管加压素和多巴酚丁胺。

1. 多巴胺（dopamine）

作为脓毒性休克治疗的胰腺血管活性药物，多巴胺兼具多巴胺能与肾上腺素能 α 和 β 受体的兴奋效应，在不同的剂量下表现出不同的受体效应。小剂量［< 5 μg/（kg·min）］多巴胺主要作用于多巴胺受体（DA），具有轻度的血管扩张作用。中等剂量［5 ~ 10 μg/（kg·min）］以 β_1 受体兴奋为主，可以增加心肌收缩力及心率，从而增加心肌的做功与氧耗。大剂量多巴胺［10 ~ 20 μg/（kg·min）］则以 α_1 受体兴奋为主，出现显著的血管收缩。

2. 去甲肾上腺素（norepinephrine）

去甲肾上腺素具有兴奋 α 和 β 受体的双重效应。其兴奋 α 受体的作用较强，通过提升平均动脉压（MAP）而改善组织灌注；对 β 受体的兴奋作用为中度，可以升高心率和增加心脏做功，但由于其增加静脉回流充盈和对右心压力感受器的作用，可以部分抵消心率和心肌收缩力的增加，从而相对减少心肌氧耗。因此亦被认为是治疗感染中毒性休克的一线血管活性药物。其常用剂量为 0.03 ~ 1.50 μg/（kg·min）。但剂量大于 1.00 μg/（kg·min），可由于对 β 受体的兴奋加强而增加心肌做功与氧耗。

3. 肾上腺素（epinephrine）

由于具有强烈的 α 和 β 受体的双重兴奋效应，特别是其较强的 β 受体兴奋效应在增加心脏做功、增加氧输送的同时也显著增加着氧消耗，血乳酸水平升高。目前不推荐作为感染中毒性休克的一线治疗药物，仅在其他治疗手段无效时才可考虑尝试应用。

4. 血管加压素（vasopressin）

血管加压素通过强力收缩扩张的血管，提高外周血管阻力而改善血流的分布，起到提升血压、增加尿量的作用；血管加压素还可以与儿茶酚胺类药物协同作用。由于大剂量血管加压素具有极强的收缩血管作用，使得包括冠状动脉在内的内脏血管强力收缩，甚至加重内脏器官缺血，故目前多主张在去甲肾上腺素等儿茶酚胺类药物无效时才考虑应用，且以小剂量给予（0.01 ~ 0.04 U/min）。

5. 多巴酚丁胺（dobutamine）

具有强烈的 β_1、β_2 受体和中度的 α 受体兴奋作用，而 β_2 受体的作用可以降低肺动脉楔压，有利于改善右心射血，提高心排血量。总体而言，多巴酚丁胺既可以增加氧输送，同时也增加（特别是心肌）氧消耗，因此在脓毒性休克治疗中一般用于经过充分液体复苏后心脏功能仍未见改善的患者；对于合并低血压者，宜联合应用血管收缩药物。其常用剂量为 2 ~ 20 μg/（kg·min）。

第三章　常用急诊诊疗操作技术

第一节　气管内插管术

将一特制的气管导管经声门置入气管的技术称为气管内插管术。气管内插管能建立可靠的人工气道，解除上呼吸道梗阻，保证呼吸道通畅和进行辅助通气。气管内插管根据插入途径可分为经口插管或经鼻插管，一般经口插管是临床上最常用的气管内插管方法。

一、适应证

1. 各种原因导致的呼吸衰竭，需辅助通气者。
2. 昏迷患者，咳嗽及吞咽反射减弱或消失者。
3. 严重的呼吸道感染分泌物过多或黏稠需做气道冲洗者。
4. 上呼吸道梗阻致呼吸困难、需迅速建立人工气道者。
5. 心搏呼吸骤停患者。
6. 其他：如外科手术中施行麻醉者，胸部手术后因疼痛不能深咳致痰液潴留者等。

二、禁忌证

1. 颈椎脱位、颈椎骨折。
2. 气管黏膜下血肿、喉头水肿、急性咽喉炎。
3. 主动脉瘤压迫或侵犯气管者。
4. 有明显出血倾向者。

三、物品准备

气管内插管的器械与用具包括喉镜、气管导管、金属管心、套囊充气注射器、表面麻醉喷雾器、导管接头、牙垫、吸引器、吸痰管、简易呼吸器及氧气等。

四、操作方法

（一）经口气管内插管

选用适当型号的气管导管，其套囊以大容量低压型较好。国内成年男性导管内径选用 7.5 ~ 8.5 mm，女性选用 7.0 ~ 8.0 mm，8 岁以下儿童选用无套囊的导管，选用适合患者的咽喉镜片。对半清醒患者以 1% 丁卡因或 2% 利多卡因溶液对口腔、舌面、舌根、咽喉部喷雾局麻 3 ~ 5 次。但抢救急、危、重症患者时可以在无麻醉下插管。操作步骤如下：

1. 仰卧位，头后仰、张口，使口、咽、气管尽可能在一条轴线上（图 3-1）。

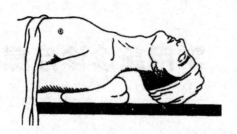

图 3-1 气管内插管或切开的体位

2. 左手握喉镜柄，将镜片从患者右口角伸进，同时将舌体推向左侧，边推进边向中间移动。见到腭垂（悬雍垂），镜片沿舌根再伸入，提高镜柄即可见会厌上缘，若用弯型镜片，则镜片顶端应伸至会厌背面基部（舌根与会厌交界处），上提喉镜，间接挑起会厌，显露声门；用直型喉镜时，则将镜片头插至会厌下方（喉面），上提喉镜，直接挑起会厌，暴露声门（图 3-2）。

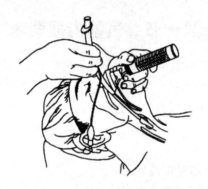

图 3-2 气管内插管的方法

3. 右手持气管导管由右口角伸入并将其尖端的斜面对准声门，轻柔地将导管插入气管内，立即拔出导管心，再将导管向下轻轻推进数厘米（气囊越过声门即可）。

4. 置放牙垫、退出咽喉镜，用胶布固定导管和牙垫。

5. 用注射器给套囊充气 5 ~ 10 mL，以简易呼吸器加压被动吸气，若见胸部隆起，用听诊器听诊两肺呼吸音均有，证明导管已位于气管内，插管成功，可接简易呼吸气囊或呼吸机进行通气。

（二）经鼻气管内插管

较经口插管困难、损伤大，但患者对导管留置较长时间易于耐受，容易固定。具体方法如下。

1. 清洁一侧较通畅的鼻腔后，向鼻孔内滴入或喷入适量的麻黄碱，以收缩黏膜血管，扩大腔道，防止出血，清醒者应施行表面麻醉。

2. 将选用的导管充分润滑后插入鼻腔，缓慢地轻推至口咽部，借助喉镜暴露声门，明视下用插管钳将导管插入声门。

3. 确认导管位于气管内后将导管前端的气囊充气，以胶布固定气管导管。

（三）拔管

当患者能脱离呼吸支持时，可拔管。指征为：①意识恢复，咳嗽、咽反射活跃，痰液不多、易咳出。②自主呼吸良好，血气指标正常。③血流动力学稳定。

插管和拔管都具有一定的危险性，术者在做好充分准备的情况下，必须向家属或患者说明，并让其签字。

五、注意事项

1. 插管前应给患者吸氧，如患者有义齿应取出。

2. 应根据患者年龄选择合适的气管导管，并检查套囊是否漏气。

3. 动作要轻柔，严禁以上门齿作为支点用力上提喉镜。

4. 气管导管插入深度为 22 ~ 24 cm，过深易进入右侧支气管，而造成左侧肺不张；过浅易脱落或导管气囊压迫声门引起水肿。气管导管套囊采用低压高容量充气，气囊内压力一定要保持在 25 mmHg（3.3 kPa）以下。

5. 气管导管内如有分泌物应及时吸出。

六、并发症防治

（一）上呼吸道损伤

如出血、喉及气管黏膜水肿，声带损伤，多因操作技术不熟练、动作生硬、反复多次插管引起。所以操作者必须熟悉鼻咽喉部的解剖知识，严格执行操作规范，动作轻柔，尽力避免意外损伤。

（二）导管堵塞

当导管内充满分泌物时，易结痂，造成气管导管堵塞。多因较长时间留置导管或护理不当引起，应定时湿化气道，及时吸痰。

（三）气管内溃疡、气管软化

原因为导管留置时间过长，高压型套囊压迫过久而引起。应选用光滑的低压套囊气管导管，结合患者年龄、性别选择适当规格的导管。目前导管材料主要为聚氯乙烯等，大都配低压高容导管气囊，所以留置导管时间可延长至 2 周左右。

第二节　机械通气

机械通气是借助于呼吸机的机械力量，产生或辅助患者的呼吸动作，达到增强和改善呼吸功能，纠正缺氧和二氧化碳潴留的一种治疗措施和方法，是急诊和危重病医学中不可缺少的呼吸支持手段。

一、有创机械通气

（一）呼吸机的工作原理和功能

1. 呼吸机的基本工作原理

呼吸机可采用全气动逻辑元件结构或电子控制机械结构的方法来实现，即先打开吸气阀，关闭呼气阀，完成向患者的送气过程，然后关闭吸气阀，打开呼气阀，使患者完成呼气过程。

机械通气则是利用呼吸机的正压使气道口与肺泡之间产生一定的压力差，将新鲜气体压入肺部，产生气体交换，停止正压后借胸肺组织的弹性回缩，产生与大气压的压力差将肺泡内气排出体外。

2. 呼吸机的功能

（1）有输送气体的动力，代替人体呼吸肌的工作，产生呼吸动作。

（2）能产生一定的呼吸节律，包括呼吸频率和吸呼比，以代替人体呼吸中枢支配呼吸节律的功能。

（3）能提供合适的潮气量（VT）或分钟通气量（MV）以满足机体代谢的需要，改善通气功能。

（4）供给的气体能通过加温和湿化，代替人体鼻腔功能，并能供给高于大气中氧气的含量，改善患者氧合。

（二）常用的机械通气模式

临床上机械通气时，可使用多种不同的方式处理患者与呼吸机之间的关系，来解决或完成基本的呼吸动作，这些技术称为机械通气的模式。

1. 控制通气

（1）定义：呼吸机按照所设定的通气参数，有规律地、强制性地给患者通气。患者吸气力不能触发机械呼吸，呼吸机承担或提供全部的呼吸功。分为容量控制通气（VCV）和压力控制通气（PCV），需设定潮气量 / 通气压力、呼吸频率、吸气时间或吸呼时间比、吸气流速等参数。

（2）控制通气的应用指征：①中枢神经系统功能障碍，呼吸微弱或无力进行自主呼吸，大剂量镇静药或神经肌肉阻滞药等药物造成呼吸抑制。②麻醉时为患者提供一种安全的通气方式。③重度呼吸肌衰竭：如呼吸肌麻痹，胸部外伤，急慢性呼吸衰竭所致的严重呼吸肌疲劳时，为最大限度降低呼吸功，减少呼吸肌的氧耗量，以恢复呼吸肌疲劳。④心肺功能储备耗竭，如急性肺水肿，急性呼吸窘迫综合征时，应用控制通气可减轻心肺负荷。⑤需对呼吸力学指标，如呼吸阻力、顺应性、内源性呼气末正压、呼吸功等进行准确测定时。

2. 辅助通气

患者存在自主呼吸，吸气相呼吸机正压送气由患者自主吸气动作触发启动，呼吸机以预先设定的潮气量或吸气压力提供通气辅助，呼气时呼吸机停止送气，这种由患者控制呼吸节律、呼吸机随患者自主呼吸频率协调一致地进行同步输气的通气模式称为辅助通气，即呼吸频率由患者控制，潮气量则取决于预设的容积或压力。适用于自主呼吸频率平稳而呼吸肌无力的患者。

3. 辅助 / 控制通气

（1）定义：患者自主呼吸频率足够时，当呼吸机感知到患者自主呼吸，可释放出一次预先设定的潮气量，患者不能改变自主呼吸触发呼吸的潮气量，患者所做的呼吸功仅仅是吸气时产生一定的负压，去触发呼吸机产生一次呼吸，而呼吸机则完成其余的呼吸功。当患者自主呼吸频率低于备用频率时，则按备用频率通气。除设置与控制通气相同的参数外，还需设置触发灵敏度，是临床上最常用的通气模式。

（2）辅助 / 控制通气的应用指征：①呼吸中枢驱动力正常，但呼吸肌无力不能完成呼吸功。②呼吸中枢驱动力正常，但所需要的呼吸功增加（如肺部疾病时肺顺应性减退），使呼吸肌不能完成全部呼吸功。③允许患者有自己的呼吸频率，有助于维持正常的 $PaCO_2$。

4. 同步间歇强制通气

（1）定义：患者能获得预先设定的潮气量和接受设置的呼吸频率，在呼吸机设定的强制通气期间，患者能触发自主呼吸，自主呼吸潮气量的大小与产生的呼吸力量有关。呼吸机释放的强制通气量，与患者的吸气负压相同步。

（2）同步间歇强制通气的应用指征：①呼吸中枢驱动正常，但是患者的呼吸肌群不能胜任全部的呼吸功。②患者的临床情况已能允许设定自己的呼吸频率，以维持正常的 $PaCO_2$。③撤离呼吸机。

5. 持续气道正压

（1）定义：持续气道正压应用于有自主呼吸者，在呼吸周期的全过程中使用正压的一种通气模式。患者应有稳定的呼吸驱动力和适当潮气量，在通气时呼吸机不给予强制通气或其他通气支持。

（2）持续气道正压的应用指征：①患者通气适当，但有功能残气量的下降、肺不张等而使氧合作用下降。②患者通气适当，但因气道水肿或阻塞，如睡眠呼吸暂停综合征，需要维持人工气道。③准备撤离呼吸机，在撤机的过程中应用持续气道正压改善肺泡稳定性和功能残气量。

6. 压力支持通气

（1）定义：指对有自主呼吸的患者，呼吸功能释出预定吸气正压的一种通气。当患者触发吸气时，呼吸机即开始送气并使气道压迅速上升至预设的压力值，并维持气道压在这一水平，当自主呼吸流速下降到最高吸气流速的 20% 时，送气停止，开始呼气。压力支持通气只需设定压力支持水平，不需要设定潮气量（tide volume，VT），VT 是由患者吸气力量和压力支持水平，以及患者和呼吸机整个系统的顺应性和阻力等因素所决定的。

（2）压力支持通气的应用指征：①撤机：患者呼吸肌群所作功的质和量，主要由压力支持通气水平的改变来控制。②长时间的机械通气：由于在吸气的全过程需应用呼吸肌群，故能减弱呼吸肌的失用性萎缩。

（三）机械通气治疗和参数设置与调节

1. 机械通气的适应证和禁忌证

（1）机械通气的适应证：①中枢神经系统疾患，如脑部外伤、感染、脑血管意外及中毒等所致的中枢性呼吸衰竭。②支气管、肺部疾患所致的周围性呼吸衰竭。③神经肌肉疾患，如呼吸肌无力或麻痹状态所致的周围性呼吸衰竭。④胸部外伤、心肺手术及麻醉时。⑤心肺复苏等。

（2）机械通气的禁忌证：随着通气技术的进展，已无绝对禁忌证，对危重患者的抢救和治疗，应权衡利弊，下列情况属相对禁忌。①张力性气胸伴有或不伴有纵隔气肿，未进行引流时。②巨大肺大疱或肺囊肿，若行机械通气治疗，可使大疱或肺囊肿内压力升高，有发生破裂形成气胸的可能，应慎用。③大咯血发生窒息及呼吸衰竭，因气道被血块堵塞，正压通气可把血块压入小气道。此时应先吸净气管内的血块，使气道通畅后再行机械通气治疗。

2. 呼吸机与患者的连接方式

（1）气管插管：经口插管比经鼻插管容易进行，在大部分急救中，都采用经口方式，经鼻插管不通过咽后三角区，不刺激吞咽反射，患者易于耐受，插管时间保持较长。

（2）气管切开：适用于长时间行机械通气的患者；已行气管插管，但仍不能顺利吸除气管内分泌物；头部外伤、上呼吸道狭窄或阻塞的患者等。

3. 呼吸机工作参数的设置与调节

（1）吸入氧浓度（FiO_2）：机械通气初，为迅速缓解缺氧，吸入氧浓度设定在较高的水平，甚至100%，保证组织适当的氧合，随着低氧血症的纠正，再将吸入氧浓度逐渐降低至60%以下，使PaO_2维持在可接受的水平，即$PaO_2 > 8.0$ kPa（> 60 mmHg），SaO_2可达到90%以上，如吸入氧浓度在60%以上才能维持一定的SaO_2，应考虑使用呼气末正压。脉搏氧饱和度测定仪能连续监测脉搏氧饱和度，与动脉血气分析均可作为调节依据。

（2）潮气量（VT）：成人常规设定潮气量为8～12 mL/kg。近年来主张使用低潮气量，即6～8 mL/kg，机械通气的潮气量大于自主呼吸时的潮气量，目的为预防肺泡塌陷，治疗过程中可根据血气分析指标进行调整。如肺已充气过度，应使用较小的潮气量，如严重的支气管痉挛，以及肺顺应性显著减少的疾病。急性呼吸窘迫综合征时，较大潮气量可使吸入气体分布不均，在顺应性好的肺区，气体分布较多，导致无明显病变的肺泡过度扩张，产生生理无效腔的增加以及并发气压伤，此时应用小潮气量。

（3）呼吸频率（RR）：设置呼吸频率应考虑的因素有患者的自主呼吸状态、血流动力学、通气模式、潮气量及$PaCO_2$等，控制通气或辅助控制通气时应接近生理呼吸频率，即12～20/min，保证动脉血气正常及患者的舒适。呼吸机的运行过程中，应根据$PaCO_2$以及自主呼吸的情况，随时调整呼吸频率，如患者参与了呼吸，则呼吸频率应降低。COPD患者使用较慢的呼吸频率，由于呼吸频率降低，可有更充分的时间来呼出气体，这样气体陷闭会减少。肺顺应性较差（如急性呼吸窘迫综合征）的患者可使用较快的频率及较小的潮气量，以防止因为气道压增加而产生的气压伤。

（4）吸气时间及吸/呼比（Ti，I∶E）：通常呼气时间设置为1.2～1.5 s，吸/呼比设定在1∶（1.5～2）。在整个呼吸周期中，吸气时间占33%，呼气时间占66%。较短的吸气时间，能扩张大部分顺应性较好的肺泡以减少无效腔；如果吸气时间较长，则可能增加平均气道压力，而影响血流动力学。个别COPD患者可用吸/呼比为1∶（2～3）进行机械通气，因较长的呼气时间可使呼气更完全，并减少气体陷闭。对急性呼吸窘迫综合征患者，可延长呼气时间即增加吸/呼比，设置为1∶（1～1.5），甚至反比通气以改善氧合。

（5）吸气流速：吸气流速为吸气时间的决定因素，也为吸/呼比的决定因素。应调节适当的流速率，使吸/呼比维持在理想的水平，也使潮气量和呼吸频率保持在适当的水平。在容量控制通气时，如患者无自主呼吸，则吸气流速应低于40 L/min，如患者有自主呼吸时，则吸气流速应为40～60 L/min。

（6）触发灵敏度：灵敏度与触发水平有关，触发水平可调节在某一水平，使呼吸机释放出吸气流量。吸气相的触发有压力触发和流量触发。①压力触发：触发呼吸时，管道内压力降至一定水平，呼吸机可被触发并形成吸气流量，吸气时管道中所形成压力必须低于基线压力。灵敏度设置应较容易地触发呼吸机而产生气流。如用较大力量触发呼吸机，或产生气流的时间发生延缓，则可增加呼吸肌群工作强度。触发灵敏度太高，患者可一次接一次地触发通气。一般设置在低于吸气末压力0.049～0.196 kPa（0.5～2 cmH$_2$O）。②流量触发：流量触发型呼吸机，不需患者做功来触发呼吸机，无延缓时间，使患者更为舒适。呼吸机可通过近端流量传感器监测实际进入肺部的流量，触发反应极快，影响因素小，故能最大限度地减少呼吸功，同步效果好。一般设置在1～3 L/min。

（7）通气压力（IP）：在应用压力控制通气时，需要设置通气压力，应用正压通气抵消胸肺的弹性阻力使肺膨胀，一般设置在 1.471 ~ 1.961 kPa（15 ~ 20 cmH_2O）为宜，容量控制通气则无须设置。

（8）呼气末正压（PEEP）：指在呼气末气道压力并不降低为零，而仍保持在一定的正压水平。PEEP 能复原不张的肺泡，阻止肺泡和小气道在呼气时关闭，并能将肺水从肺泡内重新分布到肺血管外。能降低肺内分流，增加功能残气量，改善肺顺应性，减少氧弥散距离，增进氧合。一般情况下，最佳 PEEP 水平是在循环功能或状态能够负担前提下，吸入氧浓度在 0.5 以下、$PaO_2 \geqslant 8.0$ kPa（60 mmHg）时的最低水平。

（9）报警设置：气道压力上限报警：应设置在通气峰压之上 0.49 ~ 0.98 kPa（5 ~ 10 cmH_2O），下限为能保持吸气的最低压力。潮气量或每分通气量过低或过高报警：应设置在 预定潮气量或每分通气量 10% ~ 15% 的以下或以上水平。

（四）人工气道的管理

1. 吸入气体的加温加湿问题

气管插管或切开的患者失去了上呼吸道的温、湿化作用，机械通气时需使用加温加湿器予以补偿。湿化瓶内需用蒸馏水，要求吸入气体温度在 32 ~ 36℃，24 h 湿化液量至少 250 mL。

2. 吸痰

每次吸痰前后予高浓度氧（吸入氧浓度 > 60%）吸入 2 s，吸痰时间不宜过长，一般不超过 15 s，吸痰时应注意防止交叉感染。

3. 雾化吸入

通过文丘里效应将药物水溶液雾化成 5 ~ 10 μm 微滴送入气道后在局部发挥药物作用。常用药物有 β_2 受体兴奋药、糖皮质激素等。

4. 气管内滴入

通常用于稀释、化解痰液。1/2 ~ 1 h 1 次缓慢注入气管深部。

5. 气囊充放气

气管黏膜下毛细血管内压约为 3.3 kPa（25 mmHg），为避免黏膜缺血坏死，气囊内压须 < 3.3 kPa（< 25 mmHg），在保证气管导管与气管间隙基本不漏气的前提下，尽可能降低充气压力；气囊充气以注入气体量刚好封闭气道，听不到漏气后再注入 0.5 mL 为宜。目前对于一次性气管导管不需要气囊放气。

（五）机械通气的撤离

应用机械通气后，原发疾病得到控制，肺部通气与换气功能改善，逐渐撤离机械通气对患者的呼吸支持，最终使患者完全脱离呼吸机的过程，即为机械通气撤离，简称撤机。

1. 撤机的指征

导致呼吸衰竭的原发病因已经解除，患者全身情况好转，神志清楚，血流动力学稳定，咳嗽反射有力，自主呼吸增强，自主频率低于 25 次 /min。吸氧浓度 < 40% 时血气分析正常。

2. 撤机的方式

（1）直接撤机：病情较轻、短期或间歇使用呼吸机者，可试验停机 1 h，观察临床表现和血气分析，如无明显异常即可撤机，无须过渡阶段。

（2）T 形管撤机：用 T 形管进行自主呼吸试验，停机宜在上午进行，开始停机时间宜短，每次 10 ~ 20 min，若自主呼吸超过 2 h，生命体征稳定，血气分析正常，可停机。

（3）SIMV 模式撤机：SIMV 模式允许患者在呼吸机强制通气的间期进行自主呼吸，逐渐降低强制通气的次数而进行撤机。撤机过程中，机械通气的强制通气部分逐渐减少，而自主呼吸的部分逐渐增多，直到完全过渡到自主呼吸。

（4）PSV 撤机：降低吸气压力支持水平，加大呼吸肌负荷，当吸气压力为 0.49 ~ 0.69 kPa（5 ~ 7 cmH_2O）时，稳定 4 ~ 6 h 后可撤机。

（5）SIMV 与 PSV 联合应用撤机：可使撤机更为平稳，开始时使用 SIMV 提供 80% 的通气量，PSV

用较高水平的压力支持,以克服呼吸机管道阻力,逐渐向下调节 SIMV 频率,当下调至 2 ~ 4/min 后,再将 PSV 压力水平下调到 0.49 ~ 0.59 kPa(5 ~ 6 cmH$_2$O),稳定 4 ~ 6 h 可撤机。

3. 拔管

成功撤机后,即要考虑拔管。其时机为患者的呼吸功能进一步恢复,感染控制、痰量减少,具备相当的咳嗽能力,吞咽功能正常。拔管前应彻底吸痰,拔管前 1 ~ 2 h 注射地塞米松 5 ~ 10 mg,拔管时抽出气囊的气体,拔管后给予吸氧,术后 2 h 内不要进食,密切观察患者呼吸、循环和意识的变化。

(六)机械通气引起的并发症

机械通气时应用人工气道和正压通气,导致了一些并发症的发生。临床上应给予积极的预防和治疗。

1. 低血压和少尿

正压通气通过使胸腔负压转为正压,造成静脉回流受阻,回心血量减少,血压降低。心排血量的下降和胸膜腔内压升高引起的静脉瘀血,则可导致肾动脉缺血和肾静脉瘀血,加重肾功能障碍,引起水钠潴留,尿量减少。应合理设定各项通气参数,选择最佳的呼气末正压,补充血容量和(或)加用多巴胺等正性药物。少尿时酌情应用呋塞米。

2. 上消化道出血

正压通气时,由于血流动力学的改变、心排血量的降低,血压下降等导致胃肠道灌注压下降,出现供血不足;另外胸腔内压上升,周围静脉回流受阻,胃肠道静脉压上升、瘀血等,引起出血。可应用 H$_2$ 受体阻断药防治消化道出血。

3. 呼吸机相关性肺损伤

(1)气压伤:机械通气时,肺部压力过高,可引起肺泡损伤或破裂,产生肺部气压伤:肺间质气肿、纵隔气肿、气胸和皮下气肿等。吸气峰压 > 4.9 kPa(50 cmH$_2$O),易发生肺部气压伤,如肺内有气体分布不均,气压伤的发生率则更高。肺气肿、哮喘和急性呼吸窘迫综合征时,平均气道压力也增高,更易发生肺部气压伤。

(2)容积伤:由于机械通气后导致肺过度膨胀而产生的继发性肺损伤。吸气时肺过度牵张可引起肺水肿、弥漫性肺泡损害、上皮损害及微血管通透性增加。

(3)预防措施:①预防肺泡过度扩张:降低潮气量及呼气末正压水平、调整吸气流速和吸/呼比例等措施。②改善肺内气体分布:应用较慢的吸气流速和减速流量波形,适当对气管痉挛的患者使用支气管扩张药。③合理设置报警上限,将压力上限或潮气量上限调定在高于吸气峰压和呼出潮气量的 10% ~ 15% 水平上。④减轻咳嗽,选用适当的通气模式使呼吸机与患者相配合,使用镇静药或肌松药阻止患者与呼吸机对抗。

4. 呼吸机相关性肺炎

(1)原因:人工气道因失去了正常状态下上呼吸道对病原体的滤过作用。呼吸机消毒不严;严重疾病、体质差,加之长期用抗生素和激素;呼吸道湿化不够,分泌物黏稠,纤毛运动减弱,分泌物在肺部沉积;胃部、口咽部的病原体,主要为革兰氏阴性杆菌被误吸入支气管肺部。

(2)预防措施:抬高患者头部,防止胃液反流和吸入胃内溶液;医护人员在接触患者之前认真洗手,严格无菌操作;防止咽部滞留物吸入下呼吸道;保证呼吸道充分湿化;雾化吸入或静脉预防性应用抗生素;重症监护室内可设置空气净化装置。

二、无创正压通气

无创正压通气是指无须建立人工气道的正压通气,常通过鼻或面罩等方法连接患者。临床研究证明,在合适的病例中无创正压通气可以减少急性呼吸衰竭的气管插管或气管切开的需要以及相应的并发症,改善预后;减少慢性呼吸衰竭呼吸机的依赖,减少患者的痛苦和医疗费用,提高生活的质量。

无创正压通气可以避免人工气道的不良反应、气道损伤、呼吸机相关性肺炎等,但同时不具有人工气道的一些作用,如气道引流、良好的气道密封性等。由于无创正压通气不可避免地存在或多或少的漏气,使得通气支持不能达到与有创机械通气相同的水平,临床主要应用于意识状态较好的轻、中度的呼吸衰竭，或自主呼吸功能有所恢复、从有创机械通气撤离的呼吸衰竭患者，而有意识障碍、有并发症或多器官功能障碍的严重呼吸衰竭应选择有创机械通气。无创正压通气与有创机械通气各自具有不同的适应证和临床地位，两者相互补充，而不是相互替代。

（一）适应证

具有呼吸功能不全的表现，并且无使用无创正压通气的禁忌证均可试用无创正压通气。患者出现较为严重的呼吸困难，辅助呼吸肌的动用，而常规氧疗方法（鼻导管和面罩）不能维持满意氧合或氧合障碍有恶化趋势时，应及时使用无创正压通气。无创正压通气并发症较少，可随时停用、间断使用，故可以早期试用。但患者必须具备使用无创正压通气的基本条件：较好的意识状态、咳痰能力、自主呼吸能力、血流动力学状况和良好的配合无创正压通气的能力。

（二）禁忌证

意识障碍、呼吸微弱或停止、无力排痰、严重的脏器功能不全、上消化道大出血、血流动力学不稳定等，未经引流的气胸或纵隔气肿、严重腹胀、上气道或颌面部损伤、术后、畸形、不能配合无创正压通气或面罩不适等。

（三）呼吸机的选择

要求能提供双相的压力控制或压力支持，其提供的吸气压力可达到 $1.96 \sim 2.94\,kPa$（$20 \sim 30\,cmH_2O$），能够提供满足患者吸气需求的高流量气体（$60 \sim 100\,L/min$），具备一些基本的报警功能；若用于 I 型呼吸衰竭，要求能提供较高的吸氧浓度（$> 50\%$）和更高的流速需求。

（四）连接方式

应准备不同大小型号的鼻罩和口鼻面罩以供不同患者使用。鼻罩和口鼻面罩都能成功地用于急性呼吸衰竭的患者，在应用无创正压通气的初始阶段，口鼻面罩应首先考虑应用，患者病情改善 24 h 后若还需较长时间应用无创正压通气则可更换为鼻罩。

（五）通气模式与参数调节

1. 通气模式

持续气道正压和双水平正压通气是最为常用的两种通气模式，以后者最为常用。双水平正压通气有两种工作方式：自主呼吸通气模式（S 模式，相当于 PSV + PEEP）和后备控制通气模式（T 模式，相当于 PCV + PEEP）。因此双水平正压通气的参数设置包括吸气压（IPAP），呼气压（EPAP）及后备控制通气频率。当自主呼吸间隔时间低于设定值（由后备频率决定）时，即处于自主呼吸通气模式；自主呼吸间隔时间超过设定值时，即由自主呼吸通气模式转向后备控制通气模式。在急性心源性肺水肿患者首选持续气道正压，如果存在高碳酸血症或呼吸困难不缓解可考虑换用双水平正压通气。

2. 双水平正压通气参数调节原则

呼气压、吸气压均从较低水平开始，待患者耐受后再逐渐上调，直到达到满意的通气和氧合水平，或调至患者可能耐受的最高水平。双水平正压通气模式通气参数设置的常用参考值如下：吸气压 / 潮气量：$0.98 \sim 2.45\,kPa$（$10 \sim 25\,cmH_2O$）/$7 \sim 15\,mL/kg$；呼气压：$0.29 \sim 0.49\,kPa$（$3 \sim 5\,cmH_2O$）[I 型呼吸衰竭时用 $0.39 \sim 1.18\,kPa$（$4 \sim 12\,cmH_2O$）]；后备频率（T 模式）：$10 \sim 20/min$，吸气时间：$0.8 \sim 1.2\,s$。

（六）无创正压通气转换为有创通气的时机

应用无创正压通气 $1 \sim 2\,h$ 病情不能改善应转为有创通气。在应用无创正压通气过程中如何及时、准确地判断无创正压通气的效果，对于是继续应用无创正压通气，还是转换为有创机械通气具有重要意义；一方面可以提高无创正压通气的有效性，另一方面可避免延迟气管插管，从而提高无创正压通气的安全性。对于能够成功应用无创正压通气的患者的特征可能是基础病情较轻、应用无创正压通气后血气能快速明显改善、呼吸频率下降。而可能失败的相关因素为较高的 APACHE II 评分、意识障碍或昏迷、对无创正压通气的初始治疗反应不明显、X 线胸片提示肺炎、呼吸道分泌物很多、高龄、满口缺齿、营养不良等。

第三节　气管切开术及环甲膜切开术

一、气管切开术

气管切开术是在颈部中线切开气管并置入气管套管以保持患者呼吸通畅的一种手术。患者经置入的套管呼吸，可吸引出呼吸道分泌物，解除喉源性呼吸困难、呼吸功能失调、呼吸道分泌物堵塞所致呼吸困难。

（一）适应证

1. 上呼吸道阻塞

上呼吸道阻塞包括急性咽喉部炎症、水肿、气管异物以及喉及气管外伤伴软组织肿胀、骨折等原因引起的喉阻塞、呼吸困难。

2. 下呼吸道分泌物阻塞

各种原因引起的昏迷、吞咽障碍、咳嗽反射受抑制，下呼吸道分泌物不能排除。

3. 施行口咽、喉或颈部大手术

为保持术中及术后呼吸道通畅，可先做气管切开手术。

4. 辅助呼吸

已行气管插管，需较长时间呼吸机治疗者。

5. 清除气管异物

当条件受到限制时，可经气管切开的途径取出气管异物。

（二）禁忌证

1. 呼吸道暂时性阻塞，可暂缓气管切开，气管切口以下阻塞者不宜切开。

2. 有明显出血倾向时要慎重。

（三）术前准备

1. 器材准备：吸引器、气管切开手术包、简易呼吸器、面罩、照明设备、吸引器等。

2. 严重呼吸困难者，在施行本手术前，可先行气管插管，缓解患者的呼吸困难，以免术中出现意外，又可减少纵隔气肿和气胸的发生。

（四）操作方法

1. 体位患者取仰卧位，颈部过伸，保持正中位，以便暴露和寻找气管。

2. 前颈部、胸前皮肤消毒铺单。

3. 2% 利多卡因自甲状软骨下至胸骨上切迹于颈前中线做局部浸润麻醉。如情况紧急或患者深昏迷，可不必麻醉。

4. 术者用左手拇指、中指固定喉部，食指按压喉结以定位。切口有纵切口和横切口。横切口在环状软骨下 3 cm，双侧胸锁乳突肌前缘作横切口，长 4 ~ 5 cm，此切口的优点是瘢痕小，适用于颈部短粗者。分层切开皮肤、皮下组织和颈浅筋膜。纵切口自环状软骨至胸骨上切迹处做纵切口，较易找到气管。

5. 用止血钳至白线处分开肌束，并将肌束向两侧分开。暴露甲状腺峡部（一般位于第 2 和第 3 气管环前壁）和气管。

6. 将甲状腺峡部向上游离，显示第 3、4、5 气管软骨环，用注射器穿刺，经 3、4 软骨环间穿入，抽吸有气，可切开 2 个软骨环，若已行气管插管，将导管缓慢退至切口上方，但不能拔出。

7. 气管切开后，立即用气管撑开器撑开，将带有导芯的气管切开专用导管插入，快速拔除导芯，插入内套管，确定是否在气管内，听诊两肺呼吸，观察有无气流从气管切开导管排出，吸出气管内的分泌物。

8. 气管切开置管成功后，向气管导管套囊充气，密封气道。

9. 缝合皮肤切口，放置开口纱布块，垫于导管底板下，保护伤口。气管导管两侧的系带环颈，于颈后正中打结,固定导管,其松紧以能插入两指为宜。或将套管用丝线缝合固定于皮肤上以防止套管移位或脱出。

10. 手术结束后术者应做术后检查,检查胸部有否皮下气肿,伤口有无出血,导管是否畅通等,若发生并发症应做相应处理。

(五)并发症

常见并发症有出血、气管切开后的呼吸骤停、皮下气肿、纵隔气肿或气胸、创口感染、脱管、拔管困难、气管食管瘘等。

二、环甲膜切开术

(一)概述

对于病情危急,需立即抢救者,可先行环甲膜切开手术,待呼吸困难缓解后,再作常规气管切开术。同时它具有简便、快捷、有效的优点,而且稍微接受急救教育的人都可以掌握。

(二)适应证

1. 急性上呼吸道梗阻。

2. 喉源性呼吸困难(如白喉、喉头水肿等)。

3. 头面部严重外伤。

4. 气管插管有禁忌或病情紧急而需快速开放气道时。

(三)手术要点

1. 于甲状软骨和环状软骨间作一长 2 ~ 4 cm 的横行皮肤切口,于接近环状软骨处切开环甲膜,以弯血管钳扩大切口,插入气管套管或橡胶管或塑料管,并妥善固定。

2. 手术时应避免损伤环状软骨,以免术后引起喉狭窄。

3. 环甲膜切开术后的插管时间,一般不应超过 24 h。

4. 对情况十分紧急者,也可用粗针头经环甲膜直接刺入声门下区,亦可暂时减轻喉阻塞症状。穿刺深度要掌握恰当,防止刺入气管后壁。

(四)手术并发症

1. 皮下气肿:是术后最常见的并发症。

2. 气胸及纵隔气肿。

3. 出血:术中伤口少量出血,可经压迫止血或填入吸收性明胶海绵压迫止血。

4. 拔管困难:术后感染。

5. 气管食管瘘:少见。

第四章 心脏骤停与心脑肺复苏

第一节 心脏骤停

心脏骤停（cardiac arrest）是指各种原因引起的、在未能预料的时间内心脏突然停搏，有效泵血功能丧失，引起全身器官组织严重缺血、缺氧和代谢障碍。心脏骤停不同于任何慢性疾病终末期的心脏停搏，如果抢救及时、有效，患者可获存活，否则将发生不可逆的生物学死亡。

一、心脏骤停的原因

（一）心源性心脏骤停
因器质性心脏病所致。

1. 冠心病是心脏骤停最常见的原因，约占 80%，特别是在急性心肌梗死的早期。
2. 心肌病变肥厚性心肌病常发生猝死，其中半数以上患者发生于 20 岁以前。
3. 心脏瓣膜病风湿性心脏病伴有主动脉瓣狭窄的患者约 25% 可致猝死。心脏瓣膜病进行瓣膜置换的患者，心脏性猝死是相当常见的并发症。
4. 先天性心脏病发绀型先天性心脏病中以法洛四联症，尤其是术前有严重肺动脉瓣狭窄者猝死多见，其次为艾生曼格综合征。
5. 原发性电生理紊乱如窦房结病变、预激综合征及 Q-T 间期延长综合征等。

（二）非心源性心脏骤停
1. 呼吸衰竭或呼吸停止如气道异物、溺水和窒息所致的气道阻塞，烟雾吸入或烧伤所致的呼吸道水肿，颅脑损伤和脑血管意外等均可导致呼吸衰竭或呼吸停止，导致心肌严重缺氧而发生心脏骤停。
2. 严重的电解质紊乱和酸碱平衡失调如严重高血钾、低血钾、高血镁、高血钙及酸中毒等均可引发心脏骤停。
3. 药物中毒或过敏洋地黄类、氯喹、奎尼丁等药物的毒性反应可致严重心律失常而发生心脏骤停。静脉内较快注射维拉帕米、利多卡因、普罗帕酮、氯化钙等，也可导致心脏骤停。青霉素及某些血清制剂发生严重过敏反应时，也可引起心脏骤停。
4. 突发意外事件如电击或雷击伤、淹溺、窒息以及严重创伤等。
5. 手术治疗操作和麻醉意外心脏手术、某些诊断性操作如血管造影或心导管检查、硬膜外麻醉药物误入蛛网膜下隙、肌肉松弛剂使用不当等，均可引起心脏骤停。

二、心脏骤停的类型

根据心脏活动情况及心电图表现，心脏骤停可分为 3 种类型。

1. 心室颤动

心室颤动又称室颤。心室肌发生极不规则的快速而又不协调的颤动；心电图表现为 QRS 波群消失。

代之以大小不等、形态各异的颤动波,频率为 200 ~ 400 次 /min。若颤动波波幅高并且频率快,较容易复律;若波幅低并且频率慢,则复律可能性小,多为心脏停顿的先兆。

2. 心搏完全停止

心搏完全停止又称心搏停顿或心室停顿,心脏大多处于舒张状态,心肌张力低,心电图呈等电位。

3. 心电机械分离

心电图仍有低幅的心室复合波,但心脏并无有效的泵血功能、血压及心音均测不到。心电图示宽而畸形、振幅低的 QRS-T 波,频率每分钟在 20 ~ 30 次。

心脏骤停的 3 种类型可相互转化,但其后果均是心脏不能有效泵血,故均应立即进行心肺复苏术。

三、主要脏器对缺血缺氧的耐受性

心脏骤停后,重要脏器的血流灌注减少,机体不同脏器对缺血缺氧的耐受性不同,其中大脑 4 ~ 6 min;小脑 10 ~ 15 min;延髓 20 ~ 30 min;脊髓 45 min;交感神经节 60 min;心肌和肾小管细胞 30 min;肝细胞 1 ~ 2 h;肺组织大于 2 h。由此可见中枢神经系统对缺血缺氧最敏感,大脑在缺血缺氧 4 ~ 6 min 后即可发生不可逆性损伤。

四、心脏骤停的临床表现

(一)先兆征象

大多数患者无明显先兆症状,常突然发病。部分患者在发病前数分钟至数十分钟有乏力、头晕、心悸、胸闷等非特异性症状。心电监护可能发现某些严重心律失常。

(二)典型临床表现

1. 意识突然丧失,伴有局部或全身性抽搐。
2. 呼吸断续,呈叹息样或短促痉挛性呼吸,随后呼吸停止。
3. 颈、股动脉搏动消失,血压测不出。
4. 心音消失。
5. 皮肤苍白或发绀,瞳孔散大。
6. 可出现大小便失禁。

(三)心脏骤停的识别

主要根据:①突然意识丧失。②大动脉搏动消失。并不要求以上所有的临床表现都具备齐全才确立诊断,不要等待听心音、测血压和心电图检查,而且目前已经不再过于强调触摸大动脉搏动的诊断意义,以免延误最有效的抢救时机,为争取时间,判断与抢救应同时进行。

(四)心电图表现

心脏骤停时,心脏泵血功能丧失,但心电活动并非完全停止,根据常见心电图表现可分为三种类型。

1. 心室颤动

心室肌失去了协调一致的有力收缩,出现了极不规则的快速、连续颤动。心电图 QRS 波群消失,代之以连续的不规则的心室颤动波,频率 150 ~ 400 次 /min,此型最为常见。

2. 心室停搏

心室完全丧失了电活动能力。心电图示直线或仅有心房波,室上性激动不能达到心室。

3. 心电 – 机械分离(pulseless electrical activity,PEA)亦称无脉搏性活动

心电无有效的机械功能,但仍保留节律性的心电活动。心电图上有正常或宽而畸形、振幅较低的 QRS 波群,频率多在 20 ~ 30 次 /min,此型较少见。

各种原因所致心脏骤停的临床表现是一样的,初期急救处理也基本相同,故切不可待心电图检查后才做出心脏骤停的诊断,应根据主要的临床征象迅速、果断地判断、并立即进行心、肺、脑复苏。

五、心脏骤停的诊断

一般心脏骤停 4 s 以上，患者可以出现黑蒙；5 ~ 10 s 者由于脑缺氧而引起昏厥；停搏 15 s 者可产生昏厥和抽搐，称 Adams Stokes 综合征，如不及时恢复，可进入昏迷状态，接着出现叹气样呼吸困难及发绀，多在心跳停止 45 s 后出现瞳孔散大，1 ~ 2 min 后瞳孔固定；心跳停止 3 ~ 5 min 以上者，往往造成中枢神经系统不可逆损害。

（一）主要诊断依据

1. 意识突然丧失或抽搐。
2. 大动脉搏动消失（如颈动脉）。

（二）次要诊断依据

1. 叹息样呼吸或呼吸停止。
2. 心音消失。
3. 瞳孔散大。

心脏骤停的识别并非很直观，尤其是对非专业人员来说，如果旁观者的行动过于迟缓，就会错过宝贵的抢救时机。因此，当主要诊断依据存在时诊断即成立，施救者即可进行初步急救《2010 美国心脏协会心肺复苏和心血管急救指南》中指出：不再强调检查呼吸，专业人员和非专业人员一样，对无反应患者都不能准确判定呼吸情况。同时也不再强调判定心脏骤停必须进行脉搏检查。有研究显示，非专业施救者与医务人员检查脉搏都有困难，医务人员检查脉搏也会花费较长时间。当发现一位成人意识突然丧失或无反应且没有正常呼吸时，非专业人员可以不需要检查脉搏而判定患者发生了心脏骤停。医务人员检查脉搏时间也不应超过 10 s，如果在该时限内无法明确感觉到脉搏，即应开始胸外按压。

第二节　心、脑、肺复苏

任何为抢救生命而采取的医疗措施均可称为"复苏"，如对心搏骤停、严重心律失常、呼吸停止、窒息、休克、高热、中毒、严重创伤等的救治均属于广义复苏的范畴。复苏的方法包括人工呼吸、心脏按压、氧疗、电除颤、电复律、心脏起搏、体内或体外反搏、辅助循环、降温、血液透析、输血输液以及各种药物的应用等。复苏的对象可以是个别患者，也可以是众多的遇难者。复苏的任务在于抢救生命，防止伤残和后遗症，争取使患者完全康复或能生活自理，因而争取时间具有重要重义。可以看出复苏不仅是医疗问题，也是一个社会问题，需要把医疗专业力量与社会大众力量结合起来，普及一般的急救常识是非常重要的。通常所说的"复苏"是狭义的，即心肺复苏（cardiopulmonaryresuscitation，CPR）是指患者心跳呼吸突然停止时所采取的一切抢救措施。由于脑复苏的重要性日益为人们所重视，而且脑复苏是心肺复苏的根本目的，仅有心跳、呼吸而无脑功能的人，对社会及家庭都是十分沉重的负担。因此，现在认为复苏的重点从一开始就应放在对脑的保护，故把心肺复苏扩大到心、肺、脑复苏（CPCR）。

心肺脑复苏的基本内容包括：基本生命支持（basic life support，BLS）、进一步生命支持（advanced life support，ALS）、继续生命支持（prolonged life support，PLS）和复苏后的处理。

一、基本生命支持（basic life support，BLS）

目标是尽快恢复全身组织器官的氧供，保证机体最低的氧需要。主要有三个步骤，即保持气道（Airway）通畅、呼吸（Breathing）支持、循环（Circulation）支持。

（一）早期心肺复苏

心肺复苏是针对心跳、呼吸停止所采取的抢救措施，即用心脏按压形成暂时的人工循环并诱发心脏的自主搏动，用人工呼吸代替自主呼吸，以及使用一定的药物及电除颤使心跳和呼吸恢复。

心肺复苏（CPR）包括第一期基础生命支持和第二期进一步生命支持的两个时期的六个步骤。

现场心肺复苏，主要指基础生命支持，其 CPR 顺序，根据 1992 年美国心脏病学会修订的 CPR 指南提出，首先是畅通气道然后是人工呼吸及人工胸外按压，称为"A、B、C"三部曲，但在1998年，有人提出CPR顺序的重新认识，即"CAB"顺序，首选是按压心脏，建立人工循环，理由是患者在心脏停搏后可有1~2次自发性气喘，心血管和肺内尚有氧合血液，体内因有存留的氧，立即心脏按压，可使心脑得到血供。由此，应分秒必争地进行心脏按压，恢复心脑血供，且按压时的胸廓弹性回缩，有助于肺通气。我们认为这种"CAB"顺序的前提应是患者心跳停止前没有明显的缺血，对于大多数需CPR的患者，应首先保持气道通畅，人工呼吸和人工循环同时进行。

1. 保持气道通畅

关键是开放气道，解除舌根后坠、呼吸道分泌物、呕吐物、假牙和其他异物致气道部分或完全梗阻。方法为：将一手置于患者肩部后方，将头颈部轻度上举使头后仰。其次是提起下颌骨使舌根部前移，如口腔或咽部有异物，可用手法取出或用吸引器吸出。

2. 人工呼吸

目的是保证机体的供氧和排出二氧化碳。当呼吸道通畅后，立即施行人工通气，以气管插管行机械通气效果最好，但在现场，无此设备，应采用口对口人工呼吸，以免延误抢救时机。

正常人呼出气的含氧量浓度为16%~18%，如患者肺脏正常，口对口人工呼吸的吹入气量于正常潮气量的两倍，这种气体足可用于复苏。

口对口人工呼吸的操作要点为：①将患者置仰卧位，头后仰，迅速松解衣服和裤带以免障碍呼吸动作，急救者一手按住额部，另一手抬起颈部。②如患者牙关紧闭或下颌松弛，将抬颈之手来支持下颌并使口部微张，以便于吹气。③急救者一手的拇指和食指捏住患者鼻孔，然后深吸一口气，以嘴唇密封住患者的口部，用力吹气，直至患者胸部隆起为止。④当患者胸部隆起后即停止吹气，放开紧捏的鼻孔，同时将口唇移开，使患者被动呼气。⑤当患者呼气结束即行第二次吹气，吹气时间约占呼吸周期的1/3，吹气频率为14~16次/min。若仅一个人实施复苏术，则每心脏按压15次后，迅速大力吹气两口，若两人实施复苏术，则每心脏按压5次吹气1次。

口对口人工呼吸可致胃膨胀，吹气期压迫环状软骨以关闭食管的方法可有一定预防作用，但不如食道堵塞如喉罩气道效果良好。压迫上腹部以逐出胃内气体的方法，易致胃内容物反流误吸，弊多利少，一般不宜采用。

3. 人工循环

建立有效的人工循环，最迅速有效的是胸外心脏按压法。

（1）胸外心脏按压法

①胸外心脏按压法操作要点：a. 体位：即患者体位；患者应仰卧于硬板床或地上。b. 部位：即按压部位，操作者位于患者一侧，以一手掌根部置于患者胸骨中下1/3交界处（或剑突上二横指宽距离），掌与胸骨纵轴平行以免按压肋骨，另一手掌压在该手背上。c. 姿势：即操作者身体姿势；操作者肘关节伸直，借助双臂和躯体重量向脊柱方向垂直下压。不能采取过快的弹跳或冲击式的按压，开始的一、二次用力可略小，以探索患者胸部的弹性，忌用力过猛，以免发生肋骨骨折、血气胸和肝脾破裂的并发症。d. 深度：按压深度；每次按压，成人使胸骨下压4~5 cm；儿童3 cm；婴幼儿2 cm。按压后放松胸骨，便于心脏舒张，但手不能离开按压部位。待胸骨回复到原来位置后再次下压，如此反复进行。e. 频率：按压频率为80~100次/min。

②胸外心脏按压的并发症：由于按压时操作不当，可发生肋骨骨折，折断的肋骨骨折端可刺伤心、肺、气管以及腹腔脏器或直接造成脏器破裂，从而导致气胸、血胸，肝、脾、胃、膈肌破裂，脂肪栓塞等。

③关于胸外心脏按压机制：胸外心脏按压时，血流的产生主要有"心泵"和"胸泵"两种机制。"心泵机制"理论认为，胸部按压时，心脏由于受到胸骨和脊柱的挤压，导致心脏内的血液射向主动脉，形成血流。"胸泵机制"理论则认为，胸外按压引起胸膜腔内压升高，导致肺血管床中的血液流经心脏进入全身血管。此时，心脏就像一根输送血液的管道，失去了瓣膜的功能，而胸腔入口处的静脉瓣保证了血液向动脉方向流动。近年来的研究认为，当胸外心脏按压时，人工循环的动力有可能"心泵""胸泵"两种机制共存，在一定条件下发挥各自的作用。

（二）胸内心脏按压法

与胸外心脏按压相比，胸内心脏按压的效果较优，作胸内心脏按压时其心排血量可达正常的40% ~ 60%。脑血流量可达正常的60%以上，心肌血流量达正常的50%以上。而标准的胸外心脏按压时，脑血流量为0 ~ 30%（平均9%），心肌血流量正常的3% ~ 4%，且有舒张压低、静脉峰压高缺点，这样就降低了脑灌注压〔脑灌注压为MAP=（颅内压＋静脉压）和冠状动脉灌注压（冠状动脉灌注压为舒张压－左室舒张末压）。此外胸内心脏按压时，可以直接观察心脏情况，确定心肌张力，便于心内注药和电击除颤。

1. 适应证

（1）经标准的胸外心脏按压10 ~ 15 min无效者。有的作者把这个时限定为3 ~ 5 min，并认为如果在抢救心搏骤停患者时首选胸内心脏按压则有可能救活更多的患者。这适用于医院内包括手术室、各种监护室、急诊室的心肺复苏。在这些地方应把标准的胸外心脏按压法作为应急措施，在进行按压的同时应准备开胸胸内心脏按压。

（2）严重的胸部外伤伤员的心肺复苏，应把胸内心脏按压法作为首选，因为只有开胸才能救治可能有的心包填塞及内出血或张力性气胸，甚至胸内大血管的出血。

（3）在手术中发生的心跳停止，尤其是已经开胸者。另外，腹内大出血一时不易控制者，在膈肌上临时阻断主动脉行胸内心脏按压法是救急的有效措施。

（4）胸廓或脊柱畸形伴心脏移位者。

（5）多次胸外除颤无效的顽固室颤。

2. 开胸心脏按压的方法和步骤

（1）切口选择：在心脏术后或胸壁已有前或前外切口的患者，可由原切口进入胸腔。在其他患者，可选择左第4或第5肋间前外切口进入。切开速度要快，如暴露不佳，可切断第5或第4肋软骨。在切开前，如有条件可快速消毒皮肤和铺无菌巾（但不应间断胸外心脏按压），以减少切口感染。否则为了争取时间，亦可在未消毒的情况下进行，待心脏复苏后，再行消毒，彻底冲洗手术野，铺无菌巾，术后并用大量抗生素。

（2）心脏按压：进入胸腔后，首先挤压心脏，以建立循环。除非有心包填塞，一般不先忙于切开心包，以免延长停搏时间，挤压2 ~ 3 min后，如无效，再于左膈神经前方1 cm处纵行切开心包，再行心脏挤压。其方法有：①单手挤压法：以右手握住心脏，4指放在左室后方拇指放在右室前方。②双手挤压法：左手4指置于右室前方，右手4指置于左室后方，右方拇指置于左手指之上以加强挤压力量。⑧单手推压法：若用左前外切口，可把右手置于心脏后方，将之推向胸骨背侧，进行挤压。

3. 按压心脏有效的表现无论是胸外或胸内按压心脏，按压心脏有效的表现

（1）大动脉能触摸到搏动。

（2）可测到血压，收缩压≥8.0 kPa（60 mmHg）。

（3）发绀的口唇渐转为红润。

（4）散大的瞳孔开始缩小，甚至出现自主呼吸。

六、进一步生命支持

ALS是在BLS基础上，应用药物、辅助设备和特殊技术恢复并保持自主呼吸和循环。包括：给药和输液（drug and fluids），心电监测（ECG）、心室纤颤治疗（fibrillationtreatment）。

（一）药物治疗

心脏按压为心脏复苏提供了基础。除反射性心脏停搏外，经及时按压多可复跳，其他多需配合药物应用或和电击除颤才能复跳。CPR给药的目的主要在于：①增加心肌血灌流量（MBF）、脑血流量（CBF）和提高脑灌注压（CPP）和心肌灌注压（MPP）。②减轻酸血症或电解质失衡。③提高室颤（VF）阈或心肌张力，为除颤创造条件，防止VF复发。

1. 给药途径

（1）静脉给药：静脉给药安全、可靠，为首选给药途径。但在复苏时必须从上腔静脉系统给药，因下腔静脉系（尤其是小腿静脉）注射药物较难进入动脉系统。如有中心静脉导管（CVP），经 CVP 注药其药物起作用的速度，约 3 倍于周围静脉注射者。

（2）气管内滴入法：静脉不明显或已凹陷者，不要浪费时间去寻找穿刺，可快速由环甲膜处行气管内注射。已有气管内插管行机械通气者更好。一般用一细塑料管，尽量插入气管深部将含有 0.5 ~ 1 mg 肾上腺素的 10 mL 生理盐水，从塑料管注入，然后用大通气量进行通气，把药吹入远端，让其扩散。其用量可 2.5 倍于静脉注射者，如有需要，可隔 10 min 注射 1 次。已知可经气管内滴入的药有肾上腺素、利多卡因、溴苄胺、阿托品。

（3）心内注射：是给药与药物对心脏起作用最快的方法，但由于缺点多，现已很少使用。因在操作时须进行间断胸外心脏按压，穿刺时有伤及胸廓内动脉、冠状动脉撕裂及损伤肺造成出血与气胸危险，若把药物误注入心肌内，有导致心肌坏死或诱发室性心律失常的可能。目前仅在开胸作心内心脏按压时直视下注药。

2. 常用药物

（1）肾上腺素：就心脏复苏而言，该药被公认为是最有效且被广泛使用的首选药物。推荐标准剂量为 1 mg（0.02 mg/kg）静注，若初量无效，每 3 ~ 5 min 可重复注射 1 次，直至心搏恢复。近年来文献中报道用大剂量肾上腺素（0.10 ~ 0.20 mg/kg）能明显地提高心脏复苏成功率，但也有报道大剂量肾上腺素尽管能提高心脏复苏成功率，但不能提高患者的存活率以及改善中枢神经的效果。因此，不提倡大剂量肾上腺素的推广应用。根据我们的临床经验，主张采用 1、3、5 的即所谓"中等剂量"模式，即首先 1 mg iv，隔 3 min 后无效，第二次 3 mg，再无效，3 min 后 5 mg iv。当心搏恢复后，静脉持续滴入肾上腺素以提高和维持动脉压和小排血量。

关于肾上腺素在 CPR 中的作用机制主要是：①激动外周性 α 受体，使周围血管收缩，从而提高主动脉收缩压和舒张压，而使心脑灌注压升高；②兴奋冠状动脉和脑血管上的 β 受体，增加心脑的血流量。此外，肾上腺素虽有导致心室纤颤的不良反应，但它也可促使心肌细颤转变成粗颤，从而增加电除颤的成功率。正因为肾上腺素的 α 效应在 CPR 中占主导地位，有人提出单纯应用 α 效应在心脏复苏中的倾向性，如应用 β 肾上腺素、甲氧胺等：其中甲氧胺对心电机械分离的复苏更有效。而单纯的 β 受体激动药如异丙肾上腺素，不仅可使心肌耗氧量增加，心内膜下血管收缩而使血流减少，而且可因血管扩张致主动脉舒张压降低，对心脑血流灌注减少，因此避免使用。除非严重的传导阻滞所导致的心搏骤停，或在首选药肾上腺反复应用无效时，方可试用。

最近国内外有报告，在接受心肺复苏的心搏骤停患者复苏成功者体内血管升压素水平高于未复苏者，提示在 CPR 期间给予外源性血管升压素可能有益，并在动物和人体试验中证实，在 CPR 期间给予外源性升压素可明显改善生命器官血流，提高自主循环恢复率，但脑复苏的效果如何，则有待进一步研究。

（2）碳酸氢钠：心跳呼吸停止必然导致代谢性酸中毒和呼吸性酸中毒，致使血 pH 明显降低，在心脏按压过程中，低灌流状态，使代谢性酸中毒进一步加剧，酸中毒使室颤阈值降低，心肌收缩力减弱，机体对心血管活性药物（如肾上腺素）反应差，只有纠正酸中毒，除颤才能成功。因此，积极合理地应用碳酸氢钠纠正酸中毒无疑对提高复苏成功率有意义。但在应用碳酸氢钠的前提是保证有效的通气，尽管 $NaHCO_3$ 能有效地提高血液中的 pH，但 HCO_3^- 不能通过血脑屏障，纠正脑脊液中的低 pH，而且输入的 HCO_3^- 进一步缓冲 H^+ 后，可再离解成 CO_2，CO_2 可自由地通过血脑屏障，使脑组织和脑脊液的 pH 进一步降低，因此强调，在给 $NaHCO_3$ 液时，需作过度通气。

碳酸氢钠首次静注量 1 mmol/kg，然后根据动脉血 pH 及 BE 值，酌情追加。不合理的应用大剂量碳酸氢钠会有潜在的危险，如碱血症，使血红蛋白的氧离曲线左移，氧释放受到抑制，加重组织缺氧，尚可出现高钠、高渗状态，对脑复苏不利。

（3）抗心律失常药

①利多卡因：可降低心肌应激性、提高室颤阈、抑制心肌异位起搏点。对室性异位起搏点最有效，

是目前治疗室性心律失常的首选药物。其用法：先以 1 mg/kg 剂量缓慢静注，然后以每分钟 1 ~ 4 mg 连续静滴维持。

②溴苄胺：主要用于对利多卡因或电击复律无效的室速和室颤。由于有明显的提高室颤阈值作用，有利于除颤，且对心肌收缩力无抑制而有增强作用。成人首次剂量 5 mg/kg，继之电除颤。持续室颤时，可每 15 ~ 30 min 补加 10 mg/kg，总量一般不超过 30 mg/kg。维持量为 1 ~ 2 mg/min 静滴。如室性心律失常系由洋地黄中毒所致或有洋地黄过量嫌疑时，则禁忌使用溴苄胺。

（4）氯化钙：钙离子能增强心肌收缩力，提高心肌自律性与加快传导速度，长期用来抢救心脏骤停如心室停搏和电机械分离。但近年来研究显示钙离子在缺血与再灌注损害中起重要作用，故不作为 CPR 中的常规用药。目前主要用于高钾或低钙引起的心搏骤停，或心跳已恢复，心肌收缩无力，血压不升时，或钙通道阻滞剂过量。一般用 500 mg 缓慢静注，必要时可在 10 min 后重复一次。有洋地黄中毒者禁忌使用。此外，因葡萄糖酸钙不容易游离，故起效慢，所以复苏时若用钙剂应选择是游离的钙如氯化钙。

（二）心电监测

在 CPR-ABC 开始后，应尽快测定 ECG 波型，主要区别心搏骤停的类型，诊断心肌缺血，心律失常，以及判断药物及电击除颤治疗的效果。

（三）心室纤颤治疗

心室纤颤最有效的治疗方法，是用除颤器进行电击除颤，使得全部或绝大部分心肌细胞在瞬时内同时发生除极化，并均匀一致地进行复极，然后由窦房结或房室结发放冲动，从而恢复有规律的协调一致地收缩。

影响除颤成功的因素很多，最重要的因素是室颤持续时间的长短。早期，往往是粗颤，易成功，因而及时除颤至关重要。为使除颤易于成功，应使细颤转变为粗颤，为此应使用肾上腺素，或加用 $NHCO_3$ 或抗心律失常药（利多卡因或溴苄胺），继而有效的心脏按压，使心肌缺氧有所改善，出现粗颤，然后进行电除颤。目前常用的为直流电除颤器。具体方法：把电极一个放在心尖部，另一个放在右侧第一肋间近胸骨右缘处。电能选择，成人用 200 ~ 400 J；小儿用 20 ~ 200 J 直流电除颤。体内除颤时，成人用 10 ~ 50 J，小儿为 5 ~ 20 J。如有需要，可重复进行。

七、持续生命支持

主要是指完成脑复苏及重要器官支持。此期包括三个步骤，即：对病情及治疗效果加以判断（gauging）、争取恢复神志及低温治疗（humanization&hypothermia）、加强治疗（intensive care）。

持续生命支持也称后期复苏，是以脑复苏为核心进行抢救和医疗，这一阶段主要任务是，在上述两阶段的 CPCR 抢救结果使自主循环稳定的基础上，围绕脑复苏进行治疗。但首先要确定脑复苏的可能性和应采取的措施。

（一）病情估计

要判断心搏停止或呼吸停止的原因，采取对因措施，并决定是否继续抢救。患者能否生存并全面恢复意识和活动能力主要取决于下述条件：

1. 所受打击的严重程度以及心跳停搏的时间长短。

2. 初期复苏或基础生命支持是否及时、得当。

3. 后期脑复苏是否及早进行并具有高质量。任何后期复苏处理都不能改变最初的损害，只是消除或减轻生命器官在重新获得血流灌注和氧供应后所发生的继发性改变。

（二）争取恢复神志

采取特异性脑复苏措施。

（三）加强监测治疗

任一脏器功能衰竭将影响其他脏器的功能，这包括大脑在内，如：低血压、低氧血症、高碳酸血症、重度高血压、高热、感染、肾衰竭等都可加重脑的损害，使脑水肿、脑缺氧和神经功能损害更加严重。所以在采用特异性脑复苏措施的同时，要对机体各脏器进行功能监测和支持，才能有利于脑功能恢复。

1. 维持循环功能

心搏恢复后，往往伴有血压不稳定或低血压状态，常见原因有：①有效循环血容量不足。②心肌收缩无力和心律失常。③酸碱失衡和电解质紊乱。④心肺复苏过程中的并发症未能纠正。为此，应严密监测，包括 ECG、BP、CVP，根据情况对肺毛细血管嵌顿压（PCWP）、心排血量（CO）、周围血管阻力、胶体渗透压等进行监测，补足血容量，提升血压、支持心脏、纠正心律失常。在输血输液过程中，为避免过量与不足，使 CVP 不超过 1.18 kPa（12 cmH$_2$O），尿量为 60 mL/h。对心肌收缩无力引起的低血压，如心率 < 60 次 /min，可静滴异丙肾上腺素或肾上腺素（1 ~ 2 mg 溶于 500 mL 液体中）；如心率 > 120 次 /min，可静注西地兰 0.2 ~ 0.4 mg。或其他强心药，如多巴胺或多巴酚丁胺。在应用强心药同时，还可静注速尿 20 ~ 40 mg，促进液体排出，以减轻心脏负荷，也对控制脑水肿有利。

2. 维持呼吸功能

心脏复跳后，自主呼吸可以恢复，也可能暂时没有恢复，若自主呼吸恢复得早，表明脑功能愈易于恢复。无论自主呼吸是否出现，都要进行呼吸支持直到呼吸功能恢复正常，从而保证全身各脏器，尤其是脑的氧供。

在 CPCR 中，确保气道通畅及充分通气、供氧是非常重要的措施，气管插管是最有效、可靠又快捷的开放气道方法，且与任何种类的人工通气装置相连行人工通气，即使在初期复苏时，有条件应尽早插管。如复苏后 72 h 患者仍处昏迷、咳嗽反射消失或减弱，应考虑行气管切口，以便于清除气管内分泌物。充分保证患者氧供，使动脉血 Pa > 13.33 kPa（100 mmHg），PaCO$_2$ 保持在 3.33 ~ 4.67 kPa（25 ~ 35 mmHg）的适度过度通气，以减轻大脑酸中毒，降低颅内压。同时加强监测，防止呼吸系统的并发症如肺水肿、ARDS、肺炎、肺不张，也不能忽视由于复苏术所致的张力性气胸或血气胸。

3. 防治肾衰竭

心搏骤停时缺氧，复苏时的低灌流、循环血量不足、肾血管痉挛及代谢性酸中毒等，均将加重肾脏负荷及肾损害，而发生肾不全。其主要表现为氮质血症、高钾血症和代谢性酸中毒，并常伴少尿或无尿，也可能为非少尿型肾衰竭。因此在 CPCR 中，应始终注意保护肾。其主要措施：包括保证肾脏灌注以补足血容量，增加心肌收缩力。当血容量已基本上得到补充、血压稳定时，可使用血管扩张药，如小剂量多巴胺［< 3 μg/kg·min］静滴。同时纠正酸中毒。为预防肾衰竭，及早使用渗透性利尿剂，通常用 20% 甘露醇，也可防治脑水肿。当出现少尿或无尿肾衰时，甘露醇要慎用。速尿是高效、速效利尿剂，它可增加肾血流量和肾小球滤过率。但在低血压、低血容量时则不能发挥高效利尿作用。

4. 防治胃肠道出血

应激性溃疡出血是复苏后胃肠道的主要并发症。对肠鸣音未恢复的患者应插入胃管，行胃肠减压及监测胃液 pH。为防止应激性溃疡发生，常规应用抗酸药和保护胃黏膜制剂，一旦出现消化道出血，按消化道出血处理。

5. 维持体液、电解质及酸碱平衡

维持正常的血液成分、血液电解质浓度、血浆渗透压以及正常的酸碱平衡，对重要器官特别是脑的恢复和保证机体的正常代谢是必不可少的条件，因而必须对上述指标进行监测，及时纠正异常。

6. 控制抽搐

严重脑缺氧后，患者可出现抽搐，可为间断抽搐或持续不断抽搐，抽搐越严重，发作越频繁，预后越差。但特别严重的脑缺氧出现深昏迷，可以不出现抽搐。抽搐时耗氧量成倍增加，脑静脉压及颅内压升高，脑水肿可迅速发展，所以必须及时控制抽搐，否则可因抽搐加重脑缺氧损害。通常应用巴比妥类药如鲁米那或苯妥英钠 0.1 ~ 0.2 g，肌内注射 6 ~ 8 h 用药一次。对的发作或持续时间较长或发作频繁者，应迅速使用强效止痉药，可先用安定 10 ~ 20 mg 静注，或 2.5% 硫喷妥钠 150 ~ 200 mg 静脉推注，抽搐控制后，采用静脉滴注方法维持，或配合使用冬眠制剂。对顽固性发作者，选用肌肉松弛剂，前提是气管插管，人工通气的情况下才选用。

7. 预防感染

心搏骤停的患者，由于机体免疫功能下降，容易发生全身性感染。而复苏后某些意识未恢复的患者，或由于抽搐、较长时间处于镇静镇痛及肌松药等作用下，患者易发生反流、误吸，导致肺部感染；长期留置导尿管，易致尿道感染；或长期卧床发生压疮等。因此复苏后应使用广谱抗生素，以预防感染。同时加强护理，一旦发生感染、发热，将会加重脑缺氧，而影响意识的恢复，由于感染甚至导致多器官功能失常综合征（MODS）。

上述CPCR步骤不能完全按先后次序排列，往往有些步骤是同时进行的，且相互关联，不能截然分开。

八、复苏后的处理

复苏后处理是指自主循环和呼吸恢复后，继续采取一系列措施确保脑功能恢复，同时继续维护其他器官的功能。

（一）脑复苏

心肺复苏的目的在于脑复苏，即恢复智能、工作能力、至少能生活自理，故脑功能的恢复是复苏成败的关键。因此，为取得良好的脑复苏效果，应及早进行CPR，并在CPR一开始就致力于脑功能的恢复，尽快恢复脑的血液灌流，尽量缩短脑组织缺血缺氧的时间，减少原发性脑损害的范围和程度，在循环恢复后，积极采取各种有效的脑保护措施。根据急性完全性脑缺血的病理生理改变，这些措施包括两个方面。即：①维持颅外各脏器功能稳定的治疗。②特异性脑复苏措施。

特异性脑复苏措施主要以低温－脱水为主的综合疗法。

1. 低温

自1985年Williams等报道低温治疗心搏骤停的脑缺氧有效后，国内外临床及实验均证实低温可减轻缺血后脑损害。

（1）作用机制及目的：①降低脑耗氧量低温时脑代谢率降低，耗O_2量减少，脑体积缩小，从而降低颅内压，预防和治疗脑水肿。通常体温每下降$1℃$，脑代谢率下降6.7%，颅内压下降5.5%，如体温降压至$32℃$，脑耗O_2量降至正常的55%，$28℃$时，脑耗O_2量可降低50%。②及早恢复能量代谢，减轻乳酸积聚在全脑缺血及早降温（脑温$27℃$）时，脑组织的乳酸、磷酸肌酸升高幅度明显低于常温组，且AIP、ADP、AMP含量和腺苷酸酶活力在低温下能及早恢复正常水平，有利于线粒体等亚细胞器官和膜功能的修复和维持。③保护血脑屏障功能，及早降温（$30 \sim 33℃$）能显著减轻BBB损伤，有利于BBB免受进一步破坏和功能的恢复。④抑制氧自由基产生及花生四烯酸的代谢。⑤抑制其他内源性损伤因子的释放，抑制包括兴奋性氨基酸、多巴胺、5-羟色胺、去甲肾上腺素、乙酰胆碱过度合成和释放。

脑低温疗法有极强的脑保护作用，但降温及控制温度有一定困难，并且$28 \sim 32℃$的中度低温对全身免疫系统、心肺功能、血液及代谢有抑制作用，因此，目前主张头部重点降温，以及亚低温（$34℃$左右）也能减轻复苏后早期脑功能和脑组织病理损害。

（2）实验要点

①及早降温：凡心搏骤停时间未超过4 min，不一定降温。若超过4 min，即应在心肺复苏成功的基础上及早进行降温，尤其在缺氧的最初10 min内是降温的关键时间。

②头部重点降温：以头部（包括颈部大血管）冰帽配合体表物理降温，当体温低达预期温度后，可仅用头部冰帽维持低温状态。采用头部冰帽降温，脑温比直肠温低$2 \sim 4℃$。体表降温可采用大血管处放置冰袋，或垫以冰毯。冬眠药物有助于降温及防止物理降温进程中的寒战反应，但需注意氯丙嗪可增加心率和降低血压的作用，哌替啶有抑制呼吸。近年来有主张应用咪哒唑口服（midazolam）静脉滴注即有防止抽搐、寒战作用，时有防止突触损害起到脑保护作用。

③足够降温：a. 对于心跳停搏时间较长，昏迷程度较深的患者，在第1个24 h内，使直肠温降到$32℃$，此时脑温在头部降温情况达$28℃$以下，以后酌情保持直肠温于$33 \sim 35℃$。b. 对于心脏停搏时间不太长的患者，采用亚低温，即使脑温保持在$33 \sim 34℃$，直肠程度不超过$37℃$。

④持续降温，应坚持降温到皮质功能恢复，其标志是听觉恢复。切忌体温反跳。

2. 利尿脱水 利尿脱水是减轻脑水肿，改善脑循环的重要措施。在自主心跳恢复测得血压后，尽早使用甘露醇$0.5 \sim 1$ g/kg，每天快速静滴$2 \sim 3$次，以后视尿量辅用利尿剂，如速尿$20 \sim 40$ mg静注。

此外，浓缩白蛋白、血浆亦可用于脱水治疗，尤其对于低蛋白血症，胶体渗透压低的患者，联用速尿效果更佳。

3. 促进脑内血流再流通复苏早期尽量维持血压正常或稍高正常，可促进脑内血流再流通，适当的血液稀释，使红细胞压积降至 30% 左右，以降低血液黏度，防止红细胞及血小板聚集。如应用低分子右旋糖酐 250 ～ 500 mL/d。

4. 脑保护药物的应用

（1）促进代谢药物：ATP 直接为脑细胞提供能量，促进细胞膜 Na^+-K^+ATP 酶泵功能恢复，有助于消除脑肿胀，减轻脑水肿。

精氨酸能增加钾离子内流，促进钠离子流出细胞，ATP 与精氨酸配合使用，作用更好。其他药物如辅酶 A、辅酶 Q_{10}、细胞色素 C 等也可配合应用。

脑内葡萄糖浓度增高虽可提供更多的代谢底物，但可引起严重脑内乳酸蓄积，加重

脑水肿及神经细胞死亡，故在治疗时，尽量少用葡萄糖液，同时监测血糖，保持血糖正常，低血糖是有害的，发现低血糖应输注葡萄糖液。

（2）钙通道阻滞药：细胞质内钙离子浓度增高是造成脑细胞损害的重要因子。钙通道阻滞药如尼莫地平、异搏定，利多氟嗪等对缺血再灌注的脑损伤有脑保护作用。

（3）氧自由基清除剂：甘露醇、维生素 E、维生素 C 有自由基清除作用，国内一些单位在将中药应用于脑复苏方面进行了探索，并取得很好的效果，例如川芎嗪就进行了大量研究。我们的实验也证明丹参注射液，参麦注射液、阿魏酸钠、强力宁都可抑制自由基触发的脂质过氧化过程，增强脑细胞的抗氧化能力，减少血栓素的产生，减轻再灌注后脑细胞的超微结构损伤。

5. 肾上腺皮质激素应用的目的是稳定细胞膜结构，改善血脑屏障功能，减轻脑水肿。通常选择地塞米松，也可选用短效的甲基泼尼松龙，一般应用 3 ～ 4 d，应注意肾上腺皮质激素的不良反应，如诱发上消化道出血。

6. 高压氧治疗

高压氧能极大地提高血氧张力，显著提高脑组织与脑脊液中的氧分压，增加组织氧储备，增强氧的弥散率和弥散范围，纠正脑缺氧，减轻脑水肿，降低颅内压；还具有促进缺血缺氧的神经组织和脑血管床修复的作用。促进意识的恢复，提高脑复苏的减功率，有条件者应尽早常规应用。

（二）维护其他器官功能

1. 维护循环功能心肺复苏后常伴有心律失常、心排出量降低和休克。应严密监测心电图、血压、尿量、动脉血气分析及血电解质，必要时监测中心静脉压（CVP）和肺毛细血管楔压（PCWP）根据心电活动和血流动力学变化采取相应措施，如抗心律失常、抗休克治疗等，以维护循环功能。

2. 维持呼吸功能心脏复苏后，自主呼吸未必立即恢复，应进行必要的呼吸支持，直到呼吸功能正常。呼吸支持包括选择理想的呼吸方式、维护气道通畅、调节吸氧浓度等。

3. 防治肾衰竭

心脏骤停时间较长、心肺复苏后持续低血压或大剂量使用缩血管药物，均可能造成肾损害。为了防治急性肾衰竭，心肺复苏后宜留置导尿管，记录每小时尿量、尿比重；监测血压和血肌酐、尿素氮浓度。一旦出现肾脏替代治疗指征，应考虑血透或血滤。

4. 防治胃肠道出血心脏骤停可导致应激性溃疡，引起急性上消化道出血。尽早恢复胃肠黏膜的血液供应是控制应激性溃疡发生与发展的关键，亦可使用保护胃黏膜、降低胃内氢离子浓度的药物治疗。

九、预后

影响心脏骤停患者预后的主要因素有：

1. 原发疾病

心脏骤停前患者原有疾病的严重程度、心功能状态与预后密切相关。如心脏骤停继发于大面积心肌梗死、血流动力学严重紊乱者，不易复苏成功或复苏后难以维持。如因药物中毒、电解质平衡失常、酸

中毒等所致心脏骤停者，一旦消除诱发因素，预后良好。

2. 抢救时机

抢救是否及时，复苏过程是否顺利将直接影响预后：如心跳停止时间过长，胸按压效果不佳，无有效地人工通气或其他措施不力等均可影响复苏成败及预后。

3. 复苏后的病情

复苏后低血压、心律失常、缺氧、发热、抽搐、电解质及酸碱平衡失调的控制情况亦会对预后产生明显影响。复苏后长期存活的患者中，20% ~ 50% 遗留有不同程度的脑缺氧后遗症，如记忆力及智力下降、精神症状、运动共济失调。共至完全失去生活自理能力，严重者因脑功能未能复苏可呈植物状态。

十、预防

预防心脏骤停的最有效措施是对心血管疾病的早期预防和治疗。心脏骤停大多数是由于冠状动脉性心脏病引起的，因此，治疗和控制冠状动脉性心脏病及其危险因素尤为重要。近年来提出的冠状动脉性心脏病一级预防和二级预防，可明显降低心血管意外事件的发生率及病死率。

当心脏病患者伴有心室应激性增高时，发生心脏骤停的危险性也明显升高，故应考虑对心律失常（室性期前收缩或室性心动过速）进行预防性治疗。抗心律失常药对控制室性心律失常具有一定的效果，但不能将减少室性期前收缩与预防心脏骤停的效果等同起来，应考虑到某些药物可能具有的潜在致心律失常作用。对心脏骤停复苏成功者，可优先选择埋藏式心内复律除颤器（ICD）。ICD 疗法是月前仅有的、以循证医学为基础的、适用于致命性心律失常幸存者的防治方案。多项随机试验证实，在降低自发性、致命性心律失常患者死亡率方面，ICD 优于 Ⅲ 类抗心律失常药或 β 受体阻滞剂，故目前倾向于首选 ICD。

微信扫码
◆ 临床科研
◆ 医学前沿
◆ 临床资讯
◆ 临床笔记

第五章　消化系统急危重症

第一节　急性上消化道出血

一、概论

上消化道出血是指屈氏韧带以上的消化道包括食管、胃、十二指肠、胆管及胰管的出血，胃空肠吻合术后的空肠上段出血也包括在内。大量出血是指短时间内出血量超过 1000 mL 或达血容量 20% 的出血。上消化道出血为临床常见急症，以呕血、黑便为主要症状，常伴有血容量不足的临床表现。

（一）病因

上消化道疾病和全身性疾病均可引起上消化道出血，临床上最常见的病因是消化性溃疡、食管胃底静脉曲张破裂、急性胃黏膜损害及胃癌。糜烂性食管炎、食管贲门黏膜撕裂综合征引起的出血也不少见。其他原因见（表 5-1）。

表 5-1　上消化道出血的常见病因

食管疾病	食管静脉曲张、食管贲门黏膜撕裂症（Mallory-Weiss 综合征）、糜烂性食管炎、食管癌
胃部疾病	胃溃疡、急性胃黏膜损害、胃底静脉曲张、门脉高压性胃黏膜损害、胃癌、胃息肉
十二指肠疾病	溃疡、十二指肠炎、憩室
邻近器官疾病	胆管出血（胆石症、肝胆肿瘤等）、胰腺疾病（假性囊肿、胰腺癌等）、主动脉瘤破裂入上消化道
全身性疾病	血液病（白血病、血小板减少性紫癜等）、尿毒症、血管性疾病（遗传性出血性毛细血管扩张症等）

（二）诊断

1. 临床表现特点

（1）呕血与黑便：是上消化道出血的直接证据。幽门以上出血且出血量大者常表现为呕血。呕出鲜红色血液或血块者表明出血量大、速度快，血液在胃内停留时间短。若出血速度较慢，血液在胃内经胃酸作用后变性，则呕吐物可呈咖啡样。幽门以下出血表现为黑便，但如出血量大而迅速，幽门以下出血也可以反流到胃腔而引起恶心、呕吐，表现为呕血。黑便的颜色取决于出血的速度与肠道蠕动的快慢。粪便在肠道内停留的时间短，可排出暗红色的粪便。反之，空肠、回肠，甚至右半结肠出血，如在肠道中停留时间长，也可表现为黑便。

（2）失血性外周循环衰竭：急性外周循环衰竭是急性失血的后果，其程度的轻重与出血量及速度有关。少量出血可因机体的代偿机制而不出现临床症状。中等量以上出血常表现为头晕、心悸、口渴、冷汗、烦躁及昏厥。体检可发现面色苍白、皮肤湿冷、心率加快、血压下降。大量出血者可在黑便排出前出现晕厥与休克，应与其他原因引起的休克鉴别。老年人大量出血可引起心、脑方面的并发症，应引起重视。

（3）氮质血症：上消化道出血后常出现血中尿素氮浓度升高，24 ~ 28 h 达高峰，一般不超过 14.3 mmol/L

（40 mg/dL），3～4 d 降至正常。若出血前肾功能正常，出血后尿素氮浓度持续升高或下降后又再升高，应警惕继续出血或止血后再出血的可能。

（4）发热：上消化道出血后，多数患者在 24 h 内出现低热，但一般不超过 38℃，持续 3～5 d 降至正常

引起发热的原因尚不清楚，可能与出血后循环血容量减少，周围循环障碍，导致体温调节中枢的功能紊乱，再加以贫血的影响等因素有关。

2. 实验室及其他辅助检查特点

（1）血常规：红细胞及血红蛋白在急性出血后 3～4 h 开始下降，血细胞比容也下降。白细胞稍有反应性升高。

（2）隐血试验：呕吐物或黑便隐血反应呈强阳性。

（3）血尿素氮：出血后数小时内开始升高，24～28 h 内达高峰. 3～4 d 降至正常。

3. 诊断与鉴别诊断

根据呕血、黑便和血容量不足的临床表现，以及呕吐物、黑便隐血反应呈强阳性. 红细胞计数和血红蛋白浓度下降的实验室证据，可做出消化道出血的诊断。下面几点在临床工作中值得注意。

（1）上消化道出血的早期识别：呕血及黑便是上消化道出血的特征性表现，但应注意部分患者在呕血及黑便前即出现急性周围循环衰竭的征象，应与其他原因引起的休克或内出血鉴别。及时进行直肠指检可较早发现尚未排出体外的血液，有助于早期诊断。

呕血和黑便应和鼻出血、拔牙或扁桃体切除术后吞下血液鉴别，通过询问发病过程与手术史不难加以排除。进食动物血液、口服铁剂、铋剂及某些中药，也可引起黑色粪便，但均无血容量不足的表现与红细胞、血红蛋白降低的证据，可以借此加以区别。呕血有时尚需与咯血鉴别，支持咯血的要点是：①患者有肺结核、支气管扩张、肺癌、二尖瓣狭窄等病史。②出血方式为咯出，咯出物呈鲜红色，有气泡与痰液，呈碱性。③咯血前有咳嗽、喉痒、胸闷、气促等呼吸道症状。④咯血后通常不伴黑便，但仍有血丝痰。⑤胸部 X 线片通常可发现肺部病灶。

（2）出血严重程度的估计：由于出血大部分积存于胃肠道，单凭呕出或排出量估计实际出血量是不准确的。根据临床实践经验，下列指标有助于估计出血量。出血量每日超过 5 mL 时，粪便隐血试验则可呈阳性；当出血量超过 60 mL，可表现为黑便；呕血则表示出血量较大或出血速度快。若出血量在 500 mL 以内，由于周围血管及内脏血管的代偿性收缩，可使重要器官获得足够的血液供应，因而症状轻微或者不引起症状。若出血量超过 500 mL，可出现全身症状，如头晕、心悸、乏力、出冷汗等。若短时间内出血量＞1 000 mL，或达全身血容量的 20% 时，可出现循环衰竭表现，如四肢厥冷、少尿、晕厥等，此时收缩压可＜12.0 kPa（90 mmHg）或较基础血压下降 25%，心率＞120 次/min，血红蛋白＜70 g/L。事实上，当患者体位改变时出现血压下降及心率加快，说明患者血容量明显不足、出血量较大。因此，仔细测量患者卧位与直立位的血压与心率，对估计出血量很有帮助。另外，应注意不同年龄与体质的患者对出血后血容量不足的代偿功能相差很大，因而相同出血量在不同患者引起的症状也有很大差别。

（3）出血是否停止的判断：上消化道出血经过恰当的治疗，可于短时间内停止出血。但由于肠道内积血需经数日（约 3 d）才能排尽，因此不能以黑便作为判断继续出血的指征。临床上出现以下情况应考虑继续出血的可能：①反复呕血，或黑便次数增多，粪质转为稀烂或暗红。②周围循环衰竭经积极补液输血后未见明显改善。③红细胞计数、血红蛋白测定与血细胞比容继续下降，网织红细胞持续增高。④在补液与尿量足够的情况下，血尿素氮持续或再次增高。

一般来讲，一次出血后 48 h 以上未再出血，再出血的可能性较小。而过去有多次出血史，本次出血量大或伴呕血，24 h 内反复大出血，出血原因为食管胃底静脉曲张破裂、有高血压病史或有明显动脉硬化者，再出血的可能性较大。

（4）出血的病因诊断：过去病史、症状与体征可为出血的病因诊断提供重要线索，但确诊出血原因与部位需靠器械检查。①内镜检查：是诊断上消化道出血最常用与准确的方法。出血后 24～48 h 内的紧急内镜检查价值更大，可发现十二指肠降部以上的出血灶，尤其对急性胃黏膜损害的诊断更具意义，

因为该类损害可在几日内愈合而不留下痕迹。有报道,紧急内镜检查可发现约 90% 的出血原因。在紧急内镜检查前需先补充血容量,纠正休克。一般认为患者收缩压 > 12.0 kPa(90 mmHg)、心率 < 110 次 /min、血红蛋白浓度 ≥ 70 g/L 时,进行内镜检查较为安全。若有活动性出血,内镜检查前应先插鼻胃管,抽吸胃内积血,并用生理盐水灌洗至抽吸物清亮,然后拔管行胃镜检查,以免积血影响观察。②X 线钡餐检查:上消化道出血患者何时行钡餐检查较合适,各家有争论。早期活动性出血期间胃内积血或血块影响观察,且患者处于危急状态,需要进行输血、补液等抢救措施而难以配合检查。早期行 X 线钡餐检查还有引起再出血之虞,因此目前主张 X 线钡餐检查最好的出血停止和病情稳定数日后进行。③选择性腹腔动脉造影:若上述检查未能发现出血部位与原因,可行选择性肠系膜上动脉造影。若有活动性出血,且出血速度 > 0.5 mL/min 时,可发现出血病灶。可同时行栓塞治疗而达到止血的目的。④胶囊内镜:用于常规胃、肠镜检查无法找到出血灶的原因未明消化道出血患者,是近年来主要用于小肠疾病检查的新技术。国内外已有较多胶囊内镜用于不明原因消化道出血检查的报道,病灶检出率在 50% ~ 75% 之间.显性出血者病变检出率高于隐性出血者。胶囊内镜检查的优点是无创、患者容易接受,可提示活动性出血的部位。缺点是胶囊内镜不能操控,对病灶的暴露有时不理想,也不能取病理活检。⑤小肠镜:推进式小肠镜可窥见 Treitz 韧带远端约 100 cm 的空肠,对不明原因消化道出血的病因诊断率可达 40% ~ 65%。该检查需用专用外套管,患者较痛苦,有一定的并发症发生率。近年应用于临床的双气囊小肠镜可检查全小肠,大大提高了不明原因消化道出血的病因诊断率。据国内外报道双气囊全小肠镜对不明原因消化道出血的病因诊断率在 60% ~ 77%。双气囊全小肠镜的优势在于能够对可疑病灶进行仔细观察、取活检,且可进行内镜下止血治疗,如氩离子凝固术、注射止血术或息肉切除术等。对原因未明的消化道出血患者有条件的医院应尽早行全小肠镜检查。⑥放射性核素 ^{99m}Tc:标记红细胞扫描注射 ^{99m}Tc 标记红细胞后,连续扫描 10 ~ 60 min,如发现腹腔内异常放射性浓聚区则视为阳性。可依据放射性浓聚区所在部位及其在胃肠道的移动来判断消化道出血的可能部位,适用于怀疑小肠出血的患者,也可作为选择性腹腔动脉造影的初筛方法,为选择性动脉造影提供依据。

(三)治疗

上消化道出血病情急,变化快,严重时可危及患者生命,应采取积极措施进行抢救。这里叙述各种病因引起的上消化道出血的治疗的共同原则,其不同点在随后各节中分别叙述。

1. 抗休克

上消化道出血的初步诊断一经确立,则抗休克、迅速补充血容量应放在一切医疗措施的首位,不应忙于进行各种检查。可选用生理盐水、林格液、右旋糖酐或其他血浆代用品。出血量较大者,特别是出现循环衰竭者,应尽快输入足量同型浓缩红细胞或全血。出现下列情况时有紧急输血指征:①患者改变体位时出现晕厥。②收缩压 < 12.0 kPa(90 mmHg)。③血红蛋白浓度 < 70 g/L。对于肝硬化食管胃底静脉曲张破裂出血者应尽量输入新鲜血,且输血量适中,以免门静脉压力增高导致再出血。

2. 迅速提高胃内酸碱度(pH)

当胃内 pH 提高至 5 时,胃内胃蛋白酶原的激活明显减少,活性降低。而 pH 升高至 7 时,则胃内的消化酶活性基本消失,对出血部位凝血块的消化作用消失,起到协助止血的作用。自身消化作用的减弱或消失,对溃疡或破损部位的修复也起促进作用,有利于出血病灶的愈合。

3. 止血

根据不同的病因与具体情况,因地制宜选用最有效的止血措施。

4. 监护

严密监测病情变化,患者应卧床休息,保持安静,保持呼吸道通畅,避免呕血时血阻塞呼吸道而引起窒息。严密监测患者的生命体征,如血压、脉搏、呼吸、尿量及神志变化。观察呕血及黑便情况,定期复查红细胞数、血红蛋白浓度、血细胞比容。必要时行中心静脉压测定。对老年患者根据具体情况进行心电监护。

留置鼻胃管可根据抽吸物颜色监测胃内出血情况,也可通过胃管注入局部止血药物,有助于止血。

二、消化性溃疡出血

胃及十二指肠溃疡出血占全部上消化道出血病因的 50% 左右。

（一）诊断

（1）根据本病的慢性过程、周期性发作及节律性上腹痛，一般可做出初步诊断。出血前上腹部疼痛常加重，出血后可减轻或缓解。应注意约 15% 患者可无上腹痛病史，而以上消化道出血为首发症状。也有部分患者虽有上腹部疼痛症状，但规律性并不明显。

（2）胃镜检查常可发现溃疡灶。对无明显病史、诊断疑难或有助于治疗时，应争取行紧急胃镜检查。若有胃镜检查禁忌证或无条件行胃镜检查，可于出血停止后数日行 X 线钡餐检查。

（二）治疗

治疗原则与上述相同。一般少量出血经适当内科治疗后可于短期内止血，大量出血则应引起高度重视，宜采取综合治疗措施。

1. 饮食

目前不主张过分严格的禁食。若患者无呕血或明显活动性出血的征象，可予流质饮食，并逐渐过渡到半流质饮食。但若患者有频繁呕血或解稀烂黑便，甚至暗红色血便，则主张暂时禁食，直至活动性出血停止才予进食。

2. 提高胃内 pH 的措施

主要措施是静脉内使用抑制胃酸分泌的药物。静脉使用质子泵抑制剂如奥美拉唑首剂 80 mg，然后每 12 h 40 mg 维持。国外有报道首剂注射 80 mg 后以每小时 8 mg 的速度持续静脉滴注，认为可稳定提高胃内 pH，提高止血效果。当活动性出血停止后，可改口服治疗。

3. 内镜下止血

内镜下止血是溃疡出血止血的首选方法，疗效肯定。常用方法包括注射疗法，在出血部位附近注射 1 : 10 000 肾上腺素溶液，热凝固方法（电极、热探头、氩离子凝固术等）。目前主张首选热凝固疗法或联合治疗，即注射疗法加热凝固方法，或止血类加注射疗法。可根据条件及医师经验选用。

4. 手术治疗

经积极内科治疗仍有活动性出血者，应及时邀请外科医师会诊。手术治疗仍是消化性溃疡出血治疗的有效手段，其指征为：①严重出血经内科积极治疗仍不止血，血压难以维持正常，或血压虽已正常，但又再次大出血的。②以往曾有多次严重出血，间隔时间较短后又再次出血的。③合并幽门梗阻、穿孔，或疑有癌患者。

三、食管胃底静脉曲张破裂出血

为上消化道出血常见病因，出血量往往较大，病情凶险，病死率较高。

（一）诊断

1. 起病急，出血量往往较大，常有呕血。

2. 有慢性肝病史。若发现黄疸、蜘蛛痣、肝掌、腹壁静脉曲张、脾脏肿大、腹水等有助于诊断。

3. 实验室检查可发肝功能异常，特别是白 / 球蛋白比例倒置、凝血酶原时间延长、血清胆红素增高。血常规检查有红细胞、白细胞及血小板减少等脾功能亢进表现。

4. 胃镜检查或食管吞钡检查发现食管静脉曲张。

值得注意的是，有不少的肝硬化消化道出血原因不是食管胃底静脉曲张破裂出血所致，而是急性胃黏膜糜烂或消化性溃疡。急诊胃镜检查对出血原因部位的诊断具有重要意义。

（二）治疗

除按前述紧急治疗、输液及输血抗休克、使用抑制胃酸分泌药物外，下列方法可根据具体情况选用。

1. 药物治疗

药物治疗是各种止血治疗措施的基础，在建立静脉通路后即可使用，为后续的各种治疗措施创造条件。

（1）生长抑素及其类似品：可降低门静脉压力。国内外临床试验表明，该类药物对控制食管胃底曲张静脉出血有效，止血有效率在70%～90%，与气囊压迫相似。目前供应临床使用的有14肽生长抑素，用法是首剂250μg静脉注射，继而3 mg加入5%葡萄糖液500 mL中，250μg/h连续静脉滴注，连用3～5 d。因该药半减期短，若输液中断超过3 min，需追加250μg静脉注射，以维持有效的血药浓度。奥曲肽是一种合成的8肽生长抑素类似物，具有与14肽相似的生物学活性，半减期较长。其用法是奥曲肽首剂100μg静脉注射，继而600μg，加入5%葡萄糖液500 mL中，以25～50μg/h速度静脉滴注，连用3～5 d。生长抑素治疗食管静脉曲张破裂出血止血率与气囊压迫相似，其最大的优点是无明显的不良反应。在硬化治疗前使用有利于减少活动性出血，使视野清晰，便于治疗。硬化治疗后再静脉滴注一段时间可减少再出血的机会。

（2）血管加压素：作用机制是通过对内脏血管的收缩作用，减少门静脉血流量，降低门静脉及其侧支的压力，从而控制食管、胃底静脉曲张破裂出血。目前推荐的疗法是0.2 U/min，持续静脉滴注，视治疗反应，可逐渐增加剂量，至0.4 U/min。如出血得到控制，应继续用药8～12 h，然后停药。如果治疗4～6 h后仍不能控制出血，或出血一度中止而后又复发，应及时改用其他疗法。由于血管加压素具有收缩全身血管的作用，其不良反应包括血压升高、心动过缓、心律失常、心绞痛、心肌梗死、缺血性腹痛等。

目前主张在使用血管加压素同时使用硝酸甘油，以减少前者引起的全身不良反应，取得良好效果，尤以有冠心病、高血压病史者效果更好。具体用法是在应用血管加压素后，舌下含服硝酸甘油0.6 mg，每30 min1次。也有主张使用硝酸甘油40～400μg/min静脉滴注，根据患者血压调整剂量。

2. 内镜治疗

（1）硬化栓塞疗法（EVS）：在有条件的医疗单位，EVS为当今控制食管静脉曲张破裂出血的首选疗法。多数报道EVS紧急止血成功率超过90%，EVS治疗组出血致死率较其他疗法明显降低。

适应证：一般来说，不论什么原因引起的食管静脉曲张破裂出血，均可考虑行EVS，下列情况下更是EVS的指征：重度肝功能不全、储备功能低下如Child C级、低血浆蛋白质、血清胆红素升高的病例；合并有心、肺、脑、肾等重要器官疾病而不宜手术者；合有预后不良或无法切除之恶性肿瘤者，尤以肝癌为常见；已行手术治疗而再度出血，不可再次手术治疗，而常规治疗无效者；经保守治疗（包括三腔二囊管压迫）无效者。

禁忌证：有效血容量不足，血循环状态尚不稳定者；正在不断大量呕血者，因为行EVS可造成呼吸道误吸，加上视野不清也无法进行治疗操作；已濒临呼吸衰竭者，由于插管可加重呼吸困难，甚至呼吸停止；肝性脑病或其他原因意识不清无法合作者；严重心律失常或新近发生心肌梗死者；出血倾向严重，虽然内科纠正治疗，但仍远未接近正常者；长期用三腔二囊管压迫，可能造成较广泛的溃疡及坏死者，EVS疗效常不满意。

硬化剂的选择：常用的硬化剂有下列几种：乙氧硬化醇（AS）：主要成分为表面麻醉剂polidocanol与乙醇；AS的特点是对组织损伤作用小，有较强的致组织纤维作用，黏度低，可用较细的注射针注入，是一种比较安全的硬化剂；AS可用于血管旁与血管内注射，血管旁每点2～3 mL，每条静脉内4～5 mL，每次总量不超过30 mL；乙醇胺油酸酯（EO）：以血管内注射为主，因可引起较明显的组织损害，每条静脉内不超过5 mL，血管旁每点不超过3 mL，每次总量不超过20 mL；十四羟基硫酸钠（TSS）：据报道硬化作用较强，止血效果好，用于血管内注射；纯乙醇：以血管内注射为主，每条静脉不超过1 mL，血管外每点不超过0.6 mL；鱼肝油酸钠：以血管内注射为主，每条静脉2～5 mL，总量不超过20 mL。

术前准备：补充血容量，纠正休克；配血备用；带静脉补液进入操作室；注射针充分消毒，检查内镜、注射针、吸引器性能良好；最好使用药物先控制出血，使视野清晰，便于选择注射点。

操作方法：按常规插入胃镜，观察曲张静脉情况，确定注射部位。在齿状线上2～3 cm穿刺出血征象和出血最明显的血管，注入适量（根据不同硬化剂决定注射量）硬化剂。每次可同时注射1～3条血管，但应在不同平面注射（相隔3 cm），以免引起术后吞咽困难。也有人同时在出血静脉或曲张最明显的静脉旁注射硬化剂，以达到直接压迫作用，继而化学性炎症、血管旁纤维结缔组织增生，使曲张静脉硬化。

每次静脉注射完毕后退出注射针，用附在镜身弯曲部的止血气囊或直接用镜头压迫穿刺点 1 min，以达到止血的目的。若有渗血，可局部喷洒凝血酶或 25% 孟氏液，仔细观察无活动性出血后出镜。

术后治疗：术后应继续卧床休息，密切注意出血情况，监测血压等生命指征，禁食 24 h，补液，酌情使用抗生素，根据病情继续使用降低门静脉压力的药物（后述）。首次治疗止血成功后，应在 1 ~ 2 周后进行重复治疗，直至曲张静脉完全消失或只留白色硬索状血管，多数病例施行 3 ~ 5 次治疗后可达到此目的。

并发症：较常见的并发症有：出血：在穿刺部位出现渗血或喷血，可在出血处再补注 1 ~ 2 针，可达到止血作用；胸痛、胸水和发热：可能与硬化剂引起曲张静脉周围炎症、管溃疡、纵隔炎、胸膜炎的发生有关；食管溃疡和狭窄；胃溃疡及出血性胃炎：可能与 EVS 后胃血流淤滞加重、应激、从穿刺点溢出的硬化剂对胃黏膜的直接损害有关。

（2）食管静脉曲张套扎术（EVL）：适应证、禁忌证与 EVS 大致相同。其操作要点是在内镜直视下把曲张静脉用负压吸引入附加在内镜前端特制的内套管中，然后通过牵拉引线，使内套管沿外套管回缩，把原放置在内套管上的特制橡皮圈套入已被吸入内套管内的静脉上，阻断曲张静脉的血流，起到与硬化剂栓塞相同的效果。每次可套扎 5 ~ 10 个部位。和 EVS 相比，两者止血率相近，可达 90% 左右。其优点是 EVL 不引起注射部位出血和系统并发症，值得进一步推广。

3. 三腔二囊管

三腔二囊管压迫是传统的有效止血方法，其止血成功率在 44% ~ 90%，由于存在一定的并发症，目前大医院已较少使用。主要用于药物效果不佳，暂时无法进行内镜治疗者，也适用于基层单位不具备内镜治疗的技术或条件者。

（1）插管前准备：①向患者说明插管的必要性与重要性，取得其合作。②仔细检查三腔管各通道是否通畅，气囊充气后作水下检查有无漏气，同时测量气囊充气量，一般胃囊注气 200 ~ 300 mL［用血压计测定内压，以 5.3 ~ 6.7 kPa（40 ~ 50 mmHg）为宜］，食管囊注气 150 ~ 200 mL［压力以 4.0 ~ 5.3 kPa（30 ~ 40 mmHg）为宜］，同时要求注气后气囊膨胀均匀，大小、张力适中，并作好各管刻度标记。③插管时若患者能忍受，最好不用咽部麻醉剂，以保存喉头反射，防止吸入性肺炎。

（2）正确的气囊压迫：插管前先测知胃囊上端至管前端的距离，然后将气囊完全抽空，气囊与导管均外涂液状石蜡，通过鼻孔或口腔缓缓插入。当至 50 ~ 60 cm 刻度时，套上 50 mL 注射器从胃管作回抽。如抽出血性液体，表示已到达胃腔，并有活动性出血。先将胃内积血抽空，用生理盐水冲洗。然后用注射器注气. 将胃气囊充气 200 ~ 300 mL，再将管轻轻提拉，直到感到管子有弹性阻力时，表示胃气囊已压于胃底贲门部，此时可用宽胶布将管子固定于上唇一侧，并用滑车加重量 500 g（如 500 mL 生理盐水瓶加水 200 mL）牵引止血。定时抽吸胃管，若不再抽出血性液体，说明压迫有效，此时可继续观察，不用再向食管囊注气。否则应向食管囊充气 150 ~ 200 mL，使压力维持在 4.0 ~ 5.3 kPa（30 ~ 40 mmHg），压迫出血的食管曲张静脉。

（3）气囊压迫时间：第一个 24 h 可持续压迫，定时监测气囊压力，及时补充气体。每 1 ~ 2 h 从胃管抽吸胃内容物，观察出血情况，并可同时监测胃内 pH 值。压迫 24 h 后每间隔 6 h 放气 1 次，放气前宜让患者吞入液状石蜡 15 mL，润滑食管黏膜，以防止囊壁与黏膜黏附。先解除牵拉的重力，抽出食管囊气体，再放胃囊气体，也有人主张可不放胃囊气体，只需把三腔管向胃腔内推入少许则可解除胃底黏膜压迫。每次放气观察 15 ~ 30 min 后再注气压迫。间歇放气的目的在于改善局部血循环，避免发生黏膜坏死糜烂。出血停止 24 h 后可完全放气，但仍将三腔管保留于胃内，再观察 24 h，如仍无再出血方可拔出。一般三腔二囊管放置时间以不超过 72 h 为宜，也有报告长达 7 d 而未见黏膜糜烂者。

（4）拔管前后注意事项：拔管前先给患者服用液状石蜡 15 ~ 30 mL，然后抽空 2 个气囊中的气体，慢慢拔出三腔二囊管。拔管后仍需禁食 1 d，然后给予温流质饮食，视具体情况再逐渐过渡到半流质和软食。

三腔二囊管如使用不当，可出现以下并发症：①曲张静脉糜烂破裂。②气囊脱出阻塞呼吸道引起窒息。③胃气囊进入食管导致食管破裂。④食管和（或）胃底黏膜因受压发生糜烂。⑤呕吐反流引起吸入性肺炎。⑥气囊漏气使止血失败，若不注意观察可继续出血引起休克。

4. 经皮经颈静脉肝穿刺肝内门体分流术（TIPS）

TIPS 是影像学 X 线监视下的介入治疗技术。通过颈静脉插管到达肝静脉，用特制穿刺针穿过肝实质，进入门静脉。放置导线后反复扩张，最后在这个人工隧道内置入 1 个可扩张的金属支架，建立人工瘘管，实施门体分流，降低门静脉压力，达到治疗食管胃底曲张静脉破裂出血的目的。TIPS 要求有相当的设备与技术，费用昂贵，推广普及尚有困难。

5. 手术治疗

大出血时有效循环血量骤降，肝供血量减少，可导致肝功能进一步的恶化，患者对手术的耐受性低，急症分流术死亡率达 15% ～ 30%，断流术死亡率达 7.7% ～ 43.3%。因此，在大出血期间应尽量采用各种非手术治疗，若不能止血才考虑行外科手术治疗。急症手术原则上采取并发症少、止血效果确切及简易的方法，如食管胃底曲张静脉缝扎术、门 - 奇静脉断流术等。待出血控制后再行择期手术，如远端脾 - 肾静脉分流术等，以解决门静脉高压问题，预防再出血。

四、其他原因引起的上消化道出血

（一）急性胃黏膜损害

本病是以一组胃黏膜糜烂或急性溃疡为特征的急性胃黏膜表浅性损害，常引起急性出血。主要包括急性出血性糜烂性胃炎和应激性溃疡，是上消化道出血的常见病因。

1. 病因

（1）服用非甾体类抗炎药（阿司匹林、吲哚美辛等）。

（2）喝大量烈性酒。

（3）应激状态（大面积烧伤、严重创伤、脑血管意外、休克、败血症、心肺功能不全等）。

2. 诊断

（1）具备上述病因之一者。

（2）出血后 24 ～ 48 h 内急诊胃镜检查发现胃黏膜（以胃体为主）多发性糜烂或急性浅表小溃疡；有时可见活动性出血。

3. 治疗

本病以内科治疗为主。一般急救措施及补充血容量、抗休克与前述相同。本病的治疗要点是。

（1）迅速提高胃内 pH 值，以减少 H^+ 反弥散，降低胃蛋白酶活力，防止胃黏膜自身消化，帮助凝血。可选用质子泵抑制剂如奥美拉唑或潘妥拉唑。

（2）内镜下直视止血：包括出血部位的注射疗法、电凝止血或局部喷洒止血药（凝血酶或去甲肾上腺素溶液等）。

（3）手术治疗：应慎重考虑，因本病病变范围广泛，加上手术本身也是一种应激。对经内科积极治疗无效、出血量大者可考虑手术治疗。

（二）胃癌出血

胃癌一般为持续小量出血，急性大量出血者占 20% ～ 25%，对中年以上男性患者，近期内出现上腹部疼痛或原有疼痛规律消失，食欲下降，消瘦，贫血程度与出血量不符者，应警惕胃癌出血的可能。内镜、活检或 X 线钡餐检查可明确诊断。治疗方法是补充血容量后及早手术治疗。

（三）食管贲门黏膜撕裂综合征

由于剧烈干呕、呕吐或可致腹腔内压力骤增的其他原因，造成食管贲门部黏膜及黏膜下层撕裂并出血。为上消化道出血的常见病因之一，约占上消化道出血病因的 10%，部分患者可致严重出血。急诊内镜检查是确诊的最重要方法，镜下可见纵形撕裂，长 3 ～ 20 mm，宽 2 ～ 3 mm，大多为单个裂伤，以右侧壁最多，左侧壁次之，可见到病灶渗血或有血痂附着。

治疗上除按一般上消化道出血原则治疗外，可在内镜下使用钛夹、电凝、注射疗法等。使用抑制胃酸分泌药物可减少胃酸反流，促进止血与损伤组织的修复。

（四）胆管出血

本病是指胆管或流入胆管的出血，可分为肝内型和肝外型出血。肝内型出血多为肝外伤、肝脏活检、PTC、感染和中毒后肝坏死、血管瘤、恶性肿瘤、肝动脉栓塞等病因所致。肝外型出血多为胆结石、胆管蛔虫、胆管感染、胆管肿瘤、经内镜胆管逆行造影下十二指肠乳头括约肌切开术后、T 管引流等引起。

1. 诊断

（1）有上述致病因素存在，临床上出现三大症状：消化道出血、胆绞痛及黄疸。

（2）经内镜检查未发现食管和胃内的出血病变，而十二指肠乳头部有血液或血块排出，即可确认胆管出血。必要时可行 ERCP、PTC、选择性动脉造影、腹部探查中的胆管造影、术中胆管镜直视检查等，均有助于确诊。

2. 治疗

首先要查明原发疾病，只有原发病查明后才能制定正确的治疗方案。轻度的胆管出血，一般可用保守疗法止血，急性胆管大出血则应及时手术治疗。除按上述一般紧急治疗、输液及输血、止血药物使用外，以下措施应着重进行。

（1）病因治疗：①控制感染：由于肝内或胆管内化脓性感染所引起的出血，控制感染至关重要，可选用肝胆管系统内浓度较高的抗生素，如头孢菌素类、喹诺酮类等抗生素静脉滴注，可联合两种以上抗生素。②驱蛔治疗：由胆管蛔虫引起者，主要措施是驱蛔、防治感染、解痉镇痛。在内镜直视下钳取嵌顿在壶腹内的蛔虫是一种有效措施。

（2）手术治疗：有下列情况可考虑手术治疗。①持续胆管大出血，经各种治疗仍血压不稳，休克未能有效控制者。②反复的胆管出血，经内科积极治疗无效者。③肝内或肝外有需要处科手术治疗的病变存在者。

第二节　急性腹膜炎

一、病因及分类

（一）病因

1. 原发性腹膜炎

原发性腹膜炎是指腹腔内并无明显的原发感染病灶，病原体经血行、淋巴或经肠壁、女性生殖系统进入腹腔而引起的腹膜炎，较继发性腹膜炎少见。

（1）常发病的患者：①婴儿和儿童。②患肾病综合征的儿童。③肝硬化腹水患者。④免疫功能抑制的患者，如肾移植或用皮质类固醇治疗的血液病患者。⑤全身性红斑狼疮患者。

（2）致病因素：儿童期原发性腹膜炎的主要致病菌是肺炎球菌和链球菌，可能经呼吸道或泌尿道侵入，经血行播散到达腹膜腔；在成人则多为肠道的内源性细菌所致，经女性生殖道上行性感染的细菌种类较多。

2. 继发性脓性腹膜炎

（1）腹内脏器穿孔以急性阑尾炎穿孔最为常见，其次是胃、十二指肠溃疡穿孔，其他还有胃癌、结肠癌穿孔、胆囊穿孔、炎症性肠病和伤寒溃疡穿孔等。

（2）肠道和腹内脏器炎症：如阑尾炎、憩室炎、坏死性肠炎、克罗恩病、胆囊炎、胰腺炎和女性生殖器官的化脓性炎症等。

（3）腹部钝性或穿透性损伤致腹内脏器破裂或穿孔。

（4）手术后腹腔污染或吻合瘘。

（5）机械性绞窄性肠梗阻和血运性肠梗阻：如肠扭转、肠套叠、闭袢性肠梗阻、肠坏死、肠系膜血管栓塞或血栓形成等。

（6）医源性损伤：如结肠镜检查时结肠穿孔、肝活检或经皮肝穿刺、胆管造影的胆管瘘、腹腔穿刺后小肠损伤等。

（二）分类

将腹膜炎分为不同类型，主要是为了治疗上的需要。然而这些类型在一定条件下是可以互相转化的，如溃疡穿孔早期为化学性腹膜炎，经过 6 ~ 12 h 后可转变成为细菌性化脓性腹膜炎；弥漫性腹膜炎可发展为局限性腹膜炎。相反，局限性腹膜炎也可发展为弥漫性腹膜炎。

1. 根据腹膜炎的发病机制分类

（1）原发性腹膜炎：临床上较少见，是指腹腔内无原发病灶，病原菌是经由血液循环、淋巴途径或女性生殖系统等而感染腹腔所引起的腹膜炎。

（2）继发性腹膜炎：是临床上最常见的急性腹膜炎，继发于腹腔内的脏器穿孔，脏器的损伤破裂，炎症和手术污染。常见病因有阑尾炎穿孔，胃及十二指肠溃疡急性穿孔，急性胆囊炎透壁性感染或穿孔，伤寒肠穿孔，以及急性胰腺炎，女性生殖器官化脓性炎症或产后感染等含有细菌的渗出液进入腹腔引起的腹膜炎。

2. 根据病变范围分类

（1）局限性腹膜炎：腹膜炎局限于病灶区域或腹腔的某一部分，如炎症由于大网膜和肠曲的包裹形成局部脓肿，如阑尾周围脓肿，膈下脓肿，盆腔脓肿等。

（2）弥漫性腹膜炎：炎症范围广泛而无明显界限，临床症状较重，若治疗不及时可造成严重后果。

3. 根据炎症性质分类

（1）化学性腹膜炎：是由于胃酸、十二指肠液、胆盐、胆酸、胰液的强烈刺激而致化学性腹膜炎，见于溃疡穿孔、急性出血坏死性胰腺炎等，此时腹腔渗液中无细菌繁殖。

（2）细菌性腹膜炎：是由细菌及其产生的毒素刺激引起的腹膜炎。如空腔脏器穿孔 8 h 后多菌种的细菌繁殖化脓，产生毒素。

二、病理生理

1. 腹膜受细菌侵犯或消化液（胃液、肠液、胆汁、胰液）刺激后，腹膜充血，由肥大细胞释放组胺和其他渗透因子，使血管通透性增加，渗出富于中性粒细胞、补体、调理素和蛋白质的液体。细菌和补体及调理素结合后就被吞噬细胞在局部吞噬，或进入区域淋巴管。间皮细胞受损伤可释放凝血活酶，使纤维蛋白原变成纤维素。纤维素在炎症病灶的周围沉积，使病灶与游离腹腔隔开，阻碍细菌和毒素的吸收。如果感染程度轻，机体抵抗力强，治疗及时，腹膜炎可以局限化，甚至完全吸收消退。反之，局限性腹膜炎亦可发展成为弥漫性腹膜炎。由于大量中性粒细胞的死亡、组织坏死、细菌和纤维蛋白凝固，渗出液逐渐由清变浊，呈脓性。大肠杆菌感染的脓液呈黄绿色，稍稠，如合并厌氧菌混合感染，脓液有粪臭味。

2. 肠道浸泡在脓液中，可发生肠麻痹。肠管内积聚大量空气和液体，使肠腔扩张。肠腔内积液、腹腔内大量炎性渗液、腹膜和肠壁以及肠系膜水肿，使水、电解质和蛋白质丢失在第三间隙，细胞外液锐减，加上细菌和毒素吸入血，导致低血容量和感染中毒性休克，引起内分泌、肾、肺、心、脑代谢等一系列改变。常发生代谢性酸中毒、急性肾衰竭和成人型呼吸窘迫综合征，最终导致不可逆性休克和患者死亡。

三、临床表现

（一）症状

急性腹膜炎的主要临床表现，早期为腹膜刺激症状如（腹痛、压痛、腹肌紧张和反跳痛等）。后期由于感染和毒素吸收，主要表现为全身感染中毒症状。

1. 腹痛

腹痛是腹膜炎最主要的症状。疼痛的程度随炎症的程度而异，但一般都很剧烈，不能忍受，且呈持续性。深呼吸、咳嗽，转动身体时都可加剧疼痛，故患者不易变动体位。疼痛多自原发灶开始，炎症扩散后蔓延及全腹，但仍以原发病变部位较为显著。

2. 恶心、呕吐

此为早期出现的常见症状。开始时因腹膜受刺激引起反射性的恶心呕吐，呕吐物为胃内容物。后期出现麻痹性肠梗阻时，呕吐物转为黄绿色的含胆汁液，甚至为棕褐色粪样肠内容物。由于呕吐频繁可出现严重脱水和电解质紊乱。

3. 发热

突然发病的腹膜炎，开始时体温可以正常，之后逐渐升高。老年衰弱的患者，体温不一定随病情加重而升高。脉搏通常随体温的升高而加快。如果脉搏增快而体温下降，多为病情恶化的征象，必须及早采取有效措施。

4. 感染中毒

当腹膜炎进入严重阶段时，常出现高热、大汗口干、脉快、呼吸浅促等全身中毒表现。后期由于大量毒素吸收，患者则处于表情淡漠，面容憔悴，眼窝凹陷，口唇发绀，肢体冰冷，舌黄干裂，皮肤干燥、呼吸急促、脉搏细弱，体温剧升或下降，血压下降、休克、酸中毒。若病情继续恶化，终因肝肾功能衰弱及呼吸循环衰竭而死亡。

（二）体征

由于致病原因的不同，腹膜炎可以突然发生，也可以逐渐发生。例如，胃、十二指肠溃疡急性穿孔或空腔脏器损伤破裂所引起的腹膜炎，常为突然发生；而急性阑尾炎等引起者，则多先有原发病的症状，而后再逐渐出现腹膜炎征象。

1. 腹胀

腹部体征表现为腹式呼吸减弱或消失，并伴有明显腹胀。腹胀加重常是判断病情发展的一个重要标志。

2. 压痛及反跳痛

压痛及反跳痛是腹膜炎的主要体征，始终存在，通常是遍及全腹而以原发病灶部位最为显著。

3. 腹肌紧张程度

随病因和患者全身情况的不同而轻重不一。突发而剧烈的刺激，胃酸和胆汁这种化学性的刺激，可引起强烈的腹肌紧张，甚至呈"木板样"强直，临床上称"板样腹"。而老年人、幼儿或极度虚弱的患者，腹肌紧张可以很轻微而被忽视。

4. 腹部叩诊

当全腹压痛剧烈而不易用叩诊的方法去辨别原发病灶部位时，轻轻叩诊全腹部常可发现原发病灶部位有较显著的叩击痛，对定位诊断很有帮助。腹部叩诊可因胃肠胀气而呈鼓音。

5. 腹部听诊

胃肠道穿孔时，因腹腔内有大量游离气体平卧位叩诊时常发现肝浊音界缩小或消失。腹腔内积液多时，可以叩出移动性浊音，也可以用来为腹腔穿刺定位。听诊常发现肠鸣音减弱或消失。

6. 直肠指诊

如直肠前窝饱满及触痛，则表示有盆腔感染存在。

四、辅助检查

（一）化验检查

血常规检查示白细胞计数增高，但病情严重或机体反应低下时，白细胞计数并不高，仅有中性粒细胞比例升高或毒性颗粒出现。

（二）X线检查

腹部 X 线检查可见肠腔普遍胀气并有多个小气液面等肠麻痹征象，胃肠穿孔时，多数可见膈下游离气体存在（应立位透视），这在诊断上具有重要意义。体质衰弱的患者，或因有休克而不能站立透视的患者，可行侧卧摄片也能显示有无游离气体存在。

五、诊断

根据腹痛病史，结合典型体征，白细胞计数及腹部 X 线检查等，诊断急性腹膜炎一般并不困难。

（一）致病菌

一般空腔脏器穿孔引起的腹膜炎多是杆菌为主的感染，只有原发性腹膜炎是球菌为主的感染。

（二）病因诊断

病因诊断是诊断急性腹膜炎的重要环节。在诊断时需要做进一步的辅助检查，如肛指检查、盆腔检查、低半卧位下诊断性腹腔穿刺和女性后穹隆穿刺检查。

1. 诊断性腹腔穿刺

（1）如果腹腔液体在 100 mL 以下，诊断性腹穿不易成功。

（2）根据穿刺所得液体颜色、气味、性质及涂片镜检，或淀粉酶值的定量测定等来判定病因，也可做细菌培养。

（3）腹腔抽出的液体大致有透明、混浊、脓性、血性和粪水样几种。

（4）结核性腹膜炎为草黄色透明的黏性液，上消化道穿孔为黄绿色混浊液含有胃液、胆汁。

（5）急性阑尾炎穿孔为稀薄带有臭味的脓液。

（6）而绞窄性肠梗阻肠坏死，可抽出血性异臭的液体。

（7）急性出血坏死性胰腺炎可抽出血性液而且胰淀粉酶含量很高。

（8）若腹穿为完全的新鲜不凝血则考虑为腹腔内实质性脏器损伤。

2. 诊断性腹腔冲洗

为明确诊断，可行诊断性腹腔冲洗，在无菌下注入生理盐水后再抽出，进行肉眼检查和镜检，给明确诊断提供可靠资料。

3. 剖腹探查

对病因实在难以确定而又有肯定手术指征的病例，则应尽早进行剖腹探查以便及时发现和处理原发病灶，不应为了等待确定病因而延误手术时机。

（三）根据腹膜炎的类型诊断

1. 原发性腹膜炎

常发生于儿童呼吸道感染期间。患儿突然腹痛呕吐、腹泻并出现明显的腹部体征。病情发展迅速。

2. 继发性腹膜炎

病因很多，只要仔细询问病史结合各项检查和体征进行综合分析即可诊断，腹肌的紧张程度并不一定反应腹内病变的严重性。例如，儿童和老人的腹肌紧张度不如青壮年显著；某些疾病如伤寒肠穿孔或应用肾上腺皮质激素后，腹膜刺激征往往有所减轻。故不能单凭某一项重要体征的有无而下结论，要进行全面分析。

六、鉴别诊断

（一）内科疾病

有不少内科疾病具有与腹膜炎相似的临床表现，必须严加区别，以免错误治疗。

1. 肺炎、胸膜炎、心包炎、冠心病等

以上疾病都可引起反射性腹痛，疼痛也可因呼吸活动而加重。因此，呼吸短促、脉搏变快，有时出现腹上区腹肌紧张而被误认为腹膜炎，但详细追问疼痛的情况，细致检查胸部，以及腹部缺乏明显和肯定的压痛及反跳痛，即可做出判断。

2. 急性胃肠炎、痢疾等

也有急性腹痛、恶心、呕吐、高热、腹部压痛等，易误认为腹膜炎。但急性胃肠炎及痢疾等有饮食不当的病史、腹部压痛不重、无腹肌紧张、听诊肠鸣音增强等，均有助于排除腹膜炎的存在。

3. 其他

如急性肾盂肾炎、糖尿病酮中毒、尿毒症等也均可有不同程度的急性腹痛、恶心、呕吐等症状，而无腹膜炎的典型体征，只要加以分析，即可鉴别。

（二）外科疾病

1. 急性肠梗阻

多数急性肠梗阻具有明显的阵发性腹部绞痛、肠鸣音亢进、腹胀，而无肯定压痛及腹肌紧张，易与腹膜炎鉴别。但如梗阻不解除，肠壁水肿瘀血，肠蠕动由亢进转为麻痹，临床可出现肠鸣音减弱或消失，易与腹膜炎引起肠麻痹混淆。除细致分析症状及体征，并通过腹部 X 线摄片和密切观察等予以区分外，必要时需做剖腹探查，才能明确。

2. 急性胰腺炎

急性胃肠炎、痢疾等水肿性或出血坏死性胰腺炎均有轻重不等的腹膜刺激症状与体征，但并非腹膜感染；在鉴别时，血清或尿淀粉酶升高有重要意义，从腹腔穿刺液中测定淀粉酶值有时能确定诊断。

3. 腹腔内或腹膜后积血

各种病因引起腹内或腹膜后积血，均可出现腹痛、腹胀、肠鸣音减弱等临床表现，但缺乏压痛、反跳痛、腹肌紧张等体征。腹部 X 线摄片、腹腔穿刺和观察往往可以明确诊断。

4. 其他

泌尿系结石症、腹膜后炎症等均各有其特征，只要细加分析，诊断并不困难。

七、治疗

治疗原则上应积极消除引起腹膜炎的病因，并彻底清洗吸尽腹腔内存在的脓液和渗出液，或促使渗出液尽快吸收或通过引流而消失。为了达到上述目的，应根据不同的病因，不同的病变阶段，不同的患者体质，采取不同的治疗措施。总的来说，急性腹膜炎的治疗可分为非手术治疗和手术治疗两种。

（一）适应证

1. 非手术治疗的适应证

非手术治疗应在严密观察及做好手术准备的情况下进行，其指征如下所述。

（1）原发性腹膜炎或盆腔器官感染引起的腹膜炎，前者的原发病灶不在腹腔内，后者对抗生素有效一般不需手术，但在非手术治疗的同时，应积极治疗其原发病灶。

（2）急性腹膜炎的初期尚未遍及全腹，或因机体抗病力强，炎症已有局限化的趋势，临床症状也有好转，可暂时不急于手术。

（3）急性腹膜炎病因不明病情也不严重，全身情况也较好，腹腔积液不多，腹胀不明显，可以进行短期的非手术治疗进行观察（一般 4 ~ 6 h）。观察其症状、体征、化验以及特殊检查结果等，根据检查结果和发展情况决定是否需要手术。

2. 手术治疗的适应证

手术治疗通常适用于病情严重，非手术治疗无效者，其指征如下所述。

（1）腹腔内原发病灶严重者，如腹内脏器损伤破裂、绞窄性肠梗阻、炎症引起的肠坏死、肠穿孔、胆囊坏疽穿孔、术后胃肠吻合口瘘所致的腹膜炎。

（2）弥漫性腹膜炎较重而无局限趋势者。

（3）患者一般情况差，腹腔积液多，肠麻痹重，或中毒症状明显，尤其是有休克者。

（4）经保守治疗（一般不超过 12 h），如腹膜炎症状与体征均不见缓解，或反而加重者。

（5）原发病必须手术解决的，如阑尾炎穿孔、胃及十二指肠穿孔等。

（二）非手术治疗

1. 体位

在无休克时，患者应取半卧位，有利于腹内的渗出液积聚在盆腔，因为盆腔脓肿中毒症状较轻，也便于引流处理。半卧位时要经常活动双下肢，改变受压部位，以防发生静脉血栓和褥疮。

2. 禁食

对胃肠道穿孔患者必须绝对禁食，以减少胃肠道内容物继续漏出。对其他病因引起的腹膜炎已经出现肠麻痹者，进食则使肠内积液积气腹胀加重，必须待肠蠕动恢复正常后，才可开始进饮食。

3. 胃肠减压

胃肠减压可以减轻胃肠道膨胀，改善胃肠壁血运，减少胃肠内容物通过破口漏入腹腔，是腹膜炎患者不可少的治疗，但长期胃肠减压妨碍呼吸和咳嗽，增加体液丢失，可造成低氯低钾性碱中毒，故一旦肠蠕动恢复正常应及早拔去胃管。

4. 静脉输液

腹膜炎禁食患者必须通过输液以纠正水、电解质和酸碱失调。对严重衰竭患者应增加血和血浆的输入量，清蛋白以补充因腹腔渗出而丢失的蛋白，防止低蛋白血症和贫血。对轻症患者可输注葡萄糖液或平衡盐，对有休克的患者在输入品胶体液的同时要有必要的监护，包括血压、脉率、心电、血气、中心静脉压，尿相对密度和酸碱度，血细胞比容、电解质定量观察、肾功能等，以便及时修正液体的内容和速度，增加必要的辅助药物，也可给予一定量的激素治疗。在基本扩容后可酌情使用血管活性药，其中以多巴胺较为安全，确诊后可边抗休克边进行手术。

5. 补充热量与营养

急性腹膜炎需要大量的热量与营养以补其需要，其代谢率为正常的140%，每日需要热量达12 558 ~ 16 744 kJ。当不能补足所需热量时，机体内大量蛋白质被消耗，则患者承受严重损害，目前除输入葡萄糖供给部分热量外，尚需输注复方氨基酸液以减轻体内蛋白的消耗，对长期不能进食的患者应考虑深静脉高营养治疗。

6. 抗生素的应用

由于急性腹膜炎病情危重且多为大肠埃希菌和粪链菌所致的混合感染，早期即应选用大量广谱抗生素，再根据细菌培养结果加以调整，给药途径以静脉滴注较好，除大肠埃希菌、粪链球菌外，要注意有耐药的金黄色葡萄球菌和无芽孢的厌氧菌（如粪杆菌）的存在，特别是那些顽固的病例，适当的选择敏感的抗生素，如氯霉素、氯林可霉素、甲硝唑、庆大霉素、氨基青霉素等。对革兰阴性杆菌败血症者可选用第三代头孢菌素如头孢曲松钠（菌必治）等。

7. 镇痛

为减轻患者痛苦适当地应用镇静止痛剂是必要的。对于诊断已经明确，治疗方法已经决定的患者，用哌替啶或吗啡来制止剧痛也是允许的，而且在增强肠壁肌肉张力和防止肠麻痹有一定作用。但如果诊断尚未确定，患者还需要观察时，不宜用止痛剂以免掩盖病情。

（三）手术治疗

1. 病灶处理

清除腹膜炎的病因是手术治疗的主要目的。感染源消除的越早，则预后越好，原则上手术切口应该越靠近病灶的部位越好，以直切口为宜，便于上下延长，并适合于改变手术方式。

（1）探查应轻柔细致，尽量避免不必要的解剖和分离，防止因操作不当而引起感染扩散，对原发病灶要根据情况做出判断后再行处理，坏疽性阑尾炎和胆囊炎应予切除，若局部炎症严重，解剖层次不清或病情危重而不能耐受较大手术时可简化操作，只做病灶周围引流或造瘘术。待全身情况好转、炎症愈合后3 ~ 6个月择期行胆囊切除或阑尾切除术。

（2）对于坏死的肠段必须切除，条件不允许时可做坏死肠段外置术。一边抗休克一边尽快切除坏死肠段以挽救患者，此为最佳手术方案。

（3）对于胃、十二指肠溃疡穿孔在患者情况允许下，如穿孔时间短，处在化学性腹膜炎阶段，空腹情况下穿孔、腹腔污染轻，病变需切除时应考虑行胃大部切除术，若病情严重，患者处于中毒性休克状态，且腹腔污染重，处在化脓性腹膜炎阶段，则只能行胃穿孔修补术，待体质恢复，3 ~ 6个月后住院择期手术。

2. 清理腹腔

在消除病因后，应尽可能地吸尽腹腔内脓汁、清除腹腔内的食物和残渣、粪便、异物等，清除最好的办法是负压吸引，必要时可以辅以湿纱布擦拭，应避免动作粗糙而伤及浆膜表面的内皮细胞。

（1）若有大量胆汁，胃肠内容物严重污染全腹腔时，可用大量生理盐水进行腹腔冲洗，一边洗一边吸引，为防止冲洗时污染到膈下，可适当将手术床摇为头高的斜坡位，冲洗到水清亮为止，若患者体温高时，亦可用4℃～10℃的生理盐水冲洗腹腔，也能收到降温效果。

（2）当腹腔内大量脓液已被形成的假膜和纤维蛋白分隔时，为达到引流通畅的目的，必须将假膜和纤维蛋白等分开、去除，虽有一定的损伤但效果较好。

3. 引流

引流的目的是使腹腔内继续产生的渗液通过引流物排出体外，以便残存的炎症得到控制、局限和消失，防止腹腔脓肿的发生。弥漫性腹膜炎手术后，只要清洗干净，一般不需引流。

（1）必须放置腹腔引流的病例：①坏疽病灶未能切除，或有大量坏死组织未能清除时。②坏疽病灶虽已切除，但因缝合处组织水肿影响愈合有漏的可能时。③腹腔内继续有较多渗出液或渗血时。④局限性脓肿。

（2）腹腔引流的方式：通常采用的引流物有烟卷引流、橡皮管引流、双套管引流、潘氏引流管、橡皮片引流，引流物一般放置在病灶附近和盆腔底部。

第三节　急性胃扩张

急性胃扩张是指在短期内胃和十二指肠上段的极度扩张，胃腔内大量气体、液体和食物潴留而致的一种综合征。通常为某些内外科疾病或麻醉手术的严重并发症。它可以造成腹胀、腹痛及呕吐，体内严重脱水和电解质丢失，酸碱失衡以及血容量缩减和周围循环衰竭。胃壁因过度伸张变薄或因炎性水肿而增厚，或因血运障碍致胃壁坏死穿孔引起腹膜炎，甚至休克。十二指肠横部受肠系膜上动脉的压迫，可能发生压迫性溃疡。任何年龄均可发病，但以21～40岁男性多见。病死率在18%～20%。

一、病因与发病机制

器质性疾病和功能性因素均可引发急性胃扩张。常见有以下原因。

（一）外科手术

外科手术以腹部大手术和迷走神经切断术后常见。这类手术可直接刺激躯体或内脏神经，引起胃自主神经功能失调，胃动力神经反射被抑制，造成胃平滑肌功能失常，胃壁张力减弱而形成扩张。术后给氧、鼻饲物可使大量气体进入胃腔；或未能有效的胃肠减压和过早拔管；或过早、过量进食等因素而发生扩张。由于麻醉的因素造成食管上段括约肌松弛，大量气体进入胃内形成扩张。

（二）压迫、梗阻

各种原因引起的胃肠扭转、嵌顿性食管裂孔疝以及各种原因所致的十二指肠壅积症、十二指肠肿瘤及异物、小肠梗阻、股疝等均可引起急性胃扩张；幽门附近的病变，如脊柱畸形、环状胰腺、胰腺癌等偶可压迫胃的输出道而引起急性胃扩张；躯体部位上石膏套后1～2d引起的"石膏套综合征"，可引起脊柱伸展过度，十二指肠受肠系膜上动脉压迫引起急性胃扩张。

（三）创伤

尤以上腹部急性挫伤，致使腹腔神经丛受到强烈刺激所产生的一种应激状态。

（四）暴饮暴食

以进食大量干缩食品和过量饮食后立即劳动或剧烈运动时较常见。它可导致胃壁肌肉过度牵拉而引发反射性麻痹，产生扩张。

（五）其他因素

情绪紧张、精神抑郁、营养不良均可引起自主神经功能紊乱，使胃的张力减低和排空延迟；糖尿病神经病变、抗胆碱能药物的应用；水、电解质代谢失调，严重感染性与代谢性疾病如急性胰腺炎、急性梗阻性化脓性胆管炎、急性腹膜炎、糖尿病酮症酸中毒、尿毒症等，均可影响胃的张力和胃的排空，导致急性胃扩张。某些急性中毒时，过量洗胃同样可导致急性胃扩张。

发病机制目前有两种学说：一种学说认为是由于肠系膜上动脉和小肠系膜将十二指肠横部压迫于脊柱和主动脉之间所致。另一种学说认为是由于胃、十二指肠壁原发性麻痹所致。麻痹原因为手术时牵拉、腹膜后引流物的刺激和血肿形成或胃迷走神经切断，或全身中毒，或大量食物过度撑张胃壁所引起的神经反射作用；重体力劳动后疲劳、腹腔内炎症和损伤、剧烈疼痛和情绪波动都可能是促使胃壁肌肉麻痹的因素。"压迫"和"麻痹"可能同时存在，互为因果，而"麻痹"可能起主导作用。胃扩张后将系膜及小肠挤向盆腔，导致肠系膜上动脉压迫十二指肠，造成幽门远端的梗阻，食物和咽下的空气、胃、十二指肠液、胆汁、胰液、肠液大量积存于胃内。这些液体的滞留又可以刺激胃、十二指肠黏膜，导致更多的液体分泌亢进，加重胃扩张，形成恶性循环。胃和十二指肠高度扩张，占据大部分腹腔，胃壁因过度扩张而变得极薄，胃黏膜也被拉平失去其皱襞。由于胃腔内压力不断增高，$> 1.96\ kPa$（$20\ cmH_2O$）并超过胃静脉压力，进一步引起胃内血管灌注不足，严重影响胃黏膜的血液循环，胃黏膜可出现多数出血点及糜烂面，最后胃壁可发生坏死和穿孔，继而发生腹膜炎和中毒性休克，此为罕见，但是急性胃扩张最为严重的后果。扩张的胃还可机械地压迫门静脉，使血液淤滞于腹腔内脏，亦可压迫下腔静脉，使回心血量减少，最后导致周围循环衰竭。多次呕吐和胃肠减压还造成脱水和电解质紊乱。

二、诊断

（一）临床表现特点

起病时间不一，一些手术患者常于术后 3 ~ 4 d 或第 2 周开始进食流质后发病，而暴食者，则多在餐后 1 ~ 2 h 内起病。症状有上腹部饱胀，上腹或脐周隐痛，可呈阵发性加剧，超过 90% 的患者出现反复呕吐或持续性呕吐伴恶心。开始量小，次数频繁，表现为不自主及无力的呕吐，实际上为胃内容物自口中溢出，这对急性胃扩张具有诊断意义。随着病情发展，腹部胀痛加重，呕吐量逐渐增多并嗳出大量的气体。呕吐物初为胃液和食物，以后混有胆汁，逐渐变为棕绿色、黑棕色或咖啡样液体，有酸臭味。纵然多次呕吐，但腹胀、腹痛并不减轻。因失水及电解质丢失，口渴多饮，随饮随吐。全身情况呈进行性恶化，烦躁不安，呼吸浅表急促，手足搐搦，表情痛苦，血压下降和休克，甚至昏迷。体检除有一般衰弱和脱水征外，突出体征为上腹部膨胀隆起，可见无蠕动的胃轮廓，局部有压痛，无反跳痛，叩诊为高度鼓音，有振水音，肠鸣音减弱甚至消失。在部分患者可出现典型的"巨胃窦"征，即在患者脐右偏上出现极度膨大的胃窦，它是急性胃扩张所特有的重要体征，可作为临床诊断的有力佐证。如在病程中突然出现剧烈腹痛，全腹有压痛及反跳痛，腹部移动性浊音阳性，则表示胃壁坏死后发生急性胃穿孔和急性腹膜炎。

（二）辅助检查

1. 实验室检查

可见血液浓缩，红细胞计数和血红蛋白显著增高，血钠、血钾、血氯均降低，出现氮质血症。白细胞总数和中性粒细胞升高。

2. X 线检查

立位腹部 X 线平片或 CT 显示左上腹巨大液平和充满腹腔的巨大胃影及左膈肌抬高。B 超可见胃高度扩张，胃壁变薄，可测量出胃内潴留液的量和在体表的投影，但气体则不易与肠胀气区分。

（三）诊断注意事项

对暴饮暴食后或手术后初期的患者，出现腹胀、恶心及呕吐，吐后腹胀不减轻，并有腹部高度膨隆，振水音阳性，插入胃管后，吸引出大量的液体，即可诊断为急性胃扩张。在诊断时，须注意与以下疾病相鉴别。

1. 弥漫性腹膜炎

常有原发病灶可寻，全身感染中毒症状较重，体温常升高，腹膜刺激征明显，肠腔呈普遍性胀气，胃肠减压后并不消失，肠鸣音消失，腹部诊断性穿刺吸出脓液。

2. 高位机械性肠梗阻

有阵发性绞痛，肠鸣音亢进，呕吐次数较多并为喷射状，含小肠内容物（有粪臭），胃肠减压抽出胃液量不多且抽出胃内容物后症状仍不缓解。腹部 X 线平片可见多个扩大的梯形液平面。

3. 消化性溃疡合并幽门梗阻

有溃疡病典型病史，发病不如急性胃扩张迅速，可见胃型和逆蠕动波，胃扩张程度较轻，呕吐内容物为食物和胃液，不含胆汁或血液。X 线钡餐或胃镜检查可见溃疡所致的器质性狭窄。

4. 急性胃肠炎

呕吐及腹泻，腹胀不明显，呕吐后腹胀减轻。

5. 十二指肠慢性梗阻综合征

有长期反复发作呕吐病史，餐后发病，呈自限性。X 线检查见有十二指肠扩张和壅滞，进食后站立位与坐位易诱发，而卧位可缓解或减轻。

三、治疗

（一）非手术疗法

对于急性胃扩张，尤其是手术后或暴饮暴食所致的急性胃扩张，预防很重要。一旦发生，除并发胃壁坏死或穿孔者外，一般均应采用非手术疗法。

1. 胃肠减压：放置胃肠减压管，吸出全部积液，用温等渗盐水洗胃，并持续胃肠减压，一般胃肠减压一次性就能引流出 3 ～ 4 L 胃内容物，有时达 6 L。可随意饮水，饮入后即刻吸出，吸出的液量逐一记录，当吸出的液量逐渐减少并清晰时，可在饮水后夹住 1 ～ 2 h，如无不适或饱胀，可考虑拔出胃管，但一般应 36 h 左右。对暴饮暴食所致的急性胃扩张，因胃内有大量的食物和黏稠的液体，用一般的胃肠减压管吸出，常需要用较粗的胃管洗胃，但应注意不要用水量过多或过猛，防止胃穿孔的发生。手术后急性胃扩张内容物以液体为主，胃肠减压效果好，常能获得有效地缓解，不需再次手术。

2. 体位：患者应经常改变卧位姿势，以解除十二指肠横部的压迫，促进胃内容物流动。病情允许时，可采用俯卧位或膝胸卧位。

3. 饮食：在持续胃肠减压期间应禁食。吸出的胃液变为正常，腹胀显著减轻，且蠕动恢复后，可开始给予少量流质饮食。

4. 维持水与电解质平衡。

5. 加强对原发疾病的治疗。

6. 禁用阿托品、丙胺太林（propantheline，普鲁本辛）等胆碱能阻滞剂。

（二）手术疗法

胃神经调节功能紊乱、腹部损伤、十二指肠梗阻压迫等，经过 8 ～ 19 h 非手术治疗，腹部或全身情况无好转或恶化者，应及时手术治疗。暴饮暴食后发生者或其他原因引起，同时伴有胃内大量食物积聚，通过胃肠减压，洗胃难以清除，仍需采用手术治疗，可行单纯胃切开减压、胃修补及胃造瘘术。对有腹腔内感染、气腹或疑有胃壁坏死导致胃穿孔或大量胃出血的患者需行胃部分或全部切除加食管空肠吻合术。

第四节　急性肠梗阻

急性肠梗阻是由于各种原因使肠内容物通过障碍而引起一系列病理生理变化的临床症候群。由于病因多种多样，临床表现复杂，病情发展迅速，使诊断比较困难，处理不当可导致不良后果。祖国医学对肠梗阻也早有记载，如关格、肠结、吐粪等均指此病。近年来对该病的认识虽然有了提高，但绞窄性肠梗阻的死亡率仍高达 10% 以上，是死亡率较高的急腹症之一。

一、病因及分类

（一）病因分类

肠梗阻是由不同原因引起，根据发病原因可分为 3 大类。

1. 机械性肠梗阻

在临床中最为常见，是由于肠道的器质性病变，形成机械性的压迫或堵塞肠腔而引起的肠梗阻。机械性肠梗阻的常见原因有肠粘连、肿瘤、嵌顿疝、肠套叠、肠扭转、炎症狭窄、肠内蛔虫团或粪块、先天性肠畸形（旋转不良、肠道闭锁）等。

2. 动力性肠梗阻

这是由于神经抑制或毒素作用使肠蠕动发生暂时性紊乱，使肠腔内容物通过障碍。根据肠功能紊乱的特点，又有麻痹性和痉挛性之分。麻痹性是由于肠管失去蠕动功能以致肠内容物不能运行，常见于急性弥漫性腹膜炎、腹部创伤或腹部手术后，当这些原因去除后，肠麻痹仍持续存在即形成麻痹性肠梗阻。痉挛性是由于肠壁肌肉过度收缩所致，在急性肠炎、肠道功能紊乱或慢性铅中毒时可以见到。

3. 血运性肠梗阻

由于肠系膜血管血栓形成而发生肠管血液循环障碍，肠腔内虽无梗阻，但肠蠕动消失，使肠内容物不能运行。

在临床上，以机械性肠梗阻最多见，麻痹性肠梗阻也有见及，而其他类型的肠梗阻少见。

（二）其他分类

1. 根据是否有肠管血运障碍，肠梗阻可以分为单纯性和绞窄性肠梗阻两种。肠梗阻的同时不合并有肠管血循环障碍者称为单纯性肠梗阻，如肠腔堵塞、肠壁病变引起的狭窄或肠管压迫等一般无血运障碍，都属于单纯性肠梗阻。肠梗阻同时合并有血循环障碍者称为绞窄性肠梗阻，如嵌顿疝、肠套叠、肠扭转等随着病情发展，均可发生肠系膜血管受压，都属于绞窄性肠梗阻。在临床上鉴别是单纯性还是绞窄性对治疗有重要意义，绞窄性肠梗阻如不及时解除，可以很快导致肠坏死、穿孔，以致发生严重的腹腔感染和中毒性休克，死亡率很高。但有时鉴别困难，粘连性肠梗阻可能是单纯性的，也可能是绞窄性的。

2. 根据肠梗阻的部位，可分为高位小肠梗阻、低位小肠梗阻和结肠梗阻。梗阻部位不同，临床表现也有不同之处。如果一段肠袢两端受压，如肠扭转，则称为闭袢性肠梗阻，结肠梗阻时回盲瓣可以关闭防止逆流，也形成闭袢性肠梗阻。这类梗阻时，肠腔往往高度膨胀，容易发生肠壁坏死和穿孔。

3. 根据肠梗阻的程度，分为完全性肠梗阻和不完全性肠梗阻。

4. 根据梗阻发生的缓急，分为急性与慢性肠梗阻。

肠梗阻的这些分类主要是为了便于对疾病的了解及治疗上的需要，而且肠梗阻是处于不断变化的过程中，各类肠梗阻，在一定条件下是可以转化的。如单纯性肠梗阻治疗不及时，可能发展为绞窄性肠梗阻。机械性肠梗阻，梗阻以上的肠管由于过度扩张，到后来也可发展为麻痹性肠梗阻。慢性不完全性肠梗阻，也可由于炎症水肿加重而变为急性完全性肠梗阻。

二、病理生理

肠梗阻急性发生后，肠管局部和机体全身都将出现一系列复杂的病理生理变化。

（一）局部变化

主要是肠蠕动增加，肠腔膨胀、积气积液、肠壁充血水肿、通透性增加而引起变化。

1. 肠蠕动增加

正常时肠蠕动由自主神经系统、肠管本身的肌电活动和多肽类激素的调节来控制。当发生肠梗阻时各种刺激增加而使肠管活动增加，梗阻近端肠管肠蠕动的频率和强度均增加，这是机体企图克服障碍的一种抗病反应。在高位肠梗阻时肠蠕动频率较快，每 3 ~ 5 min 即可有一次，低位小肠梗阻时间隔较长，可 10 ~ 15 min 1 次。因此，在临床上可以出现阵发性腹痛、反射性呕吐、肠鸣音亢进、腹壁可见肠型等。如梗阻长时间不解除，肠蠕动又可逐渐变弱甚至消失，出现肠麻痹。

2. 肠腔膨胀、积气积液

肠梗阻的进一步发展，在梗阻以上肠腔出现大量积气积液，肠管也随之逐渐扩张、肠壁变薄。梗阻以下肠管则塌陷空虚。肠腔内气体 70% 是咽下的空气，30% 是血液弥散至肠腔内和肠腔内细菌发酵所产生。这些气体大部分为氮气，很少能向血液内弥散，因而易引起肠腔膨胀。肠腔内的液体，一部分是饮入的液体，大部分则是胃肠道的分泌液。肠腔膨胀及各种刺激使分泌增加，但扩张、壁薄的肠管吸收功能障碍，因而使肠腔积液不断增加。

3. 肠壁充血水肿、通透性增加

若肠梗阻再进一步发展，则出现肠壁毛细血管和小静脉的瘀血、肠壁水肿、肠壁通透性增加、液体外渗，肠腔内液体可渗透至腹腔，血性渗液可进入肠腔。如肠腔内压力增高，使小动脉血流受阻，肠壁上出现小出血点，严重者，可出现点状坏死和穿孔。此时肠壁血运障碍，细菌和毒素可以透过肠壁渗至腹腔内，引起腹膜炎。

（二）全身性病理生理变化

由于不能进食、呕吐、脱水、感染而引起的体液、电解质和酸碱平衡失调以致中毒性休克等。

1. 水和电解质缺失

大量体液丧失是急性肠梗阻引起的一个重要的病理生理变化。正常时胃肠道分泌液每天约 8 000 mL，绝大部分在小肠吸收回到血液循环，仅约 500 mL 通过回盲瓣到达结肠。肠梗阻时回吸收障碍而液体自血液向肠腔继续渗出，于是消化液不断地积聚于肠腔内，形成大量的第三间隙液，实际上等于丧失到体外。再加上梗阻时呕吐丢失，可以迅速导致血容量减少和血液浓缩。体液的丢失也伴随大量电解质的丢失，高位肠梗阻时更为显著，低位肠梗阻时，积存在肠管内的胃肠液可达 5 ~ 10 L 之多。这些胃肠液约与血浆等渗，所以在梗阻初期是等渗性的脱水。胆汁、胰液及肠液均为碱性，含有大量的 HCO_3^-，加上组织灌注不良，酸性代谢产物增加，尿量减少，很容易引起酸中毒。胃液中钾离子浓度约为血清钾离子的两倍，其他消化液中钾离子浓度与血清钾离子浓度相等，因此，肠梗阻时也丧失大量钾离子，血钾浓度降低，引起肠壁肌张力减退，加重肠腔膨胀。

2. 对呼吸和心脏功能的影响

由于肠梗阻时肠腔膨胀使腹压增高，横膈上升，腹式呼吸减弱，可影响肺泡内气体交换。同时可影响下腔静脉血液回流，使心输出量明显减少，出现呼吸循环功能障碍，甚至加重休克。

3. 感染和中毒性休克

梗阻以上的肠内容物郁积、发酵、细菌繁殖并生成许多毒性产物，肠管极度膨胀，肠壁通透性增加，在肠管发生绞窄，失去活力时，细菌和毒素可透过肠壁到腹腔内引起感染，又经过腹膜吸收进入血液循环，产生严重的毒血症状甚至中毒性休克。这种感染性肠液在手术时如不经事先减压清除，梗阻解除后毒素可经肠道吸收迅速引起中毒性休克。再由于肠梗阻时，大量失水引起血容量减少，一旦发生感染和中毒，往往造成难复性休克，既有失液、失血，又有中毒因素的严重休克，可致脑、心、肺、肝、肾及肾上腺等重要脏器的损害，休克难以纠正。

总之，肠梗阻的病理生理变化程度随着梗阻的性质和部位不同而有差别。高位小肠梗阻容易引起脱水和电解质失衡，低位肠梗阻容易引起肠膨胀和中毒症状，绞窄性肠梗阻容易引起休克，结肠梗阻或闭袢性肠梗阻容易引起肠坏死、穿孔和腹膜炎。梗阻晚期，机体抗病能力明显低下，各种病理生理变化均可出现了。

三、临床表现

（一）症状

由于肠梗阻发生的急缓、病因不同、部位的高低以及肠腔堵塞的程度不同而有不同的临床表现，但肠内容物不能顺利通过肠腔而出现腹痛、呕吐、腹胀和停止排便排气的四大症状是共同的临床表现。

1. 腹痛

腹痛是肠梗阻最先出现的症状。腹痛多在腹中部脐周围，呈阵发性绞痛，伴有肠鸣音亢进，这种疼痛是由于梗阻以上部位的肠管强烈蠕动所致。腹痛是间歇性发生，在每次肠蠕动开始时出现，由轻微疼痛逐渐加重，达到高峰后即行消失，间隔一段时间后，再次发生。腹痛发作时，患者常可感觉有气体在肠内窜行，到达梗阻部位而不能通过时，疼痛最重，如有不完全性肠梗阻时，气体通过后则感疼痛立即减轻或消失。如腹痛的间歇期不断缩短，或疼痛呈持续性伴阵发性加剧，且疼痛较剧烈时，则肠梗阻可能是单纯性梗阻发展至绞窄性梗阻的表现。腹痛发作时，还可出现肠型或肠蠕动波，患者自觉似有包块移动，此时可听到肠鸣音亢进。当肠梗阻发展至晚期，梗阻部位以上肠管过度膨胀，收缩能力减弱，则阵痛的程度和频率都减低，当出现肠麻痹时，则不再出现阵发性绞痛，而呈持续性的胀痛。

2. 呕吐

呕吐的程度和呕吐的性质与梗阻程度和部位有密切关系。肠梗阻的早期呕吐是反射性的，呕吐物为食物或胃液。然后有一段静止期，再发呕吐时间视梗阻部位而定，高位小肠梗阻，呕吐出现较早而频繁，呕吐物为胃液、十二指肠液和胆汁，大量丢失消化液，短期内出现脱水、尿少、血液浓缩，或代谢性酸中毒。如低位小肠梗阻时呕吐出现较晚，多为肠内容物在梗阻以上部位郁积到相当程度后，肠管逆蠕动出现反流性呕吐，吐出物可为粪样液体，或有粪臭味。如有绞窄性梗阻，呕吐物为血性或棕褐色。结肠梗阻仅在晚期才出现呕吐。麻痹性肠梗阻的呕吐往往为溢出样呕吐。

3. 腹胀

腹部膨胀是肠腔内积液、积气所致。一般在梗阻发生一段时间后才出现，腹胀程度与梗阻部位有关。高位小肠梗阻由于频繁呕吐，腹胀不显著，低位小肠梗阻则腹胀较重，可呈全腹膨胀，或伴有肠型。闭袢性肠梗阻可以出现局部膨胀，叩诊鼓音。而结肠梗阻如回盲部关闭可以显示腹部高度膨胀而且不对称。慢性肠梗阻时腹胀明显，肠型与蠕动波也较明显。

4. 停止排便排气

有无大便和肛门排气，与梗阻程度有关。在完全性梗阻发生后排便排气即停止。少数患者因梗阻以下的肠管内尚有残存的粪便及气体，由于梗阻早期，肠蠕动增加，这些粪便及气体仍可排出，不能因此而否定肠梗阻的存在。在某些绞窄性肠梗阻如肠套叠、肠系膜血管栓塞，患者可自肛门排出少量血性黏液或果酱样便。

（二）体征

1. 全身情况

单纯性肠梗阻早期多无明显全身变化。但随梗阻后症状的出现，呕吐、腹胀、丢失消化液，可发生程度不等的脱水。若发生肠绞窄、坏死穿孔，出现腹膜炎时，则出现发热、畏寒等中毒表现。

一般表现为急性痛苦病容，神志清楚，当脱水或有休克时，可出现神志萎靡、淡漠、恍惚、甚至昏迷。肠梗阻时由于腹胀使膈肌上升，影响心肺功能，呼吸受限、急促，有酸中毒时，呼吸深而快。体温在梗阻晚期或绞窄性肠梗阻时，由于毒素吸收，体温升高，伴有严重休克时体温反而下降。由于水和电解质均有丢失，多属等渗性脱水，表现全身乏力、眼窝、两颊内陷、唇舌干燥、皮肤弹性减弱或消失。急性肠梗阻患者必须注意血压变化，可由于脱水、血容量不足或中毒性休克发生，而使血压下降。患者有脉快、面色苍白、出冷汗、四肢厥冷等末梢循环衰竭时，血压多有下降，表示有休克存在。

2. 腹部体征

腹部体征可按视、触、叩、听的顺序进行检查。

急性肠梗阻的患者，一般都有不同程度的腹部膨胀，高位肠梗阻多在上腹部，低位小肠梗阻多在脐区，麻痹性肠梗阻呈全腹性膨隆。闭袢性肠梗阻可出现不对称性腹部膨隆。机械性梗阻时，常可见到肠型及蠕动波。

腹部触诊时，可了解腹肌紧张的程度、压痛范围和反跳痛等腹膜刺激征，应常规检查腹股沟及股三角，以免漏诊嵌顿疝。单纯性肠梗阻时腹部柔软，肠管膨胀可出现轻度压痛，但无其他腹膜刺激征。绞窄性肠梗阻时，可有固定性压痛和明显腹膜刺激征，有时可触及绞窄的肠袢或痛性包块。压痛明显的部位，多为病变所在，痛性包块常为受绞窄的肠袢。回盲部肠套叠时，腊肠样平滑的包块常在右中上腹；蛔虫性肠梗阻时可为柔软索状团块，有一定移动度；乙状结肠梗阻扭转时包块常在左下腹或中下腹；癌肿性包块多较坚硬而疼痛较轻；腹外疝嵌顿多为圆形突出腹壁的压痛性肿块。

腹部叩诊时，肠管胀气为鼓音，绞窄的肠袢因水肿、渗液为浊音。因肠管绞窄腹腔内渗液，可出现移动性浊音，必要时腹腔穿刺检查，如有血性腹水，则为肠绞窄证据。

腹部听诊主要是了解肠鸣音的改变。机械性肠梗阻发生后，腹痛发作时肠鸣音亢进，随着肠腔积液增加，可出现气过水声，肠管高度膨胀时可听到高调金属音。麻痹性肠梗阻或机械性肠梗阻的晚期，则肠鸣音减弱或消失。正常肠鸣音一般在 3 ~ 5 次 /min，5 次 /min 以上为肠鸣音亢进，少于 3 次为减弱，3 min 内听不到肠鸣音为消失。

（三）实验室检查

单纯性肠梗阻早期各种化验检查变化不明显。梗阻晚期或有绞窄时，由于失水和血液浓缩，化验检查为判断病情及疗效可提供参考。

1. 血常规：血红蛋白、血球压积因脱水和血液浓缩而升高，与失液量成正比。尿比重升高，多在 1.025 ~ 1.030。白细胞计数对鉴别肠梗阻的性质有一定意义，单纯性肠梗阻正常或轻度增高，绞窄性肠梗阻可达（15 ~ 20）× 10^9/L，中性粒细胞亦增加。

2. 血 pH 及二氧化碳结合力下降，说明有代谢性酸中毒。

3. 血清 Na^+、K^+、Cl^- 等离子在早期无明显变化，但随梗阻存在，自身代谢调节的作用，内生水和细胞内液进入循环而稀释，使 Na^+、Cl^- 等逐渐下降，在无尿或酸中毒时，血清 K^+ 可稍升高，随着尿量的增加和酸中毒的纠正而大量排 K^+，血清 K^+ 可突然下降。

（四）X 线检查

这是急性肠梗阻常用的检查方法，常能对明确梗阻是否存在、梗阻的位置、性质以及梗阻的病因提供依据。

1. 腹部平片检查

肠管的气液平面是肠梗阻特有的 X 线表现。摄片时最好取直立位，如体弱不能直立时可取侧卧位。在梗阻发生 4 ~ 6 h 后，由于梗阻近端肠腔内积存大量气体和液体，肠管扩张，小肠扩张在 3 cm 以上，结肠扩张在 6 cm 以上，黏膜皱襞展平消失，小肠皱襞呈环形伸向腔内，呈"鱼骨刺"样的环形皱襞，多见于空肠梗阻。而回肠梗阻时，黏膜皱襞较平滑，至晚期时小肠肠袢内有多个液平面出现，典型的呈阶梯状。根据 Mall 描述将小肠分布位置分为五组：空肠上段为第一组，位于左上腹；第二组为空肠下段，在左下腹；第三组为回肠上段在脐周围；第四组为回肠中段，在右上腹；第五组为回肠下段，在右下腹。这样可以判断梗阻在小肠的上段、中段还是下段。结肠梗阻与小肠梗阻不同，因梗阻结肠近端肠腔内充气扩张，回盲瓣闭合良好时，形成闭袢性梗阻，结肠扩张十分显著，尤以壁薄的右半结肠为著，盲肠扩张超过 9 cm。结肠梗阻时的液平面，多见于升、降结肠或横结肠的凹下部分。由于结肠内有粪块堆积，液平面可呈糊状。如结肠梗阻时回盲瓣功能丧失，小肠内也可出现气液平面，此时应注意鉴别。

2. 肠梗阻的造影检查

考虑有结肠梗阻时，可作钡剂灌肠检查。检查前清洁灌肠，以免残留粪块造成误诊。肠套叠、乙状结肠扭转和结肠癌等，可明确梗阻部位、程度及性质。多数为肠腔内充盈缺损及狭窄。在回结肠或结肠套叠时，可见套入的肠管头部呈新月形或杯口状阴影。乙状结肠扭转时，钡柱之前端呈圆锥形或鹰嘴状狭窄影像。另外钡剂或空气灌肠亦有治疗作用。早期轻度盲肠或乙状结肠扭转，特别是肠套叠，在钡（或空气）灌肠的压力下，就可将扭转或套叠复位，达到治疗目的。

肠梗阻时的钡餐检查，由于肠道梗阻，通过时间长，可能加重病情或延误治疗，多不宜应用。而水溶性碘油造影，视梗阻部位，特别是高位梗阻时，可以了解梗阻的原因及部位。

（五）B 超检查

B 超检查有助于了解肠管积液扩张的情况，判断梗阻的性质和部位，观察腹水及梗阻原因。肠梗阻患者 B 超常见到梗阻部位以上的肠管有不同程度的扩张，管径增宽，肠腔内有形态不定的强回声光团和无回声的液性暗区。如为实质性病变显示更好，在肠套叠时 B 超横切面可见"靶环"状的同心圆回声，纵切面可显示套入肠管的长度。蛔虫团引起的肠梗阻可见局部平行旋涡状光带回声区。如肠管扩张明显，大量腹腔积液，肠蠕动丧失，可能发生绞窄性肠梗阻或肠坏死。

四、诊断与鉴别诊断

急性肠梗阻的诊断，首先需要确定是否有肠梗阻存在，还必须对肠梗阻的程度、性质、部位及原因做出较准确的判断。

（一）肠梗阻是否存在

典型的肠梗阻具有阵发性腹部绞痛、呕吐、腹胀、停止排气排便四大症状以及肠型、肠鸣音亢进等表现，诊断一般并不困难。但对于不典型病例、早期病例及不完全性肠梗阻，诊断时有一定困难，可借助 X 线检查给予帮助。一时难以确诊者，可一边治疗，一边观察，以免延误治疗。诊断时应特别注意与急性胰腺炎、胆绞痛、泌尿系结石、卵巢囊肿扭转等鉴别，应作相关疾病的有关检查，以排除这些疾病。

（二）肠梗阻的类型

鉴别是机械性肠梗阻还是动力性肠梗阻（尤以麻痹性肠梗阻）。机械性肠梗阻往往有肠管器质性病变，如粘连、压迫或肠腔狭窄等，晚期虽可出现肠麻痹，但 X 线平片检查有助于鉴别。动力性肠梗阻常继发于其他原因，如腹腔感染、腹部外伤、腹膜后血肿、脊髓损伤或有精神障碍等，麻痹性肠梗阻虽有腹部膨胀，但肠型不明显、无绞痛、肠鸣音减弱或消失，这些与机械性梗阻的表现不同。

（三）肠梗阻的性质

鉴别是单纯性还是绞窄性肠梗阻。在急性肠梗阻的诊断中，这两者的鉴别极为重要。因为绞窄性肠梗阻肠壁有血运障碍，随时有肠坏死和腹膜炎、中毒性休克的可能，不及时治疗可危及生命。但两者的鉴别有时有一定困难，有以下表现时应考虑有绞窄性肠梗阻的可能：①腹痛剧烈：阵发绞痛转为持续性痛伴阵发性加重。②呕吐出现较早且频繁，呕吐物呈血性或咖啡样。③腹胀不对称，有局部隆起或有孤立胀大的肠袢。④出现腹膜刺激征或有固定局部压痛和反跳痛，肠鸣音减弱或消失。⑤腹腔有积液，腹穿为血性液体。⑥肛门排出血性液体或肛指检查发现血性黏液。⑦全身变化出现早，如体温升高，脉率增快，白细胞计数升高，很快出现休克。⑧X 线腹部平片显示有孤立胀大的肠袢，位置固定不变。⑨B 超提示肠管扩张显著，大量腹腔积液。单纯性与绞窄性梗阻的预后不同，有人主张在两者不能鉴别时，在积极准备下以手术探查为妥，不能到绞窄症状很明显时才手术探查，以免影响预后。

（四）肠梗阻的部位

鉴别高位小肠梗阻还是低位小肠梗阻，或是结肠梗阻。由于梗阻部位不同，临床表现也有所差异。高位小肠梗阻呕吐早而频，腹胀不明显；低位小肠梗阻呕吐出现晚而次数少，呕吐物呈粪样，腹胀显著；结肠梗阻，由于回盲瓣作用，阻止逆流，以致结肠高度膨胀形成闭袢性梗阻，其特点是进行性结肠胀气，可导致盲肠坏死和破裂，而腹痛较轻，呕吐较少，腹胀不对称，必要时以钡灌肠明确诊断。

（五）梗阻的程度

鉴别完全性还是不完全性肠梗阻。完全性肠梗阻发病急，呕吐频，停止排便排气，X 线腹部平片显示小肠内有气液平面呈阶梯状，结肠内无充气；不完全性肠梗阻发病缓，病情较长，腹痛轻，间歇较长，可无呕吐或偶有呕吐，每有少量排便排气，常在腹痛过后排少量稀便，腹部平片示结肠内少量充气。

（六）肠梗阻的原因

肠梗阻的病因要结合年龄、病史、体检及 X 线检查等综合分析，尽可能做出病因诊断，以便进行正确的治疗。

1. 年龄因素

新生儿肠梗阻以肠道先天性畸形为多见，1 岁以内小儿以肠套叠最为常见，1～2 岁嵌顿性腹股沟斜疝的发生率较高，3 岁以上的儿童应注意蛔虫团引起的肠梗阻，青壮年以肠扭转、肠粘连、绞窄性腹外疝较多，老年人则以肿瘤、乙状结肠扭转、粪便堵塞等为多见。

2. 病史

如有腹部手术史、外伤史或腹腔炎症疾病史多为肠粘连或粘连带压迫所造成的肠梗阻；如患者有结核病史，或有结核病灶存在，应考虑有肠结核或腹腔结核引起的梗阻；如有长期慢性腹泻、腹痛应考虑有节段性肠炎合并肠狭窄；饱餐后剧烈活动或劳动考虑有肠扭转；如有心血管疾病，突然发生绞窄性肠梗阻，应考虑肠系膜血管病变的可能。

3. 根据检查结果

肠梗阻患者除了腹部检查外，一定要注意腹股沟部检查，除外腹股沟斜疝、股疝嵌顿引起的梗阻，直肠指诊应注意有无粪便堵塞及肿瘤等，指套有果酱样大便时应考虑肠套叠。腹部触及肿块应多考虑为肿瘤性梗阻。大多数肠梗阻的原因比较明显，少数病例一时找不到梗阻的原因，需要在治疗过程中反复检查，再结合 X 线表现，或者在剖腹探查中才能明确。

五、治疗

肠梗阻的治疗要根据病因、性质、部位、程度和患者的全身性情况来决定，包括非手术治疗和手术治疗。不论是否采取手术治疗，总的治疗原则：①纠正肠梗阻引起的全身生理紊乱，纠正水、电解质及酸碱平衡紊乱。②去除造成肠梗阻的原因，采用非手术治疗或手术治疗。

（一）非手术治疗

非手术治疗措施也适用于每一个肠梗阻的患者，部分单纯性肠梗阻患者，经非手术疗法症状完全解除可免予手术，麻痹性肠梗阻，主要采用非手术疗法。对于需要手术的患者，这些措施为手术治疗创造条件也是必不可少的。

1. 禁食、胃肠减压

这是治疗肠梗阻的重要措施之一。肠梗阻患者应尽早给予胃肠减压，有效的胃肠减压可减轻腹胀，改善肠管的血运，有利于肠道功能的恢复。腹胀减轻还有助于改善呼吸和循环功能。胃肠减压的方法是经鼻将减压管放入胃或肠内，然后利用胃肠减压器的吸引或虹吸作用将胃肠中气体和液体抽出，由于禁饮食，下咽的空气经过有效的减压，可使扭曲的肠袢得以复位，肠梗阻缓解。减压管有较短的单腔管（Levin 管），可以放入胃或十二指肠内，这种减压管使用简便，对预防腹胀和高位小肠梗阻效果较好，另一种为较长的单腔或双腔管（Miller-Abbot 管），管头端附有薄囊，待通过幽门后，囊内注入空气，利用肠蠕动，可将管带至小肠内梗阻部位，对低位小肠梗阻可能达到更有效的减压效果。缺点是插管通过幽门比较困难，有时需在透视下确定管的位置，比较费时。

2. 纠正水、电解质和酸碱平衡紊乱

失水和电解质酸碱平衡紊乱是肠梗阻的主要生理改变，必须及时给予纠正。补给的液体应根据病史、临床表现及必要的化验结果来决定，掌握好"缺什么，补什么；缺多少，补多少"和"边治疗、边观察、边调整"的原则。

（1）补充血容量：由于大量体液的丧失，引起血容量不足，甚至休克。应快速按"先快后慢"来补充液体。失水的同时有大量电解质的丧失，也应按"先盐后糖"（先补充足够的等渗盐水，然后再补充葡萄糖溶液）来补给，绞窄性肠梗阻患者有大量血浆和血液的丢失，还需补充血浆或全血。一般按下列方法来决定补液量：

当天补液量 = 当天正常需要量 + 当天额外丧失量 + 既往丧失量的一半

当天正常需要量：成人每天 2 000 ~ 2 500 mL，其中等渗盐水 500 mL，余为 5% 或 10% 葡萄糖液。

当天额外丧失量：指当天因呕吐、胃肠减压等所丧失的液体。胃肠液一般按等渗盐水：糖 = 2：1 补给。

既往丧失量：指发病以来，因呕吐、禁食等所欠缺的液体量，可按临床症状来估计。

在补液过程，必须注意血压、脉搏、静脉充盈程度、皮肤弹性及尿量和尿比重的变化，必要时监测中心静脉压（CVP）变化，在 CVP 不超过 1.18 kPa（12 cmH$_2$O）时认为是安全的。

肠梗阻时，一般都缺钾，待尿量充分时可适量补充钾盐。

（2）纠正酸中毒：肠梗阻患者大多伴有代谢性酸中毒，患者表现为软弱、嗜睡、呼吸深快，血液 pH、HCO$_3^-$、BE 均降低。估计碱量补充的常用方法。

补充碱量（mmol）=（正常 CO$_2$-CP- 测得患者 CO$_2$-CP）mmol × 患者体重（kg）

1 克 NaHCO$_3$ 含 HCO$_3^-$ 12 mmol

1 克乳酸钠含 HCO$_3^-$ 9 mmol

补碱时可先快速给予 1/2 计算量，以后再作血气分析结果及患者呼吸变化情况决定是否继续补充。

3. 抗生素的应用

应用抗生素可以减低细菌性感染，抑制肠道细菌，减少肠腔内毒素的产生和吸收，减少肺部感染等。

一般单纯性肠梗阻不需应用抗生素，但对绞窄性肠梗阻或腹腔感染者，需应用抗生素以控制感染。抗生素选择应针对肠道细菌，以广谱抗生素及对厌氧菌有效的抗生素为好。

4. 中医中药治疗

（1）针刺治疗：针刺疗法具有增强和调整胃肠蠕动作用，对较轻病例可达治疗目的，特别对麻痹性肠梗阻效果较好。常用主穴：足三里、合谷、天枢、中脘。呕吐者加上脘，腹胀重者加大肠俞，腹痛加内关。可用强刺激手法，或用电针，留针半小时至 1 h。还可用耳针：交感、大肠、小肠。也有水针穴位注射，可选用新斯的明，足三里各注射 0.25 mg，或 10% 葡萄糖各注射 10 mL。

（2）中药治疗：中药以通里攻下为主，辅以理气活血化瘀、清热解毒等方剂。常用的有以下几种。

复方大承气汤：适用于痞结型肠梗阻，肠腔积液少者。组成：炒莱菔子 30 g，厚朴、枳实各 15 g，生军 15 g（后下），芒硝 15 ~ 30 g（冲服）。水煎服或胃管注入，每日 1 ~ 2 副。

甘遂通结汤：适用于痞结型肠梗阻，肠腔积液多者。组成：甘遂末 0.6 ~ 0.9 g（冲服），桃仁、牛膝各 10 g，木香 10 g，生军 10 ~ 24 g（后下）。水煎服或胃管注入，每日 1 ~ 2 副。

肠粘连松解汤：用于粘连性肠梗阻或不完全性肠梗阻，表现为气滞血瘀者。组成：炒莱菔子、厚朴各 15 g，木香、乌药、桃仁、赤芍、番泻叶、芒硝（冲服）各 10 g。水煎服，每日 1 ~ 2 副。

温脾汤：用于偏寒型肠梗阻。组成：大黄 15 g，附子 10 g，干姜、人参、甘草各 6 g。水煎服，每日 1 ~ 2 副。

（3）其他疗法。①颠簸疗法：适用于早期肠扭转的患者。②推拿、按摩疗法：适用于腹胀不重，无腹膜刺激症状的单纯性肠梗阻、肠粘连、肠扭转、蛔虫性肠梗阻时。③总攻疗法：在一段时间内，综合各种中西医有效措施，发挥协同作用，产生最大的通下作用，以克服肠内容物通过障碍，缩短疗程。但总攻疗法应慎重，时间应控制在 20 h 之内。

在非手术治疗过程中，要严格观察患者的全身和腹部变化，必要时进行 X 线检查，随时判断梗阻是否解除，或是否需要中转手术。

肠梗阻解除的指征：全身情况改善，患者安静入睡；自觉腹痛明显减轻或基本消失；腹胀明显减轻或消失，肠型包块消散；高调肠鸣音消失；通畅的排气排便；X 线腹部平片液平面消失。

在非手术治疗过程中，观察不宜过长，一般单纯性肠梗阻可观察 24 ~ 48 h 左右，而绞窄性肠梗阻不宜超过 4 ~ 6 h，根据情况及时中转手术。

（4）中转手术指征：全身情况恶化，神志恍惚，烦躁甚至昏迷，脉率增快，体温升高；腹痛加重，由阵发性疼痛转为持续性疼痛，或腹痛很重转为无腹痛反应；腹软或轻压痛变为腹肌紧张及反跳痛，肠鸣音亢进转为减弱或消失；出现移动性浊音，腹腔穿刺有血性液体；白细胞及中性粒细胞计数增多；X 线腹部平片显示肠管膨胀加重，横径增宽，液平面增大；粘连性肠梗阻或反复发作的肠梗阻，梗阻缓解不满意，有复发因素存在者；老年肠梗阻患者，有肿瘤可能时亦应考虑中转手术。

（二）手术治疗

手术是急性肠梗阻的重要治疗方法，大多数急性肠梗阻需要手术解除。手术治疗原则：争取较短时间内以简单可靠的方法解除梗阻，恢复肠道的正常功能。手术大致有四种：①解决引起梗阻的原因。②肠切除肠吻合术。③短路手术。④肠造瘘或肠外置术。肠梗阻的手术方式应根据梗阻的性质、原因、部位及患者的具体情况决定，各种术式有其不同的适应证和要求，选择得当则可获得最佳临床效果。

1. 肠切除术

由于某种原因使一段肠管失去生理功能或存活能力，如绞窄性肠坏死、肠肿瘤、粘连性团块、先天性肠畸形（狭窄、闭锁）需要行肠段切除术。切除范围要视病变范围而决定。

在绞窄性肠梗阻行肠切除时要根据肠袢的血运情况而决定部分肠切除术，合理判断肠壁生机是否良好，这是正确处理绞窄性肠梗阻的基础，如将可以恢复生机的肠袢行不必要的切除，或将已丧失活力的肠袢纳回腹腔，均会给患者带来损害，甚至危及生命。首先应正确鉴定肠壁生机，在肠袢的绞窄已经解除以后，用温热盐水纱布包敷 5 ~ 10 min，或在肠系膜根部用 0.5% 奴夫卡因行封闭注射以解除其可能存在的血管痉挛现象，如仍有下列现象存在，可作为判断肠管坏死的依据：①肠管颜色仍为暗紫色或发黑无好转。②肠管失去蠕动能力，可用血管钳等稍加挤压刺激仍无收缩反应者。③肠管终末动脉搏动消失。根据这些特点，受累肠袢不长，应将肠及其内容物立即予以切除并行肠吻合术。但有时虽经上述处理，仔细观察，肠管生机界限难以判断，且受累肠袢长度较长时，应延长观察时间，可用布带穿过系膜并将肠管放回腹腔，维持观察半小时、一小时乃至更长时间，同时维持血容量及正常血压，充分供氧，对可疑肠袢是否坏死失去生机做出肯定的判断，再进行适当处理。如患者情况极为严重，血压不易维持，可将坏死及可疑失去生机的肠袢做肠外置术，如以后肠管的色泽转佳，生机已恢复时，或坏死分界更加明确后，再做适当的肠切除吻合术。

肠切除术大致可分3步：①处理肠系膜，在预定切除肠曲的相应肠系膜上做扇形切口，切断并结扎系膜血管，注意不要损伤切除区邻近肠管的供应血管，肠管在切除线以外清除其系膜约1 cm，确保系膜缘做浆肌层缝合。②切除肠曲的两端各置有齿钳两把，可适当斜行钳夹，保证对系膜缘有较好的血供，并可加大吻合口。离两侧钳夹约5 cm处，各放置套有橡胶管的肠钳一把，以阻断两侧肠内容物，切除病变肠段，吸去两端间肠内容物，肠壁止血。③将两断端靠拢，1号丝线做间断全层内翻吻合，然后在前后壁做间断浆肌层缝合，缝闭肠系膜缺口，以防内疝。

2. 肠短路术

肠短路术又称肠捷径手术适用于急性炎症期的粘连、充血水肿严重、组织脆弱易撕裂、不能切除的粘连性肿块或肿瘤晚期不能切除而仅为解除梗阻的一种姑息性手术。其方法是在梗阻部位上下方无明显炎症、肠壁柔软的肠管间行短路吻合。肠短路手术有两种方式：一种是侧侧式，即在梗阻部位近、远端的肠管间做侧侧吻合；另一种是端侧式，即先将梗阻近侧胀大肠襻切除，远切端予以缝合关闭，近侧端与梗阻远端萎陷的肠袢做端侧吻合。两种术式的优劣各异，可根据病变的情况决定。如患者情况较差，手术以解除梗阻而病变不能再切除者或为完全性梗阻者，则以简单有效的侧侧吻合术为宜，以免在端侧吻合后梗阻近端的肠袢盲端有胀破的可能。如需做二期手术，且能根除梗阻病变者，作为二期病灶切除术前的准备手术，可行端侧式吻合。

3. 肠造瘘术

肠造瘘术肠造瘘术包括小肠造瘘及结肠造瘘，主要用于危重患者，由于患者周身状况危急不能耐受更大手术操作时仍不失为一种有效地解除梗阻的外科疗法。但在小肠梗阻时，因术后营养、水电解质平衡都不易维持，造瘘口周围皮肤护理也甚麻烦，因此，应竭力避免小肠造瘘术。对不能切除的结肠肿瘤或直肠肿瘤所致梗阻，或肿瘤虽能切除但因肠道准备不足，患者情况较差等情况下，适宜行结肠造瘘术或永久性人工肛门手术。

肠造瘘术分为3种：①断端造瘘，如为绞窄性肠梗阻、肠管已坏死，则须将坏死肠段切除，近端肠管从侧腹壁造瘘口处拖出并缝合固定，远端缝闭，待病情许可时再行二期手术。②双口造瘘：将梗阻上方肠管提出行双口造瘘，主要适用于结肠梗阻或粘连性梗阻，肠管虽无坏死但无法分离，造瘘目的为单纯减压。③插管造瘘：单纯插管造瘘作为解除肠道梗阻效果不理想，只有在坏死肠管切除后一期吻合，预防术后发生吻合口瘘时，可在吻合口上端肠管内插入减压管，并包埋固定在侧腹壁的腹膜上，戳孔引出，术后减压，避免吻合口瘘的发生。小肠高位插管造瘘又可作为供给肠内营养的备用通道。

4. 其他手术

（1）肠粘连松解术及肠管折叠或肠排列。

（2）肠套叠复位术：使套叠的肠管退出并恢复原位。手术要求尽量在腹腔内操作，术者用手挤压套入部远端，轻柔地将套入部挤出。待完全复位后，仔细观察肠壁血运及蠕动情况，确认有无坏死表现。如为回结肠套叠，可将末端回肠与升结肠内侧壁稍予固定，以免再发生套叠。

（3）肠扭转复位术：将扭转的肠管复位后，恢复原来的功能位置。复位前应注意肠管血运情况及肠腔内容物多少，当肠腔内积存大量液体气体时，应先行减压后再复位，以免突然复位而使大量毒素吸收导致中毒性休克。

（4）肠减压术：如果术中见肠管极度扩张致手术有困难时，可先行肠管减压。常用减压方法有以下几种。①穿刺减压：用一粗针头接上吸引装置，直刺入膨胀的肠管，尽可能吸出肠内气体和液体，拔针后缝合针眼。因针头易堵塞，减压不满意。②橡皮管减压：在肠壁上做一小切口，置入橡皮管或导尿管，还可接上三通管，管周固定后进行吸引减压，可用生理盐水灌洗肠腔，减少中毒机会。③切开减压：对较游离肠管可提至切口外，周围保护好后可直接切开肠管进行减压，这种方法减压效果好，但易污染腹腔。

总之，肠梗阻的手术治疗应视患者梗阻情况而定。单纯性肠梗阻可采用解除引起梗阻机制的手术，如粘连松解术、肠切开取出堵塞异物术等，如肠管的病变为肿瘤、炎症可行肠切除、肠吻合术，狭窄病变不能切除时可做肠短路术。绞窄性肠梗阻应尽快采取解除梗阻机制的手术，如肠套叠或肠扭转的复位术、肠管坏死应行肠切除吻合术等。结肠梗阻时由于回盲瓣关闭作用，形成闭袢型肠梗阻，结肠血供也不如小肠丰富，单纯性肠梗阻也容易发生局部坏死和穿孔，应早期进行手术治疗。如患者全身情况差，腹胀严重，梗阻位于左半结肠时，可先以横结肠造瘘，待情况好转再行肠切除吻合，如肠管坏死，应将坏死肠段切除，做肠造瘘术，待全身情况好转后二期手术；由于结肠梗阻时出现的问题较多，手术治疗时需审慎的处理。

急性肠梗阻的预后与梗阻的病因、性质、诊治的早晚、术前后的处理及手术选择是否得当有关，多数良性梗阻效果较好，但单纯性肠梗阻的死亡率仍在 3% 左右，绞窄性肠梗阻的死亡率在 8% 左右，如诊治过晚死亡率可达 25% 以上。死亡多见于老年患者，主要原因是难复性休克、腹膜炎、肺部并发症、肠道术后并发症及全身衰竭等，因此应及时诊断、恰当的处理，减少死亡率。

急性肠梗阻的预防在某些类型的肠梗阻是可能的。如术后粘连性肠梗阻，在进行腹部手术时，操作轻柔，尽量减少脏器浆膜和腹膜的损伤，防止或减少术中胃肠道内容物对腹腔的污染，术后尽早恢复胃肠道蠕动功能，对预防粘连性肠梗阻有积极作用。有报告近年来在腹部手术后，腹腔内置入透明质酸酶可有效减少肠粘连的发生。积极防治肠蛔虫病是预防蛔虫团堵塞性肠梗阻的有效措施。避免饱食后强体力劳动或奔跑，可减少肠扭转的发生。腹腔内炎症及结核等病变，应积极治疗避免发展成粘连或狭窄，如患者存在发生肠梗阻的因素，应嘱患者注意饮食，以防止或减少肠梗阻的发病。

第六章　呼吸系统急危重症

第一节　呼吸衰竭

呼吸衰竭是由多种疾病引起的通气和/或换气功能障碍导致缺氧和二氧化碳潴留，而产生一系列病理生理改变的综合征。一般认为在海平面大气压休息状态下，呼吸室内空气时，$PaO_2 < 7.98\,kPa$（$60\,mmHg$）和/或 $PaCO_2 > 6.65\,kPa$（$50\,mmHg$）时，作为呼吸衰竭的血气诊断标准。根据血气变化，将呼吸衰竭分为两型：Ⅰ型系指 PaO_2 下降而 $PaCO_2$ 正常或降低，多为急性呼吸衰竭的表现；Ⅱ型系指 PaO_2 升高，多为慢性呼吸衰竭或间有急性发作的表现，常见于阻塞性功能障碍的肺、支气管疾病。

一、病因

1. 气道病变引起的阻塞性通气功能障碍

支气管炎症、痉挛、肿瘤、异物及慢性阻塞性肺气肿时，由于气道不同程度的阻塞，肺泡通气不足，导致缺氧及 CO_2 潴留。

2. 肺组织损害引起的换气功能障碍

肺部炎症、水肿、血管病变、弥漫性肺间质纤维化、肺气肿、矽肺、ARDS 等，引起 V/Q 灌注比例失调，弥散面积减少或解剖分流增加，导致缺氧。

3. 胸廓活动减弱或呼吸肌衰竭引起的限制性通气功能障碍

胸廓严重畸形、严重脊柱后侧突、广泛胸膜增厚、大量胸腔积液气胸等引起胸廓活动受限；脊髓灰质炎、多发性神经根炎、重症肌无力、呼吸肌负荷加重等引起呼吸肌活动减弱，均可使肺扩张受到影响，导致肺通气量减少。

4. 脑部病变引起的呼吸中枢功能障碍

脑部炎症、血管病变、肿瘤、外伤、代谢性或药物中毒等，直接或间接损害呼吸中枢，导致呼吸功能抑制，通气功能减弱。

二、临床表现

呼吸衰竭可使机体各器官和组织均受到不同程度的影响，但缺氧和二氧化碳潴留是其主要 的病理生理和临床表现的基础。

（一）缺氧

中枢神经系统对缺氧最为敏感，其次为心血管系统和血液系统等。

1. 中枢神经系统

脑组织重量仅占全身重量的 2%，而需氧量却占总量的 25%，大脑耗氧量 $3\,mL/$（$100\,g \cdot min$）。早期缺氧即可引起脑血管扩张，血流量增加，起到代偿作用。严重缺氧时扩张的血管血流缓慢，血管通透性增加及"离子泵"的作用减弱，致使脑水肿发生和颅压增高，同时亦可直接损伤脑细胞。临床表现主要有呼吸困难、呼吸频率和节律的异常、发绀、烦躁不安、谵妄、惊厥、昏迷，最终死亡。

2. 心血管系统

心肌的耗氧量约 10 mL/（100 g·min），2/3 用于心肌收缩。缺氧时首先是代偿性心率增快，心排出量增加，血压升高。严重缺氧时，心肌受到抑制，心率变慢，心排血量减少，血压下降，心律失常。缺氧使皮肤血管收缩，而脑和冠动脉血管扩张，但使肺小动脉收缩，导致肺动脉高压，加重右心室负荷，是引起肺心病的主要原因。

3. 血液系统

慢性缺氧，刺激骨髓红细胞系统反应性增生及肾小球旁细胞促使细胞生成素分泌亢进，促使红细胞生成增加。临床表现为代偿性的继发性红细胞增多症。由于血液黏稠度增加，循环阻力加大，使右心负荷增重。

（二）二氧化碳潴留

二氧化碳潴留形成高碳酸血症，对各系统均产生有害影响，其中最严重的是中枢神经系统。

1. 中枢神经系统

二氧化碳潴留使血管扩张，脑血流量增加，早期起到代偿作用，但二氧化碳潴留持续存在和不断加重致使脑间质水肿发生，颅压增高。pH 值下降引起细胞内酸中毒，初期抑制大脑皮层，表现嗜睡，随后皮层下刺激增强，间接引起皮层兴奋，表现为兴奋、躁动不安、肌肉抽搐及其他神经精神症状的出现。晚期皮层和皮层下均受到抑制，即所谓"二氧化碳麻醉"而昏迷、死亡。

2. 心血管系统

早期使血管运动中枢和交感神经兴奋，儿茶酚胺释放，皮肤血管收缩，回心血量增加，使心律增快，血压升高，因亦可引起肺小动脉收缩，从而成为导致肺心病的原因之一。心肌内二氧化碳潴留，pH 下降，使心肌收缩无力和严重的心律失常。

3. 呼吸系统

二氧化碳潴留可兴奋呼吸中枢，使呼吸加深加快，但随着二氧化碳浓度的增加，呼吸中枢反而受到抑制。

（三）酸碱平衡失调

呼吸性酸中毒在 Ⅱ 型呼吸衰竭中最为常见，约占 80%，主要因通气功能障碍导致的二氧化碳潴留，H^+ 浓度的增加（$CO_2 + H_2O \longleftrightarrow H_2CO_3 \longleftrightarrow H^+ + HCO_3^-$）。代谢性酸中毒亦可合并存在，因缺氧状态下，无氧代谢引起乳酸增加和无机盐的积聚，实则为乳酸血症性酸中毒。此外由于利尿剂的使用（肺心病并发心衰）、大量葡萄糖的输入、肾上腺皮质激素的应用等，导致低钾和 / 或低氯血症引起的代谢性碱中毒。甚至出现复合性酸碱失衡，如呼酸合并代酸 / 呼酸合并代碱等。

（四）电解质紊乱

呼吸衰竭经常并发电解质紊乱，如高血钾症，多因缺氧或二氧化碳潴留，K^+ 自细胞内移至细胞外，而细胞外 H^+ 和 Na^+ 进入细胞内所致；低钾血症和低氯血症其原因已如上述；低钠血症，多与患者多汗、入量不足、利尿等因素有关。临床表现为疲乏无力、表情淡漠、肌肉痛性痉挛、血压低、脉搏细数、体位性晕厥等，严重者昏迷、死亡。

（五）肺性脑病（简称肺脑）

系指支气管、肺、胸疾病引起的缺氧和二氧化碳潴留所致的精神 – 神经症状的综合征，排除其他原因所引起的类似表现者称为肺性脑病。发生的机制主要是呼吸性酸中毒使脑细胞内 H^+ 浓度增加，pH 下降导致脑组织酸中毒所致。低氧血症对于肺性脑病的发生居次要地位。

（六）肺心病及心力衰竭

在支气管、肺、胸疾病的基础上，主要由于缺氧和二氧化碳潴留，引起肺小动脉收缩，加上其他因素，最终导致肺动脉高压，右心室增大，故称为慢性肺源性心脏病（肺心病）。当失去代偿能力即出现右心衰竭。

（七）其他组织器官的损害

包括胃肠道出血、肾功能不全、DIC 的出现等。

三、诊断

呼吸衰竭的诊断主要根据血气分析。在海平面大气压下静息状态，呼吸室内空气 $PaO_2 < 7.98$ kPa（60 mmHg）和 / 或 $PaCO_2 > 6.55$ kPa（50 mmHg）时，是作为呼吸衰竭的诊断标准。

四、鉴别诊断

呼吸衰竭需与呼吸功能不全相鉴别。后者系指在静息状态，$PaO_2 > 7.98$ kPa（60 mmHg）和 / 或 $PaCO_2 < 6.55$ kPa（50 mmHg）。当运动后，$PaO_2 < 7.98$ kPa（60 mmHg）和 / 或 $PaO_2 > 6.55$ kPa（50 mmHg）。

五、治疗

呼吸衰竭的治疗原则是积极控制感染，改善通气，纠正缺氧和二氧化碳潴留。

（一）控制感染

肺、支气管感染绝大部分是引起呼吸衰竭的主要原因，因此迅速有效地控制感染是抢救呼吸衰竭的最重要措施。控制感染主要是消炎与引流并举。

1. 消炎

根据既往用药的情况与药物敏感试验选用抗生素。如无痰培养的条件，抗生素需联合使用，但对革兰氏阴性杆菌的控制应作为重点，并以大剂量、静脉滴注为宜。

2. 引流

祛痰方法有：

（1）增加水分，充足的水分供应是祛痰不可忽视的一环，包括多饮水和静脉输液（每日不少于 1 000 ~ 1 500 mL）兼以雾化吸入、气管内滴入（气管切开者）等措施并用。

（2）降低黏度可使用氯化铵、必嗽平、痰易净、祛痰灵和糜蛋白酶等。

（3）解除痉挛，氨茶碱：是最常用的药物，对重症以静脉给药为宜，剂量 0.25 ~ 0.5 g/d [0.2 ~ 0.4 mg/（kg·h）]，有效血浆药物浓度为 10 μg/mL；肾上腺素能 β 受体兴奋剂：有舒喘灵、喘乐宁、博力康尼和美喘清等。气雾剂有舒喘灵、喘乐宁、喘康速等。此外近来又有喘宁碟于粉（舒喘灵）吸入剂问世，据悉有较好效果；肾上腺皮质激素，多用于重症支气管哮喘或喘息性支气管炎患者。用药原则：静脉、大量、短程。地塞米松 10 ~ 20 mg/d 或琥珀酸氢化可的松 200 ~ 400 mg/d。3 ~ 5 d 后逐渐减量，改为口服。近几年来类固醇气雾剂相继问世，具有皮质激素的作用，但因主要在支气管黏膜部位吸收而少有皮质激素的不良反应，并可部分替代静脉或口服给药。市售者有必可酮、必可松（丙酸培氯松）及必酮碟等。

（4）助咳排痰，每日定时翻身、拍背，每 2 ~ 3 h 1 次，并及时吸痰或鼓励咯痰。虽然方法简便，却有较好效果。

（二）氧气疗法

缺氧是引起呼吸衰竭的直接原因，因此，积极纠正缺氧是治疗的中心环节，但在氧疗过程中应注意以下几个问题：

1. 对 Ⅱ 型呼吸衰竭患者主张低流量（1 ~ 2 L/min）、低浓度（24% ~ 28%）持续给氧。吸氧浓度可按下列公式推算：

实际吸氧浓度 %=21+4×O_2 流量（L）/min

力争在短期内将 PaO_2 提高到 7.80 kPa（60 mmHg）或以上，将 $PaCO_2$ 降至 7.31 kPa（55 mmHg）以下。如难以达到就借助于简易的人工辅助呼吸器。若在氧疗过程中 PaO_2 仍低于 7.31 ~ 8.0 kPa（55 ~ 60 mmHg），$PaO_2 > 9.3$ ~ 10.64 kPa（70 ~ 80 mmHg），应考虑机械通气。

2. Ⅰ 型呼吸衰竭。多为急性病，因无二氧化碳潴留，氧浓度可以提高到 50%，流量 4 ~ 5 L/min，将

PaO_2 提高到 9.3 ~ 10.6 kPa（70 ~ 80 mmHg）。待病情稳定后，逐渐减低氧浓度。

3. 给氧途径。常规依次采用鼻塞法、鼻导管法、面罩法等。对危重患者常规给氧无效时，考虑气管插管或气管切开术行机械通气给氧。

4. 给氧的温度与湿度。吸入的氧温度应保持在37℃，湿度80%左右。

（三）呼吸兴奋剂的使用

呼吸衰竭经常规治疗无效，PaO_2 过低，$PaCO_2$ 过高，或出现肺性脑病表现或呼吸节律、频率异常时，均可考虑使用。常用者有：

1. 尼可刹米

直接兴奋呼吸中枢，使呼吸加深加快，改善通气。剂量：1.5 ~ 3.0 g 溶于 5% 葡萄糖溶液 500 mL 内，静脉点滴。总量 < 5.0 g/d，一般 3 d 为一疗程，无效即停用。不良反应：恶心、呕吐、颜面潮红、面部肌肉抽搐等，但少有发生。

2. 吗乙苯吡酮

除具有直接兴奋呼吸中枢外，尚可通过颈动脉体化学感受器反射地兴奋呼吸中枢。该药特点是呼吸兴奋作用强，安全范围大，对改善低氧血症和高碳酸血症优于其他呼吸兴奋剂。剂量：140 mg/ 次（成人），以 5% 葡萄糖稀释，静脉滴注，每分钟 2 ~ 2.8 mg。

3. 阿米屈仑

本品为哌嗪衍化物，是外周性化学感受器激动剂，对改善通气功能，提高 PaO_2，降低 $PaCO_2$ 有较好的效果。一次用药作用可维持 6 h 以上，安全范围较宽，是一种比较理想的呼吸兴奋剂。剂量：100 mg/ 次，每日三次，口服。100 mg/ 次，也可静脉注射。

（四）气管插管与气管切开术

1. 适应证

肺性脑病或其早期经氧疗、呼吸兴奋剂等积极治疗后，PaO_2 继续下降，$PaCO_2$ 继续升高；痰液滞留不易排出。如病情变化急剧，危及生命，应立即行气管插管。估计病情不能短期恢复，以气管切开为宜。

2. 优缺点

气管插管或气管切开，均利于氧疗和呼吸机的使用。后者利于气管内给药，减少气道阻力，减少无效腔气，利于气管内的湿化和吸痰；缺点是护理和消毒隔离不当时，肺部易继发感染。前者简单易行，应急之举，但不宜久置。

（五）呼吸机的应用

1. 适应证

经综合治疗后，呼吸衰竭患者仍严重缺氧，或 $PaCO_2$ 不断上升；肺性脑病早期或其患者呼吸频率 > 40 次 /min 或 < 5 ~ 10 次 /min；自主呼吸微弱有意识障碍者；急性呼吸衰竭患者，短期吸入高浓度氧 [80% ~ 100% 后，PaO_2 仍 < 7.98 kPa（60 mmHg）]。

2. 呼吸机的选择

轻症可用507型呼吸器，操作简便，携带方便。但对严重、短期难以恢复的患者需采用机械人工呼吸机。

（六）纠正酸碱失衡与电解质紊乱

1. 酸碱失衡

呼吸性酸中毒：主要措施是积极改善通气，促使二氧化碳排除，已如前述。当 pH < 7.30 时应用三羟甲基氨基甲烷（THAM）进行纠正。该药是有机氨缓冲剂，与二氧化碳结合后形成 HCO_3^- 使 $PaCO_2$ 下降，提高 pH 值。剂量为 3.64% 溶液 200 mL 加 5% 葡萄糖 300 mL 静脉滴注，每日 1 ~ 2 次。快速大量滴注可致低血糖、低血压、恶心、呕吐、低血钙和呼吸抑制，应加以注意。

代谢性酸中毒：呼吸衰竭合并的代谢性酸中毒，多为乳酸性酸中毒，缺氧纠正后即可恢复。必要时可给 5% 碳酸氢钠纠正，如合并呼吸性酸中毒时不宜使用。因碳酸氢钠分解后形成更多的二氧化碳，使 $PaCO_2$ 更加增高。所以仍以选用 THAM 治疗为妥。

代谢性碱中毒：主要由低钾和 / 或低氯所致，所以应积极补充氯化钾、谷氨酸钾、精氨酸等。严重低氯，可用 20% 氯化铵 15 mL 加 5% 葡萄糖 300 mL，静脉滴注。

2. 电解质紊乱

常见的有低钾血症、低氯血症和低钠血症，多因摄入不足或排出过多所致，特别是利尿剂的使用不当。治疗主要是积极补钾、补氯，方法见前。低钠血症补充方法可按下列公式计算：

（正常血清钠 – 实测血清钠）×（体重 ×20%）= 应补充血钠量

首次剂量补充以总量的 1/3 为妥，尔后根据复查的血清钠再行调整。

（七）肺性脑病的防治

1. 去除诱因

诱发肺性脑病的因素已如前述，但需要再次强调的是 II 型呼吸衰竭 $PaCO_2$ 较高者禁用一切安眠药和镇静药。

2. 积极改善通气

纠正缺氧和二氧化碳潴留是抢救肺性脑病的关键性措施。当常规治疗无效时应果断地于肺性脑病早期行气管插管或气管切开术，进行机械通气，确保二氧化碳的排出和缺氧的纠正。

3. 呼吸兴奋剂的使用

肺性脑病或其早期是使用呼吸兴奋剂的适应证，已如前述。

4. 肾上腺皮质激素

可改善脑细胞的活性和代谢，增加机体的应激性。于肺性脑病早期投予大剂量琥珀酸氢化可的松 400 ～ 600 mg/d 或地塞米松 20 ～ 40 mg/d，静脉给药，效果较好，疗程 3 ～ 5 d。

5. 脱水疗法

缺氧和二氧化碳潴留均可导致脑水肿，严重者可发生致命性脑疝，应进行脱水治疗。但对慢性阻塞性疾病引起的呼吸衰竭和肺性脑病具有血液黏稠度增加、痰液不易咯出、微栓塞容易形成的特点，多数人主张采取轻度和中度脱水，并给以足够的胶体溶液，再辅以冰帽、降温等物理性措施。

6. 控制感染

积极控制感染，纠正酸碱失衡与电解质紊乱。

第二节　重症肺炎

肺炎是指终末气道、肺泡和肺间质的炎症，可由病原微生物、理化因素、免疫损伤、过敏及药物所致。细菌性肺炎是最常见的肺炎，也是最常见的感染性疾病之一。

目前肺炎按患病环境分成社区获得性肺炎（community-acquired pneumonia，CAP）和医院获得性肺炎（hospital-acquired pneumonia，HAP），CAP 是指在医院外罹患的感染性肺实质炎症，包括具有明确潜伏期的病原体感染而在入院后平均潜伏期内发病的肺炎。HAP 亦称医院内肺炎（nosocomial pneumonia，NP）。是指患者入院时不存在，也不处于潜伏期，而于入院 48 h 后在医院（包括老年护理院、康复院等）内发生的肺炎。HAP 还包括呼吸机相关性肺炎（ventilatorassociated pneumonia，VAP）和卫生保健相关性肺炎（healthcare associated pneumonia，HCAP）。CAP 和 HAP 年发病率分别约为 12/1 000 人口和 5 ～ 10/1000 住院患者，近年发病率有增加的趋势。肺炎病死率门诊肺炎患者 < 1% ～ 5%，住院患者平均为 12%，入住重症监护病房（ICU）者约 40%。发病率和病死率高的原因与社会人口老龄化、吸烟、伴有基础疾病和免疫功能低下有关，如慢性阻塞性肺病、心力衰竭、肿瘤、糖尿病、尿毒症、神经疾病、药瘾、嗜酒、艾滋病、久病体衰、大型手术、应用免疫抑制剂和器官移植等。此外，亦与病原体变迁、耐药菌增加、HAP 发病率增加、病原学诊断困难、不合理使用抗生素和部分人群贫困化加剧等有关。

重症肺炎至今仍无普遍认同的定义，需入住 ICU 者可认为是重症肺炎。目前一般认为，如果肺炎患者的病情严重到需要通气支持（急性呼吸衰竭、严重气体交换障碍伴高碳酸血症或持续低氧血症）、循环支持（血流动力学障碍、外周低灌注）及加强监护治疗（肺炎引起的脓毒症或基础疾病所致的其他器官功能障碍）时可称为重症肺炎。

一、病因和发病机制

正常的呼吸道免疫防御机制（支气管内黏液 – 纤毛运载系统、肺泡巨噬细胞等细胞防御的完整性等）使气管隆凸以下的呼吸道保持无菌。是否发生肺炎决定于两个因素：病原体和宿主因素。如果病原体数量多，毒力强和（或）宿主呼吸道局部和全身免疫防御系统损害，即可发生肺炎。病原体可通过下列途径引起社区获得性肺炎：①空气吸入。②血行播散。③邻近感染部位蔓延。④上呼吸道定植菌的误吸。医院获得性肺炎还可通过误吸胃肠道的定植菌（胃食管反流）和通过人工气道吸入环境中的致病菌引起。病原体直接抵达下呼吸道后，滋生繁殖，引起肺泡毛细血管充血、水肿，肺泡内纤维蛋白渗出及细胞浸润。

二、诊断

（一）临床表现特点

1. 社区获得性肺炎

（1）新近出现的咳嗽、咳痰或原有呼吸道疾病症状加重，并出现脓性痰，伴或不伴胸痛。

（2）发热。

（3）肺实变体征和（或）闻及湿性啰音。

（4）白细胞 $> 10 \times 10^9/L$ 或 $< 4 \times 10^9/L$，伴或不伴细胞核左移。

（5）胸部 X 线检查显示片状、斑片状浸润性阴影或间质性改变，伴或不伴胸腔积液。

以上（1）～（4）项中任何（1）项加第（5）项，除外非感染性疾病可做出诊断。CAP 常见病原体为肺炎链球菌、支原体、衣原体、流感嗜血杆菌和呼吸病毒（甲、乙型流感病毒，腺病毒、呼吸合胞病毒和副流感病毒）等。

2. 医院获得性肺炎

住院患者 X 线检查出现新的或进展的肺部浸润影加上下列 3 个临床症候中的 2 个或以上可以诊断为肺炎。

（1）发热超过 38℃。

（2）血白细胞增多或减少。

（3）脓性气道分泌物。

HAP 的临床表现、实验室和影像学检查特异性低，应注意与肺不张、心力衰竭和肺水肿、基础疾病肺侵犯、药物性肺损伤、肺栓塞和急性呼吸窘迫综合征等相鉴别。无感染高危因素患者的常见病原体依次为肺炎链球菌、流感嗜血杆菌、金黄色葡萄球菌、大肠杆菌、肺炎克雷白杆菌等；有感染高危因素患者为金黄色葡萄球菌、铜绿假单胞菌、肠杆菌属、肺炎克雷白杆菌等。

（二）重症肺炎的诊断标准

不同国家制订的重症肺炎的诊断标准有所不同，各有优缺点，但一般均注重对客观生命体征、肺部病变范围、器官灌注和氧合状态的评估，临床医生可根据具体情况选用。以下列出目前常用的几项诊断标准。

1. 中华医学会呼吸病学分会 2006 年颁布的重症肺炎诊断标准

（1）意识障碍。

（2）呼吸频率 ≥ 30 次 /min。

（3）$PaO_2 < 8.0$ kPa（60 mmHg）、氧合指数（PaO_2/FiO_2） < 39.90 kPa（300 mmHg），需行机械通气治疗。

（4）动脉收缩压 < 12.0 kPa（90 mmHg）。

（5）并发脓毒性休克。

（6）X 线胸片显示双侧或多肺叶受累，或入院 48 h 内病变扩大 $\geq 50\%$。

（7）少尿：尿量 < 20 mL/h，或 < 80 mL/4 h，或急性肾衰竭需要透析治疗。

符合 1 项或以上者可诊断为重症肺炎。

2. 美国感染病学会（IDSA）和美国胸科学会（ATS）2007 年新修订的诊断标准

具有 1 项主要标准或 3 项或以上次要标准可认为是重症肺炎，需要入住 ICU。

（1）主要标准：①需要有创通气治疗。②脓毒性休克需要血管收缩剂。

（2）次要标准：①呼吸频率 $\geq$ 30 次 /min，② $PaO_2/FiO_2 \leq$ 250。③多叶肺浸润。④意识障碍 / 定向障碍。⑤尿毒症（BUN $\geq$ 7.14 mmol/L）。⑥白细胞减少（白细胞 < 4×10^9/L）。⑦血小板减少（血小板 < 10 万 $\times 10^9$/L）。⑧低体温 < 36℃）。⑨低血压需要紧急的液体复苏。

说明：①其他指标也可认为是次要标准，包括低血糖（非糖尿病患者）、急性酒精中毒 / 酒精戒断、低钠血症、不能解释的代谢性酸中毒或乳酸升高、肝硬化或无脾。②需要无创通气也可等同于次要标准的①和②，③白细胞减少仅系感染引起。

3. 英国胸科学会（BTS）2001 年制订的 CURB（confusion，urea，respiratory rate and bloodpressure，CURB）标准。

标准一：存在以下 4 项核心标准的 2 项或以上即可诊断为重症肺炎：①新出现的意识障碍。②尿素氮（BUN > 7 mmol/L）。③呼吸频率 $\geq$ 30 次 /min。④收缩压 < 12.0 kPa（90 mmHg）或舒张压 $\leq$ 8.0 kPa（60 mmHg）。

CURB 标准比较简单、实用，应用起来较为方便。

标准二：

（1）存在以上 4 项核心标准中的 1 项且存在以下 2 项附加标准时须考虑有重症倾向。附加标准包括：① PaO_2 < 8.0 kPa（60 mmHg）/SaO_2 < 92%（任何 FiO_2）。②胸片提示双侧或多叶肺炎。

（2）不存在核心标准但存在 2 项附加标准并同时存在以下 2 项基础情况时也须考虑有重症倾向。基础情况包括：①年龄 $\geq$ 50 岁。②存在慢性基础疾病。

如存在标准二中（1）（2）两种有重症倾向的情况时需结合临床进行进一步评判。在（1）情况下需至少 12 h 后进行一次再评估。

CURB-65 即改良的 CURB 标准，标准在符合下列 5 项诊断标准中的 3 项或以上时即考虑为重症肺炎，需考虑收入 ICU 治疗：①新出现的意识障碍。② BUN > 7 mmol/L。③呼吸频率 $\geq$ 30 次 /min。④收缩压 < 12.0 kPa（90 mmHg）或舒张压 $\leq$ 8.0 kPa（60 mmHg）。⑤年龄 $\geq$ 65 岁。

（三）严重度评价

评价肺炎病情的严重程度对于决定在门诊或入院治疗甚或 ICU 治疗至关重要。肺炎临床的严重性决定于三个主要因素：局部炎症程度，肺部炎症的播散和全身炎症反应。除此之外，患者如有下列其他危险因素会增加肺炎的严重度和死亡危险。

1. 病史

年龄 > 65 岁；存在基础疾病或相关因素，如慢性阻塞性肺疾病（COPD）、糖尿病、充血性心力衰竭、慢性肾功能不全、慢性肝病、一年内住过院、疑有误吸、神志异常、脾切除术后状态、长期嗜酒或营养不良。

2. 体征

呼吸频率 > 30 次 /min；脉搏 $\geq$ 120 次 /min；血压 < 12.0/8.0 kPa（90/60 mmHg）；体温 $\geq$ 40℃ 或 $\leq$ 35℃；意识障碍；存在肺外感染病灶如败血症，脑膜炎。

3. 实验室和影像学异常

白细胞 > 20×10^9/L 或 < 4×10^9/L，或中性粒细胞计数 < 1×10^9/L；呼吸空气时 PaO_2 < 8.0 kPa（60 mmHg）、PaO_2/FiO_2 < 39.9 kPa（300 mmHg），或 $PaCO_2$ > 6.7 kPa（50 mmHg）；血肌酐 > 106 μmol/L 或 BUN > 7.1 mmol/L；血红蛋白 < 90 g/L 或血细胞比容 < 30%；血浆清蛋白 < 25 g/L；败血症或弥漫性血管内凝血（DIC）的证据，如血培养阳性、代谢性酸中毒、凝血酶原时间和部分凝血活酶时间延长、血小板减少；X 线胸片病变累及一个肺叶以上、出现空洞、病灶迅速扩散或出现胸腔积液。

为使临床医师更精确地做出入院或门诊治疗的决策，近几年用评分方法作为定量的方法在临床上得到了广泛的应用。PORT（肺炎患者预后研究小组（pneumonia outcomes research team）评分系统（表 6-1）

是目前常用的评价社区获得性肺炎（community acquired pneumonia，CAP）严重度以及判断是否必须住院的评价方法，其也可用于预测 CAP 患者的病死率。其预测死亡风险分级如下：1～2级，≤70分，病死率 0.1%～0.6%；3级，71～90分，病死率 0.9%；4级，91～130分，病死率 9.3%；5级，＞130分，病死率 27.0%。PORT 评分系统因可以避免过度评价肺炎的严重度而被推荐使用，即其可保证一些没必要住院的患者在院外治疗。

表6-1　PORT 评分系统

患者特征	分值	患者特征	分值	患者特征	分值
年龄		脑血管疾病	10	实验室和放射学检查	
男性	−10	肾脏疾病	10	pH＜7.35	30
女性	+10	体格检查		BUN＞11 mmol/L(＞30 mg/dL)	20
住护理院		神志改变	20	Na+＜130 mmol/L	20
并存疾病		呼吸频率＞30 次/min	20	葡萄糖＞14 mmol/L(＞250 mg/dL)	10
肿瘤性疾病	30	收缩血压＜12.0 kPa(90 mmHg)	20	血细胞比容＜30%	10
肝脏疾病	20	体温＜35℃或＞40℃	15	PaO$_2$＜8.0 kPa(60 mmHg)	10
充血性心力衰竭	10	脉率＞12 次/min	10	胸腔积液	10

为避免评价 CAP 肺炎患者的严重度不足，可使用改良的 BTS 重症肺炎标准：呼吸频率≥30 次/min，舒张压≤8.0 kPa（60 mmHg），BUN＞6.8 mmol/L，意识障碍。四个因素中存在两个可确定患者的死亡风险更高。此标准因简单易用，且能较准确地确定 CAP 的预后而被广泛应用。

临床肺部感染积分（clinical pulmonary infection score，CPIS）（表 6-2）则主要用于医院获得性肺炎（hospital acquired pneumonia，HAP）包括呼吸机相关性肺炎（ventilator-associatedpneumonia，VAP）的诊断和严重度判断，也可用于监测治疗效果。此积分从 0～12 分，积分 6 分时一般认为有肺炎。

表6-2　临床肺部感染积分评分表

参数	标准	分值
体温	≥36.5℃，≤38.4℃	0
	≥38.5～38.9℃	1
	≥39℃，或≤36℃	2
白细胞计数（×10^9）	≥4.0，≤11.0	0
	＜4.0，＞11.0	1
	杆状核白细胞	2
气管分泌物	＜14+ 吸引	0
	≥14+ 吸引	1
	脓性分泌物	2
氧合指数（PaO$_2$/FiO$_2$）	＞240 或急性呼吸窘迫综合征	0
	≤240	2
胸部 X 线	无渗出	0
	弥漫性渗出	1
	局部渗出	2
半定量气管吸出物培养（0，1+，2+，3+）	病原菌≤1+ 或无生长	0
	病原菌≥1+	1
	革兰染色发现与培养相同的病原菌	2

三、治疗

（一）临床监测

1. 体征监测

监测重症肺炎的体征是一项简单、易行和有效的方法，患者往往有呼吸频率和心率加快、发绀、肺部病变部位湿啰音等。目前多数指南都把呼吸频率加快（≥ 30 次 /min）作为重症肺炎诊断的主要或次要标准。意识状态也是监测的重点，神志模糊、意识不清或昏迷提示重症肺炎可能性。

2. 氧合状态和代谢监测

PaO_2、PaO_2/FiO_2、pH、混合静脉血氧分压（PvO_2）、胃张力测定、血乳酸测定等都可对患者的氧合状态进行评估。单次的动脉血气分析一般仅反映患者瞬间的氧合情况；重症患者或有病情明显变化者应进行系列血气分析或持续动脉血气监测。

3. 胸部影像学监测

重症肺炎患者应进行系列 X 线胸片监测，主要目的是及时了解患者的肺部病变是进展还是好转，是否合并有胸腔积液、气胸，是否发展为肺脓肿、急性呼吸窘迫综合征（acute respiratory distress syndrome，ARDS）等。检查的频度应根据患者的病情而定，如要了解病变短期内是否增大，一般每 48 h 进行一次检查评价；如患者临床情况突然恶化（呼吸窘迫、严重低氧血症等），在不能除外合并气胸或进展至 ARDS 时，应短期内复查；而当患者病情明显好转及稳定时，一般可 10 ~ 14 d 后复查。

4. 血流动力学监测

重症肺炎患者常伴有脓毒症，可引起血流动力学的改变，故应密切监测患者的血压和尿量。这 2 项指标比较简单、易行，且非常可靠，应作为常规监测的指标。中心静脉压的监测可用于指导临床补液量和补液速度。部分重症肺炎患者可并发中毒性心肌炎或 ARDS，如临床上难于区分时应考虑行漂浮导管检查。

5. 器官功能监测

包括脑功能、心功能、肾功能、胃肠功能、血液系统功能等，进行相应的血液生化和功能检查。一旦发现异常，要积极处理，注意防止多器官功能障碍综合征（multiple organ dysfunction syndrome，MODS）的发生。

6. 血液监测

包括外周血白细胞计数、C- 反应蛋白、降钙素原、血培养等。

（二）抗生素治疗

经验性联合应用抗生素治疗重症肺炎的理论依据是联合应用能够覆盖可能的微生物并预防耐药的发生。对于铜绿假单胞菌肺炎，联用 β 内酰胺类和氨基糖苷类具有潜在的协同作用，优于单药治疗；然而氨基糖苷类抗生素的抗菌谱窄，毒性大，特别是对于老年患者，其肾损害的发生率比较高。临床应用氨基糖苷类时要注意其为浓度依赖性抗生素，一般要用足够剂量、提高峰药浓度以提高疗效，同时也应避免与毒性相关的谷浓度的升高。在监测药物的峰浓度时，庆大霉素和妥布霉素 > 7 μg/mL，或阿米卡星 > 28 μg/mL 的效果较好。氨基糖苷类的另一个不足是对支气管分泌物的渗透性较差，仅能达到血药浓度的 40%。此外，肺炎患者的支气管分泌物 pH 较低，在这种环境下许多抗生素活性都降低。因此，有时联合应用氨基糖苷类抗生素并不能增加疗效，反而增加了肾毒性。

目前对于重症肺炎，抗生素的单药治疗也已得到临床医生的重视。新的头孢菌素、碳青霉烯类、其他 β 内酰胺类和氟喹诺酮类抗生素由于抗菌效力强、广谱，并且耐细菌 β 内酰胺酶，故可用于单药治疗。即使对于重症 HAP，只要不是耐多药的病原体，如铜绿假单胞菌、不动杆菌和耐甲氧西林金黄色葡萄球菌（MRSA）等，仍可考虑抗生素的单药治疗。对重症 VAP 有效的抗生素一般包括亚胺培南、美罗培南、头孢吡肟和哌拉西林 / 他唑巴坦。对于重症肺炎患者来说，临床上的初始治疗常联用多种抗生素，在获得细菌培养结果后，如果没有高度耐药的病原体就可以考虑转为针对性的单药治疗。

临床上一般认为不适合单药治疗的情况包括：①可能感染革兰氏阳性、革兰阴性菌和非典型病原体的重症 CAP。②怀疑铜绿假单胞菌或肺炎克雷白杆菌的菌血症。③可能是金黄色葡萄球菌和铜绿假单胞菌感染的 HAP。三代头孢菌素不应用于单药治疗，因其在治疗中易诱导肠杆菌属细菌产生 β 内酰胺酶而导致耐药发生。

对于重症 VAP 患者，如果为高度耐药病原体所致的感染则联合治疗是必要的。目前有三种联合用药方案：① β 内酰胺类联合氨基糖苷类：在抗铜绿假单胞菌上有协同作用，但也应注意前面提到的氨基糖苷类的毒性作用。②2个β内酰胺类联合使用：因这种用法会诱导出对两种药同时耐药的细菌，故虽然有过成功治疗的报道，仍不推荐使用。③β内酰胺类联合氟喹诺酮类：虽然没有抗菌协同作用，但也没有潜在的拮抗作用氟喹诺酮类对呼吸道分泌物穿透性很好，对其疗效有潜在的正面影响。

对于铜绿假单胞菌所致的重症肺炎，联合治疗往往是必要的。抗假单胞菌的β内酰胺类抗生素包括青霉素类的哌拉西林、阿洛西林、氨苄西林、替卡西林、阿莫西林；第三代头孢菌素类的头孢他啶、头孢哌酮；第四代头孢菌素类的头孢吡肟；碳青霉烯类的亚胺培南、美罗培南；单酰胺类的氨曲南（可用于青霉素类过敏的患者）；β内酰胺类/β内酰胺酶抑制剂复合剂的替卡西林/克拉维酸钾、哌拉西林/他唑巴坦。其他的抗假单胞菌抗生素还有氟喹诺酮类和氨基糖苷类。

1. 重症CAP的抗生素治疗

重症CAP患者的初始治疗应针对肺炎链球菌（包括耐药肺炎链球菌）、流感嗜血杆菌、军团菌和其他非典型病原体某些有危险因素的患者还有可能为肠道革兰阴性菌属包括铜绿假单胞菌的感染。无铜绿假单胞菌感染危险因素的CAP患者可使用β内酰胺类联合大环内酯类或氟喹诺酮类（如左氧氟沙星、加替沙星、莫西沙星等）。因目前为止还没有确立单药治疗重症CAP的方法，所以很难确定其安全性、有效性（特别是并发脑膜炎的肺炎）或用药剂量。可用于重症CAP并经验性覆盖耐药肺炎链球菌的β内酰胺类抗生素有头孢曲松、头孢噻肟、亚胺培南、美罗培南、头孢吡肟、氨苄西林/舒巴坦或哌拉西林/他唑巴坦。目前高达40%的肺炎链球菌对青霉素或其他抗生素耐药，其机制不是β内酰胺酶介导而是青霉素结合蛋白的改变。虽然不少β内酰胺类和氟喹诺酮类抗生素对这些病原体有效，但对耐药肺炎链球菌肺炎并发脑膜炎的患者应使用万古霉素治疗。如果患者有假单胞菌感染的危险因素（如支气管扩张、长期使用抗生素、长期使用糖皮质激素）应联合使用抗假单胞菌抗生素并应覆盖非典型病原体，如环丙沙星加抗假单胞菌β内酰胺类，或抗假胞菌β内酰胺类加氨基糖苷类加大环内酯类或氟喹诺酮类。

临床上选取任何治疗方案都应根据当地抗生素耐药的情况、流行病学和细菌培养及实验室结果进行调整。关于抗生素的治疗疗程目前也很少有资料可供参考，应考虑感染的严重程度，菌血症、多器官功能衰竭、持续性全身炎症反应和损伤等。一般来说，根据疾病的严重程度和宿主免疫抑制的状态，肺炎链球菌肺炎疗程为7~10 d，军团菌肺炎的疗程需要14~21 d。ICU的大多数治疗都是通过静脉途径的，但近期的研究表明只要病情稳定、没有发热，即使对危重患者，3 d静脉给药后亦可转为口服治疗，即序贯或转换治疗。转换为口服治疗的药物可选择氟喹诺酮类，因其生物利用度高，口服治疗也可达到同静脉给药一样的血药浓度。

由于嗜肺军团菌在重症CAP的相对重要性，应特别注意其的治疗方案。虽然目前有很多体外有抗军团菌活性的药物，但在治疗效果上仍缺少前瞻性、随机对照研究的资料。回顾性的资料和长期临床经验支持使用红霉素4 g/d治疗住院的军团菌肺炎患者。在多肺叶病变、器官功能衰竭或严重免疫抑制的患者，在治疗的前3~5 d应加用利福平。其他大环内酯类（克拉霉素和阿奇霉素）也有效。除上述之外可供选择的药物有氟喹诺酮类（环丙沙星、左氧氟沙星、加替沙星、莫西沙星）或多西环素。氟喹诺酮类在治疗军团菌肺炎的动物模型中特别有效。

2. 重症HAP的抗生素治疗

HAP应根据患者的情况和最可能的病原体而采取个体化治疗。对于早发的（住院4 d内起病者）重症肺炎患者而没有特殊病原体感染危险因素者，应针对"常见病原体"治疗。这些病原体包括肺炎链球菌、流感嗜血杆菌、甲氧西林敏感的金黄色葡萄球菌和非耐药的革兰氏阴性细菌。抗生素可选择第二代、第三代、第四代头孢菌素、β内酰胺类/β内酰胺酶抑制剂复合剂、氟喹诺酮类或联用克林霉素和氨曲南。

对于任何时间起病、有特殊病原体感染危险因素的轻中症肺炎患者，有感染"常见病原体"和其他病原体危险者，应评估危险因素来指导治疗：如果有近期腹部手术或明确的误吸史，应注意厌氧菌，可在主要抗生素基础上加用克林霉素或单用β内酰胺类/β内酰胺酶抑制剂复合剂；如果患者有昏迷或有头部创伤、肾衰竭或糖尿病史，应注意金黄色葡萄球菌感染，需针对性选择有效的抗生素；如果患者起病前使用过大剂量的糖皮质激素，或近期有抗生素使用史，或长期ICU住院史，即使患者的HAP并不严重，也应经验性治疗耐药病原体。治疗方法是联用两种抗假单胞菌抗生素，如果气管抽吸物革兰染色见阳性球菌还需加用万古霉素（或可使用利奈唑胺或奎奴普丁 / 达福普汀）。所有的患者，特别是气管插管的 ICU 患者，经验性用药必须持续到痰培养结果出来之后。如果无铜绿假单胞菌或其他耐药革兰氏阴性细菌感染，则可根据药敏情况使用单一药物治疗。非耐药病原体的重症 HAP 患者可用任何以下单一药物治疗：亚胺培南、美罗培南、哌拉西林 / 他唑巴坦或头孢吡肟。

ICU 中 HAP 的治疗也应根据当地抗生素敏感情况，以及当地经验和对某些抗生素的偏爱而调整。每个 ICU 都有它自己的微生物药敏情况，而且这种情况随时间而变化，因而有必要经常更新经验用药的策略。经验用药中另一个需要考虑的是"抗生素轮换"策略，它是指标准经验治疗过程中有意更改抗生素使细菌暴露于不同的抗生素从而减少抗生素耐药的选择性压力，达到减少耐药病原体感染发生率的目的。"抗生素轮换"策略目前仍在研究之中，还有不少问题未能明确，包括每个用药循环应该持续多久？应用什么药物进行循环？这种方法在内科和外科患者的有效性分别有多高？循环药物是否应该针对革兰氏阳性细菌同时也针对革兰氏阴性细菌等。

在某些患者中，雾化吸入这种局部治疗可用以弥补全身用药的不足。氨基糖苷类雾化吸入可能有一定的益处，但只用于革兰氏阴性细菌肺炎全身治疗无效者。多黏菌素雾化吸入也可用于耐药铜绿假单胞菌的感染。

对于初始经验治疗失败的患者，应该考虑其他感染性或非感染性的诊断，包括肺曲霉感染。对持续发热并有持续或进展性肺部浸润的患者可经验性使用两性霉素 B。虽然传统上应使用开

放肺活检来确定其最终诊断，但临床上是否活检仍应个体化。临床上还应注意其他的非感染性肺部浸润的可能性。

（三）支持治疗

支持治疗主要包括液体补充、血流动力学、通气和营养支持，起到稳定患者状态的作用，而更直接的治疗仍需要针对患者的基础病因。流行病学证据显示营养不良影响肺炎的发病和危重患者的预后。同样，临床资料也支持肠内营养可以预防肺炎的发生，特别是对于创伤的患者。对于严重脓毒症和多器官功能衰竭的分解代谢旺盛的重症肺炎患者，在起病 48 h 后应开始经肠内途径进行营养支持，一般把导管插入到空肠进行喂养以避免误吸；如果使用胃内喂养，最好是维持患者半卧体位以减少误吸的风险。

（四）胸部理疗

拍背、体位引流和振动可以促进黏痰排出的效果尚未被证实。胸部理疗难以广泛应用的局限在于：①其有效性未被证实，特别是不能减少患者的住院时间。②费用高，需要专人使用。③有时引起 PaO_2 的下降。目前的经验是胸部理疗对于脓痰过多（ > 30 mL/d）或严重呼吸肌疲劳不能有效咳嗽的患者是最为有用的，例如对囊性纤维化、COPD 和支气管扩张的患者。

使用自动化病床的侧翻疗法，有时加以振动叩击，是一种有效地预防外科创伤及内科患者肺炎的方法，但其地位仍不确切。

（五）促进痰液排出

雾化和湿化可降低痰的黏度，因而可改善不能有效咳嗽患者的排痰，然而雾化产生的大多水蒸气都沉积在上呼吸道并引起咳嗽，一般并不影响痰的流体特性。目前很少有数据支持湿化能特异性地促进细菌清除或肺炎吸收的观点。乙酰半胱氨酸能破坏痰液的二硫键，有时也用于肺炎患者的治疗，但由于其刺激性因而在临床应用上受到一定限制。痰中的 DNA 增加了痰液黏度，重组的 DNA 酶能裂解 DNA，已证实在囊性纤维化患者中有助于改善症状和肺功能，但对肺炎患者其价值尚未被证实。支气管舒张药也能促进黏液排出和纤毛运动频率，对 COPD 合并肺炎的患者有效。

第三节　重症哮喘

支气管哮喘（简称哮喘）是常见的慢性呼吸道疾病之一，近年来其患病率在全球范围内有逐年增加的趋势，参照全球哮喘防治创议（GINA）和我国 2008 年版支气管哮喘防治指南，将定义重新修订为哮

喘是由多种细胞包括气道的炎性细胞和结构细胞（如嗜酸性粒细胞、肥大细胞、T淋巴细胞、中性粒细胞、平滑肌细胞、气道上皮细胞等）和细胞组分参与的气道慢性炎症性疾病。这种慢性炎症导致气道高反应性，通常出现广泛多变的可逆性气流受限，并引起反复发作性的喘息、气急、胸闷或咳嗽等症状，常在夜间和（或）清晨发作、加剧，多数患者可自行缓解或经治疗缓解。如果哮喘急性发作，虽经积极吸入糖皮质激素（≤1 000 μg/d）和应用长效 $β_2$ 受体激动药或茶碱类药物治疗数小时，病情不缓解或继续恶化；或哮喘呈暴发性发作，哮喘发作后短时间内即进入危重状态，则称为重症哮喘。如病情不能得到有效控制，可迅速发展为呼吸衰竭而危及生命，故需住院治疗。

一、病因和发病机制

（一）病因
哮喘的病因还不十分清楚，目前认为同时受遗传因素和环境因素的双重影响。

（二）发病机制
哮喘的发病机制不完全清楚，可能是免疫-炎症反应、神经机制和气道高反应性及其之间的相互作用。重症哮喘目前已经基本明确的发病因素主要有以下几种：

1. 诱发因素的持续存在

诱发因素的持续存在使机体持续地产生抗原-抗体反应，发生气道炎症、气道高反应性和支气管痉挛，在此基础上，支气管黏膜充血水肿、大量黏液分泌并形成黏液栓，阻塞气道。

2. 呼吸道感染

细菌、病毒及支原体等的感染可引起支气管黏膜充血肿胀及分泌物增多，加重气道阻塞；某些微生物及其代谢产物还可以作为抗原引起免疫-炎症反应，使气道高反应性加重。

3. 糖皮质激素使用不当

长期使用糖皮质激素常常伴有下丘脑-垂体-肾上腺皮质轴功能抑制，突然减量或停用，可造成体内糖皮质激素水平的突然降低，造成哮喘的恶化。

4. 脱水、痰液黏稠、电解质紊乱

哮喘急性发作时，呼吸道丢失水分增加、多汗造成机体脱水，痰液黏稠不易咳出而阻塞大小气道，加重呼吸困难，同时由于低氧血症可使无氧酵解增加，酸性代谢产物增加，合并代谢性酸中毒，使病情进一步加重。

5. 精神心理因素

许多学者提出心理社会因素通过对中枢神经、内分泌和免疫系统的作用而导致哮喘发作，是使支气管哮喘发病率和死亡率升高的一个重要因素。

二、病理生理

重症哮喘的支气管黏膜充血水肿、分泌物增多甚至形成黏液栓以及气道平滑肌的痉挛导致呼吸道阻力在吸气和呼气时均明显升高，小气道阻塞，肺泡过度充气，肺内残气量增加，加重吸气肌肉的负荷，降低肺的顺应性，内源性呼气末正压（PEEPi）增大，导致吸气功耗增大。小气道阻塞，肺泡过度充气，相应区域毛细血管的灌注减低，引起肺泡通气/血流（V/Q）比例的失调，患者常出现低氧血症，多数患者表现为过度通气，通常 $PaCO_2$ 降低，若 $PaCO_2$ 正常或升高，应警惕呼吸衰竭的可能性或是否已经发生了呼吸衰竭。重症哮喘患者，若气道阻塞不迅速解除，潮气量将进行性下降，最终将会发生呼吸衰竭。哮喘发作持续不缓解，也可能出现血液循环的紊乱。

三、临床表现

1. 症状

重症哮喘患者常出现极度严重的呼气性呼吸困难、被迫采取坐位或端坐呼吸、干咳或咳大量白色泡沫痰、不能讲话、紧张、焦虑、恐惧、大汗淋漓。

2. 体征

患者常出现呼吸浅快，呼吸频率 > 30/min，可有三凹征，呼气期两肺满布哮鸣音，也可哮鸣

音不出现，即所谓的"寂静胸"，心率增快（ > 120/min），可有血压下降，部分患者出现奇脉、胸腹反常运动、意识障碍，甚至昏迷。

四、实验室检查和其他检查

1. 痰液检查

哮喘患者痰涂片显微镜下可见到较多嗜酸性粒细胞、脱落的上皮细胞。

2. 呼吸功能检查

哮喘发作时，呼气流速指标均显著下降，第 1 秒钟用力呼气容积（FEV_1）、第 1 秒钟用力呼气容积占用力肺活量比值（$FEV_1/FVC\%$，即 1 秒率）以及呼气峰值流速（PEF）均减少。肺容量指标可见用力肺活量减少、残气量增加、功能残气量和肺总量增加、残气占肺总量百分比增高。大多数成人哮喘患者呼气峰值流速 < 50% 预计值则提示重症发作，呼气峰值流速 < 33% 预计值提示危重或致命性发作，需做血气分析检查以监测病情。

3. 血气分析

由于气道阻塞且通气分布不均，通气 / 血流比例失衡，大多数重症哮喘患者有低氧血症，$PaO_2 < 8.0$ kPa（60 mmHg），少数患者 $PaO_2 < 6.0$ kPa（45 mmHg），过度通气可使 $PaCO_2$ 降低，pH 上升，表现为呼吸性碱中毒；若病情进一步发展，气道阻塞严重，可有缺氧及 CO_2 潴留，$PaCO_2$ 上升，血 pH 下降，出现呼吸性酸中毒；若缺氧明显，可合并代谢性酸中毒。$PaCO_2$ 正常往往是哮喘恶化的指标，高碳酸血症是哮喘危重的表现，需给予足够的重视。

4. 胸部 X 线检查

早期哮喘发作时可见两肺透亮度增强，呈过度充气状态，并发呼吸道感染时可见肺纹理增加及炎性浸润阴影。重症哮喘要注意气胸、纵隔气肿及肺不张等并发症的存在。

5. 心电图检查

重症哮喘患者心电图常表现为窦性心动过速、电轴右偏、偶见肺性 P 波。

五、诊断

1. 哮喘的诊断标准

（1）反复发作喘息、气急、胸闷或咳嗽，多与接触变应原、冷空气、物理化学性刺激以及病毒性上呼吸道感染、运动等有关。

（2）发作时双肺可闻及散在或弥漫性、以呼气相为主的哮鸣音，呼气相延长。

（3）上述症状和体征可经治疗缓解或自行缓解。

（4）除外其他疾病所引起的喘息、气急、胸闷和咳嗽。

（5）临床表现不典型者（如无明显喘息或体征），应至少具备以下 1 项试验阳性：①支气管激发试验或运动激发试验阳性。②支气管舒张试验阳性，第 1 s 用呼气容积增加 ≥ 12%，且第 1 s 用呼气容积增加绝对值 ≥ 200 mL。③呼气峰值流速日内（或 2 周）变异率 ≥ 20%。

符合（1）~（4）条或（4）~（5）条者，可以诊断为哮喘。

2. 哮喘的分期及分级

根据临床表现哮喘可分为急性发作期、慢性持续期和临床缓解期。急性发作是指喘息、气促、咳嗽、胸闷等症状突然发生，或原有症状急剧加重，常有呼吸困难，以呼气流量降低为特征，常因接触变应原、刺激物或呼吸道感染诱发。哮喘急性发作时病情严重程度可分为轻度、中度、重度、危重四级（表6-3）。

表6-3　哮喘急性发作时病情严重程度的分级

临床特点	轻度	中度	重度	危重
气短	步行、上楼时	稍事活动	休息时	
体位	可平卧	喜坐位	端坐呼吸	
谈话方式	连续成句	常有中断	仅能说出字和词	不能说话
精神状态	可有焦虑或尚安静	时有焦虑或烦躁	常有焦虑、烦躁	嗜睡、意识模糊
出汗	无	有	大汗淋漓	
呼吸频率 (/min)	轻度增加	增加	> 30	
辅助呼吸肌活动及三凹征	常无	可有	常有	胸腹矛盾运动
哮鸣音	散在，呼气末期	响亮、弥漫	响亮、弥漫	减弱、甚至消失
脉率 (/min)	< 100	100 ~ 120	> 120	脉率变慢或不规则
奇脉（深吸气时收缩压下降，mmHg）	无，< 10	可有，10 ~ 25	常有，> 25	无
使用 β_2 受体激动药后呼气峰值流速占预计值或个人最佳值 %	> 80%	60% ~ 80%	60% 或 < 100 L/min 或作用时间 < 2 h	
PaO_2(吸空气，mmHg)	正常	≥ 60	< 60	60
$PaCO_2$(mmHg)	< 45	≤ 45	> 45	> 45
SaO_2(吸空气，%)	> 95	91 ~ 95	≤ 90	≤ 90
pH				降低

注：1 mmHg × 0.133=1 kPa

六、鉴别诊断

1. 左侧心力衰竭引起的喘息样呼吸困难

（1）患者多有高血压、冠状动脉粥样硬化性心脏病、风湿性心脏病和二尖瓣狭窄等病史和体征。

（2）阵发性咳嗽，咳大量粉红色泡沫痰，两肺可闻及广泛的湿啰音和哮鸣音，左心界扩大，心率增快，心尖部可闻及奔马律。

（3）胸部 X 线及心电图检查符合左心病变。

（4）鉴别困难时，可雾化吸入 β_2 受体激动药或静脉注射氨茶碱缓解症状后，进一步检查，忌用肾上腺素或吗啡，以免造成危险。

2. 慢性阻塞性肺疾病

（1）中老年人多见，起病缓慢、病程较长，多有长期吸烟或接触有害气体的病史。

（2）慢性咳嗽、咳痰，晨间咳嗽明显，气短或呼吸困难逐渐加重。有肺气肿体征，两肺可闻及湿啰音。

（3）慢性阻塞性肺疾病急性加重期和哮喘区分有时十分困难，用支气管扩张药和口服或吸入激素做治疗性试验可能有所帮助。慢性阻塞性肺疾病也可与哮喘合并同时存在。

3. 上气道阻塞

（1）呼吸道异物者有异物吸入史。

（2）中央型支气管肺癌、气管支气管结核、复发性多软骨炎等气道疾病，多有相应的临床病史。

（3）上气道阻塞一般出现吸气性呼吸困难。

（4）胸部 X 线摄片、CT、痰液细胞学或支气管镜检查有助于诊断。

（5）平喘药物治疗效果不佳。

此外，应和变态反应性肺浸润、自发性气胸等相鉴别。

七、急诊处理

哮喘急性发作的治疗取决于发作的严重程度以及对治疗的反应。对于具有哮喘相关死亡高危因素的患者，应给予高度重视。高危患者包括：①曾经有过气管插管和机械通气的濒于致死性哮喘的病史。②在过去1年中因为哮喘而住院或看急诊。③正在使用或最近刚刚停用口服糖皮质激素。④目前未使用吸入糖皮质激素。⑤过分依赖速效β₂受体激动药，特别是每月使用沙丁胺醇（或等效药物）超过1支的患者。⑥有心理疾病或社会心理问题，包括使用镇静药。⑦有对哮喘治疗不依从的历史。

（一）轻度和部分中度急性发作哮喘患者可在家庭中或社区中治疗

治疗措施主要为重复吸入速效β_2受体激动药，在第1 h每次吸入沙丁胺醇100～200μg或特布他林250～500μg，必要时每20 min重复1次，随后根据治疗反应，轻度调整为3～4 h再用2～4喷，中度1～2 h用6～10喷。如果对吸入性β_2受体激动药反应良好（呼吸困难显著缓解，呼气峰值流速占预计值＞80%或个人最佳值，且疗效维持3～4 h），通常不需要使用其他药物。如果治疗反应不完全，尤其是在控制性治疗的基础上发生的急性发作，应尽早口服糖皮质激素（泼尼松龙0.5～1 mg/kg或等效剂量的其他激素），必要时到医院就诊。

（二）部分中度和所有重度急性发作均应到急诊室或医院治疗

1. 联合雾化吸入β_2受体激动药和抗胆碱能药物

β_2受体激动药通过对气道平滑肌和肥大细胞等细胞膜表面的β_2受体的作用，舒张气道平滑肌、减少肥大细胞脱颗粒和介质的释放等，缓解哮喘症状。重症哮喘时应重复使用速效β_2受体激动药，推荐初始治疗时连续雾化给药，随后根据需要间断给药（6次/d）。雾化吸入抗胆碱药物，如溴化异丙托品（常用剂量为50～125μg，3～4次/d）、溴化氧托品等可阻断节后迷走神经传出支，通过降低迷走神经张力而舒张支气管，与β_2受体激动药联合使用具有协同、互补作用，能够取得更好的支气管舒张作用。

2. 静脉使用糖皮质激素

糖皮质激素是最有效的控制气道炎症的药物，重度哮喘发作时应尽早静脉使用糖皮质激素，特别是对吸入速效β_2受体激动药初始治疗反应不完全或疗效不能维持者。如静脉及时给予琥珀酸氢化可的松（400～1 000 mg/d）或甲泼尼龙（80～160 mg/d），分次给药，待病情得到控制和缓解后，改为口服给药（如静脉使用激素2～3 d，继之以口服激素3～5 d），静脉给药和口服给药的序贯疗法有可能减少激素用量和不良反应。

3. 静脉使用茶碱类药物

茶碱具有舒张支气管平滑肌作用，并具有强心、利尿、扩张冠状动脉、兴奋呼吸中枢和呼吸肌等作用。临床上在治疗重症哮喘时静脉使用茶碱作为症状缓解药，静脉注射氨茶碱［首次剂量为4～6 mg/kg，注射速度不宜超过0.25 mg/（kg·min），静脉滴注维持剂量为0.6～0.8 mg/（kg·h）］，茶碱可引起心律失常、血压下降、甚至死亡，其有效、安全的血药浓度范围应在6～15μg/mL，在有条件的情况下应监测其血药浓度，及时调整浓度和滴速。发热、妊娠、抗结核治疗可以降低茶碱的血药浓度；而肝疾患、充血性心力衰竭以及合用西咪替丁（甲氰咪胍）、喹诺酮类、大环内酯类药物等可影响茶碱代谢而使其排泄减慢，增加茶碱的毒性作用，应引起重视，并酌情调整剂量。

4. 静脉使用β_2受体激动药

平喘作用较为迅速，但因全身不良反应的发生率较高，国内较少使用。

5. 氧疗

使$SaO_2 \geq 90\%$，吸氧浓度一般30%左右，必要时增加至50%，如有严重的呼吸性酸中毒和肺性脑病，吸氧浓度应控制在30%以下。

6. 气管插管机械通气

重度和危重哮喘急性发作经过氧疗、全身应用糖皮质激素、β_2受体激动药等治疗，临床症状和肺功能无改善，甚至继续恶化，应及时给予机械通气治疗，其指征主要包括意识改变、呼吸肌疲劳、$PaCO_2 \geq 6.0$ kPa（45 mmHg）等。可先采用经鼻（面）罩无创机械通气，若无效应及早行气管插管机械通气。

哮喘急性发作机械通气需要较高的吸气压，可使用适当水平的呼气末正压治疗。如果需要过高的气道峰压和平台压才能维持正常通气容积，可试用允许性高碳酸血症通气策略以减少呼吸机相关肺损伤。

第四节　肺脓肿

肺脓肿是由于多种病因所引起的肺组织化脓性病变。早期为化脓性炎症，继而坏死形成脓肿。临床特征为高热、咳嗽和咳大量脓臭痰。胸部 X 线显示一个或多个的含气液平的空洞，如多个直径小于 2 cm 的空洞则称为坏死性肺炎。多发生于壮年，男多于女。自抗生素广泛使用以来，本病的发生率已明显降低。

一、病因与发病机制

急性肺脓肿的感染细菌常为上呼吸道、口腔的定植菌。包括需氧、厌氧和兼性厌氧菌。90% 的患者合并有厌氧菌感染，毒力较强的厌氧菌在部分患者可单独致病。常见的其他病原体包括金黄色葡萄球菌（金葡菌）、化脓性链球菌、肺炎克雷白杆菌和铜绿假单胞菌。大肠埃希菌和流感嗜血杆菌也可引起坏死性肺炎。根据感染途径，肺脓肿可分为以下类型：

（一）吸入性肺脓肿

病原体经口、鼻咽腔吸入，为肺脓肿发病的最主要原因。扁桃体炎、鼻窦炎、齿槽脓溢或龋齿等脓性分泌物；口腔、鼻、咽部手术后的血块；齿垢或呕吐物等，在酒醉、神志不清、全身麻醉等情况下经气管被吸入肺内，造成细支气管阻塞，病原菌即可繁殖致病。有一部分病例未能发现明显的吸入性诱因，可能由于受寒、过度疲劳、全身免疫力低下、熟睡等原因，平时可能不引起致病的少量口腔污染分泌物吸入肺内而发病。本型常为单发性，其发生与解剖结构及体位有关。由于右总支气管较陡直，且管径较粗，吸入性分泌物易吸入右肺，故右肺发病多于左肺。在仰卧时，好发于上叶后段或下叶背段，在坐位时，好发于下叶后基底段。右侧位时，好发于右上叶前段和后段形成的腋亚段。病原体多为厌氧菌。

（二）血源性肺脓肿

皮肤创伤、感染、疖痈、骨髓炎、产后盆腔感染、亚急性细菌性心内膜炎等所致的败血症和脓毒血症，病原菌（多数为金葡菌）、脓毒栓子，经肺循环带至肺，引起小血管栓塞、发炎和坏死，形成脓肿。病变常为多发性，无一定分布，常发生于两肺的边缘部。

（三）继发性肺脓肿

在肺部其他疾病基础上，如某些细菌性肺炎（金葡菌、铜绿假单胞菌和肺炎克雷白杆菌等）、支气管扩张、支气管囊肿、空洞性肺结核等产生继发感染而发病。支气管肺癌或误吸异物阻塞支气管，诱发引流支气管远端肺组织感染而形成肺脓肿。亦有肺癌本身迅速增长，以致血供不足，发生中央型坏死伴发感染形成脓肿。肺部邻近器官感染病变如膈下脓肿、阿米巴肝脓肿扩散蔓延穿破膈肌进入肺部，引起肺脓肿。此外，肾周围脓肿、脊柱旁脓肿、食管穿孔等，穿破至肺亦可形成脓肿。

二、诊断

（一）临床表现特点

多数患者可有受凉、口咽部与上呼吸道感染史或其他降低局部、全身抵抗力的诱因。起病急骤，患者畏寒、发热，体温多呈弛张热或（和）稽留热，达 39 ~ 40℃，全身关节及肌肉酸痛，乏力，胃纳差。伴咳嗽，随感染加重，痰量则逐渐增加。从干咳转为咳黏液痰或黏液脓痰。如感染不能及时控制，于发病后 10 d 左右，咳嗽加剧，脓肿溃破入支气管，突然有大量脓痰及脓肿坏死组织咳出，痰量每日可达 300 ~ 500 mL，或伴有不等量咯血。伴随大量脓痰的咳出，全身中毒症状明显减轻，热度迅速下降。腐臭脓痰提示厌氧菌感染，但无臭痰液亦不能排除厌氧菌，因为如微嗜氧和厌氧链球菌感染并不产生腐臭痰。典型肺脓肿痰静置后可分三层，上层为黏液及泡沫，中层为浆液，下层为脓块及坏死组织。如炎症波及局部胸膜可引起胸痛；病变范围较大，可出现气急。血源性肺脓肿多先有原发病灶引起的畏寒、高热等全身脓毒血症的症状，经数日至 2 周才出现肺部症状，如咳嗽、咳痰等，通常痰量不多，极少咯血。慢性肺脓肿患者有慢性咳嗽、咳脓痰、反复咯血、继发感染和不规则发热等，常呈贫血、消瘦、慢性消耗病态。肺脓肿的体征与肺脓肿的大小和部位有关，病变较小或位于肺脏的深部，可无异常体征；病变较大，脓肿周围有大量炎症，叩诊呈浊音或实音，听诊呼吸音减低，有时可闻湿啰音；血源性肺脓肿体征常阴性；慢性者有杵状指（趾）。

（二）辅助检查

1. 血象

白细胞计数可达 $20 \times 10^9/L$ 以上，中性粒细胞 > 0.8 ~ 0.9，核明显左移，常有中毒颗粒。慢性者血细胞无明显改变，但可有轻度贫血。

2. 病原学检查

痰液涂片革兰染色检查、痰液培养、厌氧菌培养和药敏试验，都有助于确定病原菌和选择有效的抗生素。通过环甲膜穿刺以细支气管导管在较深处吸取痰液分泌物或用经纤支镜双套管防污染技术采取深部痰液，不仅可减少口腔杂菌污染的机会，而且可提高痰菌检查阳性率。血源性者的血培养可发现致病菌。

3. X 线检查

肺脓肿的 X 线表现根据类型、病期、支气管的引流是否通畅以及有无胸膜并发症而有所不同。吸入性肺脓肿在早期化脓性炎症阶段，其典型的 X 线征象为大片浓密模糊炎性浸润阴影，边缘不清，分布在一个或数个肺段，与细菌性肺炎相似。脓肿形成后，大片浓密炎性阴影中出现圆形透亮区及液平面。在消散期，脓腔周围炎症逐渐吸收，脓腔缩小而至消失，最后残留少许纤维条索阴影。慢性肺脓肿脓腔壁增厚，内壁不规则，周围炎症略消散，但不完全，伴纤维组织显著增生，并有程度不等的肺叶收缩，胸膜增厚。纵隔向患侧移位，其他健肺发生代偿性肺气肿。血源性肺脓肿在一肺或双肺边缘部有多发的散在小片状炎症阴影或边缘较整齐的球形病灶，其中可见脓腔及液平面。炎症吸收后可呈现局灶性纤维化或小气囊。并发脓胸者，患侧胸部呈大片浓密阴影；若伴发气胸则可见液平面。侧位 X 线检查，可明确脓肿在肺脏中的部位及其范围大小。

4. CT 检查

CT 能更准确地定位及区别肺脓肿和有气液平的局限性脓胸，发现体积较小的脓肿和葡萄球菌肺炎引起的肺气囊腔，并有助于作体位引流或外科治疗。

5. 纤维支气管镜检查

应列为常规，可达诊断和治疗双重目的。若为支气管肿瘤，可摘取作活检，考虑外科根治手术；还可取痰液标本行病原学检查。如见到异物可摘（取）出，使引流恢复通畅。亦可借助纤支镜吸引脓液和病变部注入抗生素，促进支气管引流和脓腔的愈合。

（三）诊断注意事项

依据口腔手术、昏迷呕吐、异物吸入，急性发作的畏寒、高热、咳嗽和咳大量脓臭痰等病史，结合血象改变和胸部 X 线表现，可做出诊断。血、痰培养，包括厌氧菌培养，分离细菌，有助于做出病原诊断。有皮肤创伤感染，疖、痈等化脓性病灶，发热不退并有咳嗽、咳痰等症状，胸部 X 线检查示有两肺多发性小脓肿，可诊断为血源性肺脓肿。同时，应注意与以下疾病相鉴别：

1. 细菌性肺炎

早期肺脓肿与细菌性肺炎在症状及 X 线表现上很相似。细菌性肺炎中肺炎链球菌肺炎最常见，常有口唇疱疹、铁锈色痰而无大量黄脓痰；X 线胸片示肺叶或肺段实变，或呈片状淡薄性病变，边缘模糊不清，但无脓腔形成。其他有化脓性倾向的葡萄球菌、肺炎克雷白杆菌肺炎等，痰或血的细菌培养与分离可做出鉴别。

2. 支气管肺癌

支气管肺癌阻塞支气管常常引起远端肺化脓性感染而形成肺脓肿。支气管肺癌形成肺脓肿的病程相对较长，有一个逐渐阻塞的过程，中毒症状不明显，脓痰量亦较少。阻塞性感染由于支气管引流不畅，抗菌疗效很难发挥。因此，在 40 岁以上出现反复肺部感染而抗生素治疗效果不满意的病例，均应考虑到支气管肺癌所致阻塞性肺炎，常规作纤支镜检查，排除支气管肺癌的可能。支气管磷癌本身亦可发生坏死液化形成癌性空洞，但无急性起病和明显中毒症状，临床多有刺激性咳嗽和咯血，胸部 X 线片示空洞常呈偏心、壁较厚、内壁凹凸不平，一般无液平面，空洞周围无炎症反应，外壁呈分叶状，有脐样切迹或细小毛刺。由于癌肿经常发生转移，故常见到肺门淋巴结肿大。纤支镜和痰脱落细胞学检查可明确诊断。

3. 空洞性肺结核

发病缓慢，病程长，常伴有结核毒性症状，如午后低热、乏力、盗汗、长期咳嗽、咯血等。病灶多位于肺上部。胸部 X 线片示空洞壁较厚，其周围可见结核浸润病灶，或伴有斑点、结节状病变，空洞内一般无液平面，有时伴有同侧或对侧的结核播散病灶。痰中可找到结核杆菌。但是一旦并发细菌化脓性感染时，急性感染症状和体征就会非常突出，阳性结核杆菌也可以因化脓性感染细菌的大量繁殖而难以检出，因此，没有过去典型结核病史或临床表现的病例，极易将结核性空洞继发感染误诊为肺脓肿。如一时不能鉴别，按急性肺脓肿治疗控制急性感染后，胸片即可显示纤维空洞及周围结核病变，痰结核杆菌也可能阳转。

4. 肺囊肿继发感染

与肺脓肿的临床表现和 X 线所见很相似。继发感染时，囊肿周围邻近肺组织亦可能有炎症浸润，囊肿内亦可能有液平，但炎症反应相对较轻，中毒性症状亦不如肺脓肿强烈，而且随感染的控制，炎症消散，囊肿壁薄、光洁整齐为其特征。若有感染前的 X 线片相比较，则更易鉴别。

三、治疗

肺脓肿的治疗原则是积极抗感染和加强痰液引流。

（一）控制感染

急性肺脓肿的感染细菌包括绝大多数的厌氧菌都对青霉素敏感，疗效较佳，常为首选药物。剂量根据病情，严重者每日静滴 640 万 ~ 1 000 万 U，分 4 次给予。在有效抗生素治疗下，体温约 3 ~ 10 d 可下降至正常。此时可将静脉给药转换为口服给药。脆弱类杆菌对青霉素不敏感，可用林可霉素（洁霉素）0.6 g 每日 2 ~ 3 次肌内注射，病情严重者可用 1.8 g 加入 5% 葡萄糖液 500 mL 中静滴；或克林霉素 0.15 ~ 0.30 g，每日 4 次口服；或甲硝唑 0.4 g，每日 3 次口服，或 0.2% 甲硝唑注射液 250 mL 静滴，每日 2 次。早期经验性治疗应针对多种口腔菌群，可选择静脉应用青霉素、头孢菌素或第三代头孢菌素与克林霉素或甲硝唑联合，或者 β-内酰胺类 / β-内酰胺酶抑制剂等。酗酒、护理院或医院获得性肺脓肿者应使用抗假单胞菌活性的第三、四代头孢菌素如头孢他啶和头孢吡肟联合克林霉素或甲硝唑；或 β-内酰胺类 / β-内酰胺酶抑制剂、碳青霉烯类、氟喹诺酮（左氧氟沙星、环丙沙星等）之一联合应用克林霉素或甲硝唑。亚胺培南对肺脓肿的常见病原菌均有较强的杀灭作用，是重症患者较好的经验性治疗备选药物。血源性肺脓肿多为葡萄球菌和链球菌感染，可选用耐 β-内酰胺酶的青霉素类或头孢菌素，对 MRSA 则需用万古霉素。如为革兰氏阴性杆菌，则可选用第二、三代头孢菌素、氟喹诺酮类，可联用氨基糖苷类抗生素。如庆大霉素（16 万 ~ 24 万 U/d）、阿米卡星（丁胺卡那霉素，0.4 ~ 0.6 g/d）、妥布霉素（160 ~ 240 mg/d）等。有条件时最好参考细菌培养和药敏试验结果调整和选择抗生素。

抗生素疗程一般为 8 ~ 12 周左右，或直至临床症状完全消失，X 线片显示脓腔及炎性病变完全消散，仅残留条索状纤维阴影为止。

（二）痰液引流

祛痰药如氯化铵 0.3 g，鲜竹沥 10 ~ 15 mL，每日 3 次口服，可使痰液易咳出。痰浓稠者，可用气道湿化如蒸汽吸入、超声雾化吸入等以利痰液的引流。体位引流排脓是缩短病程、加速病灶愈合、提高治愈率的重要环节，对一般情况好、发热不高的患者，使脓肿部位处于高位，在患部轻拍，每日 2 ~ 3 次，每次 10 ~ 15 min。但对脓液甚多且身体虚弱者体位引流应慎重，以免大量脓痰涌出，不及时咳出而造成窒息。有明显痰液阻塞征象，可经纤支镜冲洗并吸引。贴近胸壁的巨大脓腔，可留置导管引流和冲洗。

合并脓胸时应尽早胸腔抽液、引流。

（三）外科治疗

支气管阻塞疑为支气管肺癌者；慢性肺脓肿经内科治疗 3 个月，脓腔仍不缩小，感染仍不能控制；或并发支气管扩张、脓胸、支气管胸膜瘘；大咯血有危及生命时，需作外科治疗。

微信扫码
◆ 临床科研
◆ 医学前沿
◆ 临床资讯
◆ 临床笔记

第七章　神经系统急危重症

第一节　急性颅内高压症

急性颅内压增高是多种疾病共有的一种症候群。正常成人侧卧时颅内压力经腰椎穿刺测定为 $0.69 \sim 0.78\,kPa$（$7 \sim 8\,cmH_2O$），若超过 $1.96\,kPa$（$20\,cmH_2O$）时为颅内压增高。

一、颅内压的生理调节

颅腔除了血管与外界相通外，基本上可看作是一个不可伸缩的容器，其总容积是不变的。颅腔内的 3 种内容物——脑、血液及脑脊液，它们都是不能被压缩的。但脑脊液与血液在一定范围内是可以被置换的。所以颅腔内任何一种内容物的体积增大时，必然导致其他两种内容物的体积代偿性减少来相适应。如果调节作用失效，或颅内容物体积增长过多过速，超出调节功能所能够代偿时，就出现颅内压增高。

脑脊液从侧脑室内脉络丛分泌产生，经室间孔入第三脑室，再经大脑导水管到第四脑室，然后经侧孔和正中孔进入蛛网膜下隙。主要经蛛网膜颗粒吸收入静脉窦，小部分由软脑膜或蛛网膜的毛细血管所吸收。

脑血流量是保证脑正常功能所必需的，它决定于脑动脉灌注压（脑血流的输入压与输出压之差）。当脑动脉血压升高时，血管收缩，限制过多的血液进入颅内。当脑动脉压力下降时，血管扩张，使脑血流量不致有过多的下降。当颅内压增高时，脑灌注压减少，因而脑血流量减少。一般认为颅内压增高需要依靠减少脑血流量来调节时，说明脑代偿功能已达到衰竭前期了。

在 3 种内容物中，脑实质的体积变动很少，而脑血流量在一定范围内由脑血管的自动调节反应而保持相对稳定状态。所以，颅内压主要是依靠脑脊液量的变化来调节。

颅内压的调节很大程度取决于机体本身的生理和病理情况。调节有一定的限度，超过这个限度就引起颅内压增高。

二、颅内压增高的病理生理

临床常见有下列几种情况：①颅内容物的体积增加超过了机体生理代偿的限度，如颅内肿瘤、脓肿、急性脑水肿等。②颅内病变破坏了生理调节功能，如严重脑外伤、脑缺血、缺氧等。③病变发展过于迅速，使脑的代偿功能来不及发挥作用，如急性颅内大出血、急性颅脑外伤等。④病变引起脑脊液循环通路阻塞。⑤全身情况差使颅内压调节作用衰竭，如毒血症和缺氧状态。

颅内压增高有 2 种类型：①弥漫性增高，如脑膜脑炎、蛛网膜下隙出血、全脑水肿等。②先有局部的压力增高，通过脑的移位及压力传送到别处才使整个颅内压升高，如脑瘤、脑出血等。

三、诊断

（一）临床表现特点

在极短的时间内发生的颅内压增高称为急性颅内压增高。可见于脑外伤引起的硬膜外血肿、脑内血肿、脑挫裂伤等或急性脑部感染、脑炎、脑膜炎等引起的严重脑水肿；脑室出血或近脑室系统的肿瘤或脑脓肿等。

1. 头痛

急性颅内压增高意识尚未丧失之前，头痛剧烈，常伴喷射性呕吐。头痛常在前额与双颞，头痛与病变部位常不相关。

2. 视乳盘水肿

急性颅内压增高可在数小时内见视乳盘水肿，视乳盘周围出血。但急性颅内压增高不一定都呈现视乳盘水肿。因而视乳盘水肿是颅内压增高的重要体征，但无否定的意义。

3. 意识障碍

是急性颅内压增高的最重要症状之一，可以为嗜睡、昏迷等不同程度的意识障碍。

4. 脑疝

整个颅腔被大脑镰和天幕分成 3 个相通的腔，并以枕骨大孔与脊髓腔相通。当颅内某一分腔有占位病变时，压力高、体积大的部分就向其他分腔挤压、推移而形成脑疝。由于脑疝压迫，使血液循环及脑脊液循环受阻，进一步加剧颅内高压，最终危及生命。常见的脑疝有 2 类：小脑幕切迹疝及枕骨大孔疝。

（1）小脑幕切迹疝：通常是一侧大脑半球占位性病变所致，由于颞叶海马沟回疝入小脑幕切迹孔，压迫同侧动眼神经和中脑，患者呈进行性意识障碍，病变侧瞳孔扩大、对光反射消失，病情进一步恶化时双侧瞳孔散大、去大脑强直，最终呼吸、心跳停止。

（2）枕骨大孔疝：主要见于颅后窝病变。由于小脑扁桃体疝入枕骨大孔，延髓受压。临床表现为突然昏迷、呼吸停止、双瞳孔散大，随后心跳停止而死亡。

5. 其他症状

可有头晕、耳鸣、烦躁不安、展神经麻痹、复视、抽搐等。儿童患者常有头围增大、颅缝分离、头皮静脉怒张等。颅内压增高严重时，可有生命体征变化，血压升高、脉搏变慢及呼吸节律趋慢。生命体征变化是颅内压增高的危险征象。

（二）诊断要点

1. 是否急性颅内压增高

急性发病的头痛、呕吐、视乳盘水肿及很快出现意识障碍、抽搐等则应考虑有急性颅内压增高。应做颅脑 CT 或 MRI 检查并密切观察临床症状、体征的变化。

2. 颅内压增高的程度

颅内压增高程度可分 3 级：压力在 1.96 ~ 2.55 kPa（20 ~ 26 cmH$_2$O）为轻度增高；压力在 2.55 ~ 5.30 kPa（26 ~ 54 cmH$_2$O）为中度增高；超过 5.30 kPa（54 cmH$_2$O）为重度增高。如出现以下情况说明颅内压增高已达严重地步。

（1）头痛发作频繁，反复呕吐，眼底检查发现视乳盘水肿进行性加重者。

（2）意识障碍逐渐加深者。

（3）血压上升、脉搏减慢、呼吸节律变慢者表示颅内压增高较严重。

（4）观察过程中出现瞳孔大小不等者。

3. 颅内压增高的原因

应详细询问病史并体检，做有关的实验室检查，同时做脑脊液检查，脑 CT、MRI、脑电图、脑血管造影等辅助检查可提供重要的诊断资料，从而采取相应的治疗措施。

四、治疗

降低颅内压。

（一）脱水治疗

1. 高渗性脱水：20% 甘露醇 250 mL/ 次静脉滴注，于 20 ~ 40 min 内滴完，每 6 h 1 次，作用迅速，可以维持 4 ~ 8 h，为目前首选的降颅压药物。甘油可以口服，剂量为每日 1 ~ 2 g/kg；也可静脉滴注，剂量为每日 0.7 ~ 1 g/kg。成人可用 10% 甘油每日 500 mL，滴注速度应慢，以防溶血。同时应限制液体入量和钠盐摄入量，并注意电解质平衡，有心功能不全者应预防因血容量突然增加而致急性左侧心力衰竭及肺水肿。

2. 利尿剂：可利尿脱水，常用呋塞米（速尿）和依他尼酸（利尿酸），其脱水作用不及高渗脱水剂，但与甘露醇合用可减少其用量。用法：成人一般剂量为每次 20 ~ 40 mg，每日 1 ~ 6 次，肌内注射或静脉注射。

3. 血清蛋白：每次 50 mL，每日 1 次，连续用 2 ~ 3 d。应注意心功能。

4. 激素：作用机制尚未十分肯定，主要在于改善血 – 脑屏障功能及降低毛细血管通透性。常用地塞米松，每日 10 ~ 20 mg，静脉滴注或肌内注射。

（二）减少脑脊液容量

对阻塞性或交通性脑积水患者可作脑脊液分流手术，对紧急患者可作脑室穿刺引流术，暂时缓解颅内高压。也可以口服碳酸酐酶抑制剂，如乙酰唑胺（醋唑磺胺），可抑制脑脊液生成，剂量为 250 mg，每日 2 ~ 3 次。

（三）其他

对严重脑水肿伴躁动、发热、抽搐或去大脑强直者，可采用冬眠低温治疗，充分供氧，必要时可气管切开以改善呼吸道阻力。有条件时可使用颅内压监护仪，有利于指导脱水剂的应用和及时抢救。

（四）病因治疗

当颅内高压危象改善后，应及时明确病因，以便进行病因治疗。

第二节　缺血性脑卒中

缺血性脑血管疾病又称缺血性脑卒中，是脑血管狭窄或闭塞等各种原因使颅内动脉血流量减少，造成脑实质缺血的一类疾病。包括短暂性脑缺血发作、可逆性缺血性神经功能缺损，进展性卒中和完全性卒中。

一、病理生理

（一）脑血流量和脑缺血阈

正常成人在休息状态下脑血流量（CBF）为 50 ~ 55 mL/（100 g/min），脑白质的脑血流量为 25 mL/（100 g/min），脑灰质的血流量为 75 mL/（100 g/min）。某区域的脑血流量，称为局部脑血流量（rCBF）。

正常时，脑动、静脉之间的氧含量差约为 7% 容积，称为脑的氧抽取量，用以维持氧代谢率在正常水平。当脑血流量不能维持正常水平时，为了维持氧代谢率，必须加大氧抽取量，在脑血流量降到 20 mL/（100 g/min）时，氧抽取量增至最高限度，如脑血流量继续下降，脑氧需求不再能满足，氧代谢率即会降低，脑组织就会发生缺氧。

当脑血流量降到 20 mL（100 g/min）时，脑皮层的诱发电位和脑电波逐渐减弱，降到 15 ~ 18 mL/（100 g/min）时，脑皮层诱发电位和脑电图消失。此时神经轴突间的传导中断，神经功能丧失，该脑血流量阈值称为"轴突传导衰竭阈"。脑血流量降到 10 mL/（100 g/min）以下时，细胞膜的离子泵功能即发生衰弱，此时细胞内 K^+ 逸出于细胞外，Na^+ 和 Ca^{2+} 进入细胞内，细胞的完整性发生破坏，此脑血流量阈值称为"细胞膜衰竭阈"或"离子泵衰竭阈"。

脑血流量降低到缺血阈值以下并非立即发生脑梗死，决定缺血后果的关键因素是缺血的程度与缺血持续时间。在脑血流量降低到 18 mL/（100 g/min）以下时，经过一定的时间即可发生不可逆转的脑梗死，脑血流量水平愈低，脑梗死发生愈快。在脑血流量为 12 mL/（100 g/min）时，仍可维持 2 h 以上不致发生梗死。在 18 ～ 20 mL/（100 g/min）时，虽然神经功能不良，但仍可长时期不发生梗死。

在缺血性梗死中心的周边地带，由于邻近侧支循环的灌注，存在一个虽无神经功能但神经细胞仍然存活的缺血区，称为缺血半暗区。如果在一定的时限内提高此区的脑血流量，则有可能失神经功能恢复。

（二）脑缺血的病理生理变化

脑血流量下降导致脑的氧代谢率降低，当脑血流量降到离子泵衰竭阈以下时，如不能在短时间内增加脑血流量，即可发生一系列继发性病理改变，称为"缺血瀑布"。"缺血瀑布"一旦启动后，即一泻而下，最终导致脑梗死。

脑缺血引起的脑水肿先是细胞毒性水肿，以后发展为血管源性水肿，此过程在脑梗死后数小时至数天内完成，称为脑水肿的成熟。

二、病因

（一）脑动脉狭窄或闭塞

颅内脑组织由两侧颈内动脉和椎动脉供血，其中两侧颈内动脉供血占脑的总供血量的 80% ～ 90%，椎动脉占 10% ～ 20%。由于存在颅底动脉环和良好的侧支循环，在其中一条动脉发生狭窄或闭塞时，不一定出现临床缺血症状；若侧支循环不良或有多条动脉发生狭窄，使局部或全脑的脑血流量减少到脑缺血的临界水平〔18 ～ 20 mL/（100 g/min）〕以下时，就会产生临床脑缺血症状。全脑组织缺血的边缘状态的血流量为 31 mL/（l00 g/min）。此时如有全身性血压波动，即可引发脑缺血。

脑动脉粥样硬化是造成脑动脉狭窄或闭塞的主要原因，并且绝大多数累及颅外段大动脉和颅内的中等动脉，其中以颈动脉和椎动脉起始部受累的机会最多。

一般认为必须缩窄原有管腔横断面积的 80% 以上才足以使血流量减少。由于在脑血管造影片上无法测出其横断面积，只能测量其内径，所以，动脉内径狭窄超过其原有管径的 50% 时，相当于管腔面积缩窄 75%，才具有外科治疗意义。

（二）脑动脉栓塞

动脉粥样硬化斑块上的溃疡面上常附有血小板凝块、附壁血栓和胆固醇碎片。这些附着物被血流冲刷脱落后即可形成栓子，被血流带入颅内动脉时，就会发生脑栓塞，引起供血区脑缺血。

最常见的栓子来自颈内动脉起始部的动脉粥样硬化斑块，也是短暂性脑缺血发作的最常见的原因。

风湿性心瓣膜病、亚急性细菌性心内膜炎、先天性心脏病、人工瓣膜和心脏手术等形成的心源性栓子是脑动脉栓塞的另一个主要原因。少见的栓子如脓毒性栓子、脂肪栓子、空气栓子等也可造成脑栓塞。

（三）血流动力学因素

低血压、心肌梗死、严重心律失常、休克、颈动脉窦过敏、体位性低血压、锁骨下动脉盗血综合征等影响血流动力学的因素均可造成脑缺血，尤其是存在脑血管的严重狭窄或多条脑动脉狭窄时。

（四）血液学因素

口服避孕药物、妊娠、产妇、手术后和血小板增多症引起的血液高凝状态，红细胞增多症、镰状细胞贫血、巨球蛋白血症引起的血黏稠度增高均可发生脑缺血。

（五）其他因素

各种炎症、外伤、颅内压增高、脑血管本身病变、局部占位性病变、全身结缔组织疾病、变态反应以及某些遗传疾病等均可影响脑血管供血，出现脑组织缺血。

三、临床分类与临床表现

（一）短暂性脑缺血发作（TIA）

短暂性脑缺血发作为脑缺血引起的短暂性神经功能缺失。其特征为：①发病突然。②局灶性脑或视网膜功能障碍的症状。③持续时间短暂，一般 10 ～ 15 min，多在 1 h 内，最长不超过 24 h。④恢复完全，不遗留神经功能缺损体征。⑤多有反复发作的病史。⑥症状多种多样，取决于受累血管的分布。短暂性脑缺血发作是脑卒中的重要危险因素和即将发生脑梗死的警告。未经治疗的短暂性脑缺血发作患者约有1/3在数年内有发生完全性脑梗死的可能，1/3由于短暂性脑缺血反复发作而损害脑功能，另1/3可能出现自然缓解。TIA发作后一个月内发生卒中的机会是4%～8%；在第一年内发生的机会是12%～13%；以后5年则高达24%～29%。

（1）颈动脉系统短暂性脑缺血发作：主要表现为颈动脉供血区的神经功能障碍。以突然发作性一侧肢体无力或瘫痪、感觉障碍、失语和偏盲为特点，可反复发作；有的出现一过性黑蒙，表现为突然单眼失明，持续2～3 min，很少超过5 min，然后视力恢复。有时一过性黑蒙伴有对侧肢体运动和感觉障碍。

（2）椎－基底动脉系统短暂性脑缺血发作：椎－基底动脉系统短暂性脑缺血发作的症状比颈动脉系统短暂性脑缺血发作复杂。发作性眩晕是最常见的症状，其他依次为共济失调、视力障碍、运动感觉障碍、吞咽困难、面部麻木等。有的患者还可发生"跌倒发作"，即在没有任何先兆的情况下突然跌倒，无意识丧失，患者可很快自行站起来。

（二）脑血栓形成

本病好发于中年以后，50岁以上有脑动脉硬化、高脂血症和糖尿病者最易发生。男性多于女性。占全部脑血管病的30%～50%。部分患者起病前多有前驱症状如头晕、头痛、一过性肢体麻木无力，约25%左右患者有TIA病史。起病较缓慢，多在安静休息状态或夜间睡眠中发病，清晨或夜间醒来时发现偏瘫、失语等；部分患者白天发病，常先有短暂性脑缺血发作症状，以后进展为偏瘫。脑血栓患者多数发病时无意识障碍，无头痛、恶心、呕吐等症状，局灶症状可在数小时或数天内进行性加重。大面积脑梗死患者或椎－基底动脉血栓形成因累及脑干网状结构，则可出现不同程度的意识障碍，如同时合并严重脑水肿，也可伴有颅内压增高症状。

1. 临床类型

临床中脑血栓形成的临床表现各异，按病程常可分为以下临床类型。

（1）可逆性缺血性神经功能缺损（reversible ischemic neurologic deficits，RIND）：患者的神经症状和体征在发病后3周内完全缓解，不遗留后遗症，常因侧支循环代偿完善和迅速，血栓溶解或伴发的血管痉挛解除等原因未导致神经细胞严重损害。

（2）稳定型：神经症状和体征在几小时或2～3 d达到高峰，以后不再发展，病情稳定，病初可有短暂性意识丧失。以后由于侧支循环建立，梗死区周围脑水肿消退，症状可减轻。

（3）缓慢进展型：由于血栓逐渐发展，脑缺血、水肿的范围继续扩大，症状逐渐加重，历时数日甚至数周，直到出现完全性卒中，常见于颈内动脉颅外段以及颈内动脉的进行性血栓。

（4）急性暴发型：发病急骤，往往累及颈内动脉或大脑中动脉主干或多根大动脉造成大面积脑梗死，脑组织广泛水肿伴有头痛、呕吐等颅内高压症状及不同程度意识障碍，偏瘫完全、失语等，症状和体征很像脑出血，但CT扫描常有助于鉴别。

2. 不同血管闭塞的临床特征

脑血栓形成的临床表现常与闭塞血管的供血状况直接有关，不同的脑动脉血栓形成可有不同临床症状和定位体征。

（1）颈内动脉：颈内动脉血栓的发病形式。临床表现及病程经过，取决于血管闭塞的部位、程度及侧支循环的情况。有良好的侧支循环，可不出现任何临床症状，偶尔在脑血管造影或尸检时发现。脑底动脉环完整，眼动脉与颈外动脉分支间的吻合良好，颈内动脉闭塞时临床上可无任何症状；若突然发生闭塞，则可出现患侧视力障碍和horner综合征以及病变对侧肢体瘫痪、对侧感觉障碍及对侧同向偏盲，主侧半球受累尚可出现运动性失语。检查可见患者颈内动脉搏动减弱或消失，局部可闻及收缩期血管杂音，同侧视网膜动脉压下降，颞浅动脉额支充血搏动增强。多普勒超声示颈内动脉狭窄或闭塞外，还可见颞浅动脉血流呈逆向运动，这对诊断本病有较大意义，脑血管造影可明确颈内动脉狭窄或闭塞。

（2）大脑中动脉：大脑中动脉主干或Ⅰ级分支闭塞，出现对侧偏瘫、偏身感觉障碍和同向性偏盲，优势半球受累时还可出现失语、失读、失算、失写等言语障碍。梗死面积大症状严重者可引起头痛、呕吐等颅高压症状及昏迷等。大脑中动脉深穿支闭塞，出现对侧偏瘫（上下肢瘫痪程度相同），一般无感觉障碍及偏盲，优势半球受损时可有失语。大脑中动脉皮质支闭塞：出现偏瘫（上肢重于下肢）及偏身感觉，优势半球受累可有失语，非优势半球受累可出现对侧偏侧复视症等体象障碍。

（3）大脑前动脉：大脑前动脉主干闭塞，如果发生在前交通动脉之前，因病侧大脑前动脉远端可通过前交通动脉代偿供血，可没有任何症状和体征；如血栓发生在前交通动脉之后的主干，则出现对侧偏瘫和感觉障碍（以下肢为重），可伴有排尿障碍（旁中央小叶受损），亦可出现反应迟钝、情感淡漠、欣快等精神症状以及强握、吸吮反射，在优势半球者可有运动性失语。大脑前动脉皮质支闭塞常可引起对侧下肢的感觉和运动障碍，并伴有排尿障碍（旁中央小叶），亦可出现情感淡漠、欣快等精神症状以及强握、吸吮反射。深穿支闭塞。由于累及纹状体内侧动脉 -Huebner 动脉，内囊前支和尾状核缺血，出现对侧中枢性面舌瘫及上肢瘫痪。

（4）大脑后动脉：主要供应枕叶、颞叶底部、丘脑及上部脑干。主干闭塞常引起对侧偏盲和丘脑综合征。皮质支闭塞时常可引起对侧偏盲，但有黄斑回避现象；优势半球可有失读及感觉性失语，一般无肢体瘫痪和感觉障碍。深穿支包括丘脑穿通动脉、丘脑膝状体动脉，丘脑穿通动脉闭塞由于累及丘脑后部和侧部，表现为对侧肢体舞蹈样运动，不伴偏瘫及感觉障碍。丘脑膝状体动脉闭塞时常可引起丘脑综合征，表现为对侧偏身感觉障碍如感觉异常、感觉过度、丘脑痛，轻偏瘫，对侧肢体舞蹈手足徐动症，半身投掷症，还可出现动眼神经麻痹、小脑性共济失调。

（5）基底动脉：基底动脉分支较多，主要分支包括小脑前下动脉、内听动脉、旁正中动脉、小脑上动脉等，该动脉闭塞临床表现较复杂。基底动脉主干闭塞可引起广泛脑桥梗死，出、现四肢瘫痪，瞳孔缩小，多数脑神经麻痹以及小脑症状等，严重者可迅速昏迷、高热以至死亡。脑桥基底部梗死可出现闭锁综合征（locked-in syndrome），患者意识清楚，因四肢瘫、双侧面瘫、延髓性麻痹、不能言语、不能进食、不能做各种动作，只能以眼球上下运动来表达自己的意愿。基底动脉之分支一侧闭塞，可因脑干受损部位不同而出现相应的综合征。Weber 综合征，因中脑穿动脉闭塞，病侧动眼神经麻痹，对侧偏瘫，Ciaude 综合征，同侧动眼神经麻痹，对侧肢体共济失调。Millard-Gubler 综合征，因脑桥旁中央支动脉闭塞，出现病侧外展神经和面神经麻痹，对侧肢体瘫痪。Foville 综合征，因内侧纵束及外展神经受损，出现病侧外展和面神经麻痹，双眼向病灶侧水平凝视麻痹，对侧肢体瘫痪。内听动脉闭塞，则常引起眩晕发作，伴有恶心、呕吐、耳鸣、耳聋等症状。小脑上动脉闭塞，因累及小脑半球外侧面、小脑蚓部和中脑四叠体及背外侧，可引起同侧小脑性共济失调，对侧痛温觉减退，听力减退。

（6）椎动脉：此处闭塞为小脑后下动脉损害，典型为延髓外侧综合征或 Wallenberg syndrome 综合征。临床表现为突然眩晕、恶心、呕吐、眼球震颤（前庭外侧核及内侧纵束受刺激），病灶侧软腭及声带麻痹（舌咽、迷走神经疑核受损），共济失调（前庭小脑纤维受损），面部痛觉、温觉障碍（三叉神经脊束核受损），Horner 综合征（延髓网状结构下行交感神经下行纤维受损），对侧半身偏身痛、温觉障碍（脊髓丘脑束受损）。偶或表现为对侧延髓综合征，因锥体梗死而发生对侧上下肢瘫痪，可有病侧吞咽肌麻痹和对侧身体的深感觉障碍。

（7）小脑梗死：表现为眩晕、恶心、呕吐、头痛、共济失调。患者有明显运动障碍而无肌力减退或锥体束征，大面积梗死可压迫脑干而出现外展麻痹、同向凝视、面瘫、锥体束征。严重颅压增高可引起呼吸麻痹，昏迷。

（三）脑栓塞

1. 任何年龄均可发病，但以青壮年多见。多在活动中突然发病，常无前驱症状，局限性神经缺失症状多在数秒至数分钟内发展到高峰，是发病最急的脑卒中，且多表现为完全性卒中。个别病例因栓塞反复发生或继发出血，于发病后数天内呈进行性加重，或局限性神经功能缺失症状，一度好转或稳定后又加重。

2. 大多数患者意识清楚或仅有轻度意识模糊，颈内动脉或大脑中动脉主干的大面积脑栓塞可发生严重脑水肿、颅内压增高、昏迷及抽搐发作，病情危重；椎 - 基底动脉系统栓塞也可发生昏迷。

3. 局限性神经缺失症状与栓塞动脉供血区的功能相对应。约 4/5 脑栓塞累及 Villis 环部，多为大脑中动脉主干及其分支，出现失语、偏瘫、单瘫、偏身感觉障碍和局限性癫痫发作等，偏瘫、多以面部和上肢为主，下肢较轻；约 1/5 发生在 Villis 环后部，即椎基底动脉系统，表现眩晕、复视、共济失调、交叉瘫四肢瘫、发音与吞咽困难等；栓子进入一侧或两侧大脑后动脉可导致同性偏盲或皮层盲；较大栓子偶可栓塞在基底动脉主干，造成突然昏迷、四肢瘫或基底动脉尖综合征。

4. 大多数患者有栓子来源的原发疾病，如风湿性心脏病、冠心病和严重心律失常等；部分病例有心脏手术、长骨骨折、血管内治疗史等；部分病例有脑外多处栓塞证据如皮肤、球结膜、肺、肾、脾、肠系膜等栓塞和相应的临床症状和体征，肺栓塞常有气急、发绀、胸痛、咯血和胸膜摩擦音等，肾栓塞常有腰痛、血尿等，其他如皮肤出血或成瘀斑，球结膜出血、腹痛、便血等。

（四）腔隙性脑梗死

老年人多见，60 岁左右。常有高血压、高血脂和糖尿病。症状突然或隐袭发生，约 30% 患者症状可在 36 h 内逐渐加重。也有部分患者可以没有任何症状，仅在影像学检查时发现，所以有人又将其归类为无症状性脑梗死。临床上常见的腔隙综合征有纯运动卒中、纯感觉卒中、感觉运动卒中、构音障碍一手笨拙综合征、共济失调轻偏瘫综合征。

1. 纯运动卒中：约占腔隙性脑梗死的 50% 左右，有偏身运动障碍，表现为对侧面、舌瘫和肢体瘫。也可为单纯的面舌瘫或单肢瘫痪，常不伴有失语、感觉障碍或视野缺损。病灶主要在内囊、脑桥基底部，有时在放射冠或大脑脚处。

2. 纯感觉卒中：约占腔隙性脑梗死的 5%，主要表现为一侧颜面、上肢和下肢感觉异常或感觉减退。病灶主要位于丘脑腹后核，也可在放射冠后方、内囊后肢、脑干背外侧部分等。

3. 感觉运动卒中：约占腔隙性脑梗死的 35%. 累及躯体和肢体部分的纯运动卒中伴有感觉障碍。病变部位累及内囊和丘脑，由大脑后动脉的丘脑穿通支或脉络膜动脉病变所致。

4. 构音障碍 – 手笨拙综合征：约占腔隙性脑梗死的 10%，其临床特征为突然说话不清，一侧中枢性面舌瘫（常为右侧）伴有轻度吞咽困难以及手动作笨拙，共济失调（指鼻试验欠稳），但无明显肢体瘫痪。病灶位于脑桥基底部上 1/3 和 2/3 交界处或内囊膝部上方。

5. 共济失调轻偏瘫：约占腔隙性脑梗死 10%，常表现为突然一侧轻偏瘫，下肢比上肢重，伴有同侧肢体明显共济失调。病损通常在放射冠及脑桥腹侧。

此外，腔隙脑梗死还可引起许多其他临床综合征，如偏侧舞蹈性综合征、半身舞动性综合征、闭锁综合征、中脑丘脑综合征、丘脑性痴呆等。

（五）基底动脉尖综合征（TOB 综合征）

本病以老年人发病为多，发病年龄 23 ~ 82 岁，平均为 59 ~ 76 岁。症状可有眩晕、恶心、呕吐、头痛、耳鸣、视物不清、复视、肢体无力、嗜睡、意识障碍、尿失禁等。

神经系统查体可见以下表现。

1. 中脑和丘脑受损的脑干首端栓塞表现：①双侧动眼神经瘫——出现眼球运动及瞳孔异常：一侧或双侧动眼神经部分或全部麻痹、眼球上视不能（上丘受累），瞳孔反应迟钝而调节反应存在，类似 Argyu–Robertson 瞳孔（顶盖前区病损）。②意识障碍，注意行为的异常：一过性或持续数天，或反复发作（中脑及/或丘脑网状激活系统受累）。③异常运动与平身投掷、偏瘫、共济运动障碍及步态不稳，癫痫发作，淡漠，记忆力定向力差（丘脑受损）。

2. 大脑后动脉区梗死（枕叶、颞叶内侧面梗死）表现：视物不清，同向象限性盲或偏盲，皮质盲（双侧枕叶视区受损），Balint 综合征（注视不能症、视物失认症、视觉失用症），严重记忆障碍（颞叶内侧等等）。

四、辅助检查

（一）脑血管造影

脑血管造影是诊断缺血性脑血管疾病的重要辅助检查，尤其是外科治疗中所必需的最基本的检查评估措施，它不仅能提供脑血管是否存在狭窄、部位、程度、粥样斑块、局部溃疡、侧支循环情况，而且还可发现其他病变以及评估手术疗效等。

如狭窄程度达到 50%，表示管腔横断面积减少 75%；狭窄度达到 75%，管腔面积已减少 90%；如狭窄处呈现"细线征"（图 7-1），则管腔面积已减少 90% ~ 99%。

动脉粥样硬化上的溃疡形态可表现为：①动脉壁上有边缘锐利的下陷。②突出的斑块中有基底不规则的凹陷。③当造影剂流空后在不规则基底中有造影剂残留。

颈动脉狭窄程度（%）=（1-狭窄动脉内径 / 正常颈内动脉管径）×100%。颈动脉狭窄可分为轻度狭窄（< 30%）、中度狭窄（30% ~ 69%）、重度狭窄（70% ~ 99%）和完全闭塞。

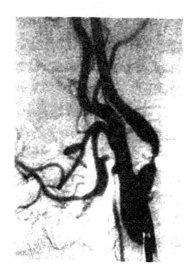

图 7-1　DSA 显示颈内动脉重度狭窄（细线征）

（二）经颅多普勒超声（TCD）

多普勒超声可测定颈部动脉内的峰值频率和血流速度，可借以判断颈内动脉狭窄的程度。残余管腔愈小其峰值频率愈高，血流速度也愈快。根据颈动脉峰值流速判断狭窄程度的标准见（表 7-1）。

表 7-1　多普勒超声探测颈内动脉狭窄程度

狭窄的百分比 (%)	颈内动脉 / 颈总动脉峰值收缩期流速比率	峰值收缩期流速 (cm/s)
41 ~ 50	< 1.8	> 125
60 ~ 79	> 1.8	> 130
80 ~ 99	> 3.7	> 250 或 < 25(极度狭窄)

颈动脉指数等于颈总动脉的峰值收缩期频率除颈内动脉的峰值收缩期频率。根据颈动脉指数也可判断颈内动脉狭窄的程度（表 7-2）。

表 7-2　颈动脉指数与颈内动脉狭窄

狭窄程度	狭窄的百分比 (%)	残余管径 (mm)	颈动脉指数
轻度	< 40	> 4	2.5 ~ 4.0
中度	40 ~ 60	2 ~ 4	4.0 ~ 6.9
重度	> 60	< 2	7.0 ~ 15

经颅多普勒超声（TCD）可探测颅内动脉的狭窄，如颈内动脉颅内段、大脑中动脉、大脑前动脉和大脑后动脉主干的狭窄。

（三）磁共振血管造影（MRA）

MRA 是一种无创检查方法，可显示颅内外脑血管影像。管腔狭窄 10% ~ 69% 者为轻度和中度狭窄，此时 MRA 片上显示动脉管腔虽然缩小，但血流柱的连续性依然存在。管腔狭窄 70% ~ 95% 者为重度狭窄，血流柱的信号有局限性中断，称为"跳跃征"。管腔狭窄 95% ~ 99% 者为极度狭窄，在信号局限性中断中，若血流柱很纤细甚至不能显示，称为"纤细征"。目前在 MRA 像中尚难可靠地区分极度狭窄和闭塞. MRA 的另一缺点是难以显示粥样硬化的溃疡。与脑血管造影相比，MRA 对狭窄的严重性常估计过度，因此，最好与超声探测结合起来分析，可提高与脑血管造影的附和率。

（四）CT 脑血管造影（CTA）

CT 脑血管造影是另一种非侵袭性检查脑血管的方法。先静脉注入 100 ~ 150 mL 含碘造影剂，然后进行扫描和重建。与脑血管造影的诊断附和率可达 90%。其缺点是难以区分血管腔内的造影剂与血管壁的钙化，因此，对狭窄程度的估计不够准确。

（五）正电子发射计算机断层扫描（PFT）

PET 即派特，在短暂性脑缺血发作（TIA）与急性脑梗死的早期定位诊断、疗效评价以及是否需做血管重建手术及其评价等方面具有重要的诊断价值。派特主要测量的指标是局部脑血容量（CBV）、局部脑血流量（rCBF）和脑血流灌注量（PR）。在脑缺血早期的 1 h 到数天形态学发生变化之前，派特图像表现为病灶区低灌注，脑血流量减少，大脑氧摄取量增加，脑血容量增加，这在一过性脑缺血发作和半暗区组织表现非常明显；脑缺血进一步发展，脑血流量会降低，图像表现为放射性缺损。

五、诊断

缺血性脑血管疾病要根据病史、起病形式、症状持续的时间与发作频率，神经系统查体以及辅助检查，进行综合分析，做出诊断。依据脑血管造影、经颅多普勒超声、MRA、CTA 及 PET 检查，不仅可对缺血性脑血管疾病做出定性、定量诊断，还可指导选择治疗方案与判断疗效。

诊断要点为：①年龄在 50 岁以上具在动脉硬化、糖尿病、高血脂者。②既往有短暂性脑缺血发作史。③多在安静状态下发病，起病缓慢。④意识多清楚，较少头痛、呕吐，有局限性神经系统体征。⑤神经影像学检查显示有脑缺血表现。

六、治疗

（一）TIA

应针对能引起 TIA 的病因与危险因素进行积极治疗，如高血压、高脂血症、糖尿病、心脏病等。

1. 抗血小板聚集治疗

研究表明，抗血小板聚集能有效地防止血栓形成和微栓子的形成，减少 TIA 发作，常用：①阿司匹林，可抑制环氧化酶，抑制血小板质内花生四烯酸转化为血栓素 A_2，故能抑制血小板的释放和聚集。但使用阿司匹林剂量不宜过大，否则同时亦抑制血管内皮细胞中的前列环素的合成，不利于对血栓素 A_2 作用的对抗与平衡。阿司匹林的剂量为每日口服 50 ~ 300 mg 为益，有消化道溃疡病及出血性疾患者慎用。②潘生丁可抑制磷酸二酯酶，阻止环磷酸腺苷（CAMP）的降解，抑制 ADP 诱发血小板聚集的敏感性，而有抗血小板聚集作用。常用剂量 25 ~ 50 g，3 次 /d，可与阿司匹林合用。急性心梗时忌用。③抵克力得是一新型有效的抗血小板聚集药物，疗效优于阿司匹林，常用剂量为 125 ~ 250 mg，1 次 /d。

2. 抗凝治疗

对 TIA 发作频繁，程度严重，发作症状逐渐加重，或存在进展性卒中的可能性时，尤其是椎 - 基底动脉系统的 TIA，如无明显的抗凝禁忌证，应在明确诊断后及早进行抗凝治疗。

常用药物：①肝素：在体内外均有迅速抗凝作用，静脉注射 10 min 即可延长血液的凝血时间。方法：用肝素 100 mg（12 500 U）加入 10% GS 1 000 mL 中，缓慢静脉滴注（20 滴 /min）维持治疗 7 ~ 10 d。定期监测凝血时间，并根据其凝血时间调整滴速，使凝血酶原时间保持在正常值的 2 ~ 2.5 倍，凝血酶原活动 20% ~ 30% 之间。维持 24 ~ 48 h。②口服抗凝剂：病情较轻或肝素治疗控制病情后可用此法，华法林片首剂 4 ~ 6 mg，以后 2 ~ 4 mg/d 维持。新抗凝疗片首剂为 8 mg，以后 7 ~ 2 mg/d 维持。新双香豆素片，首剂 300 mg，维持量为 150 g/d。口服抗凝药一般要连用半年至 1 年，用药期间应及时查出凝血时间。抗凝治疗的禁忌证：70 岁以上者出血性疾病、血液病创口未愈、消化道溃疡活动期、严重肝肾疾病及颅内出血，妊娠者等。③低分子肝素：这是通过化学解聚或酶解聚生成的肝素片等，其大小相当于普通肝素的 1/3，其出血不良反应小，同时有促纤溶作用，增强血管内皮细胞的抗血栓作用而不干扰血管内皮细胞的其他功能。因此低分子肝素比其他肝素更安全，用法：低分子肝素 5 000 μ，腹部皮下垂直注射，1～2次/d，7～10 d为一疗程。

3. 手术治疗

经检查指之短暂性脑缺血发作是由于该部大动脉病变如动脉粥样硬化斑块致严重动脉狭窄致闭塞所引起时，为了消除微栓子来源，恢复和改善脑血流，建立侧支循环，对颈动脉粥样硬化颈动脉狭窄＞70%者，可考虑手术治疗。常用方法有：颈动脉内膜剥离术，颅外－颅内血管吻合术，及近年来发展起来的颈动脉支架成形术。

4. 血管扩张药物

能增加全脑的血流量，扩张脑血管，促进侧支循环。引用罂粟碱30～60 mg加入5% GS液体中滴或川芎嗪80～160 mg加入5% GS液体滴，14 d为一疗程，其他如丹参、烟酸等。

（二）脑血栓形成

脑血栓形成急性期治疗原则：①要特别重视超早期和急性期处理，要注意整体综合治疗与个体化治疗相结合，针对不同病情、不同病因采取针对性措施。②尽早溶解血栓及增加侧支循环，恢复缺血区的血液供应、改善微循环，阻断脑梗死的病理生理。③重视缺血性细胞的保护治疗，应尽早应用脑细胞保护剂。④积极防治缺血性脑水肿，适时应用脱水降颅压药物。⑤要加强监护和护理，预防和治疗并发症。⑥尽早进行康复治疗，促进神经功能恢复。⑦针对致病危险因素的治疗，预防复发。

1. 一般治疗

是急性缺血性脑血管病的基础治疗，不可忽视，否则可发生并发症导致死亡。意识障碍患者应予气道支持及辅助呼吸，定期监测PaO_2和$PaCO_2$。注意防治压疮及呼吸道或泌尿系感染，维持水、电解质平衡及心肾功能，预防肺栓塞、下肢深静脉血栓形成等并发症。

2. 调整血压

急性脑梗死后高血压的治疗一直存在争论，应慎用降血压药。急性脑卒中时血管自主调节功能受损，脑血流很大程度取决于动脉压，明显降低平均动脉压可能对缺血脑组织产生不利影响。Yamagnchi提出缺血性脑卒中急性期的血压只有在平均动脉压超过17.3 kPa或收缩压超过29.3 kPa时才需降压，降压幅度一般降到比卒中前稍高的水平。急性缺血性脑血管病患者很少有低血压。如血压过低，应查明原因，及时给予补液或给予适当的升压药物如多巴胺、间羟胺等以升高血压。

3. 防治脑水肿

脑血栓形成后，因脑缺血、缺氧而出现脑水肿，在半小时即可出现细胞毒性水肿，继而在3～5 d出现血管源性水肿，7～10 d后水肿开始消退，2～3周时水肿消失。大面积脑梗死或小脑梗死者可致广泛而严重的脑水肿，如不及时处理，可并发脑疝死亡。常用有效降颅内压药物为甘露醇、速尿、甘油果糖和清蛋白。甘露醇快速静脉注射后，因它不易从毛细血管外渗入组织，从而能迅速提高血浆渗透压，使组织间液水分向血管内转移，达到脱水作用，同时增加尿量及尿Na^+、K^+的排出，尚有清除自由基的作用。通常选用20%甘露醇125 mL静脉快速滴注，1次/6～12 h，直至脑水肿减轻。主要不良反应有循环负担而致心力衰竭或急性肺水肿，剂量过大，应用时间长可出现肾脏损害。为减少上述不良反应，可配合速尿使用，速尿常用剂量为20～40 mL/次静脉滴注，2～4次/d。用药过程中注意水电解质平衡。甘油果糖具有良好的降颅压作用，常用量250 mL静脉滴注，1～2次/d；清蛋白具有提高血浆胶体渗透压作用，与甘露醇合用，取长补短，可明显提高脱水效果。用法2～10 g/次，静脉滴注，1次/d或1次/2 d，连用7～10 d。

4. 溶栓治疗

适用于超早期（发病6 h以内）及进展型卒中。应用溶栓治疗应严格掌握溶栓治疗的适应证与禁忌证。

（1）适应证：①年龄小于75岁。②对CA系梗死者无意识障碍，对VBA梗死者由于本身预后极差，对昏迷较深者也不必禁忌，而且治疗开始时间也可延长。③头颅CT排除颅内出血和与神经功能缺损相应的低密度影者。④可在发病6 h内完成溶栓。⑤患者或家属同意。

（2）禁忌证：①溶栓治疗之前瘫痪肢体肌力已出现改善。②活动性内出血和已知出血倾向。③脑出血史，近6个月脑梗死史及颅内、脊柱手术外伤史。④近半年内活动性消化溃疡或胃肠出血。⑤严重心、肝、肾功能不全。⑥正在使用抗凝剂。⑦未控制的高血压，收缩压高于 26.7 kPa，或舒张压高于 14.7 kPa。⑧收缩压低于 13.3 kPa（年龄小于 60 岁）。

（3）血栓溶解的原理：血栓溶解主要是指溶解血栓内纤维蛋白。纤维蛋白降解主要依靠纤溶酶，它产生于纤溶酶原被一系列活化因子激活时，纤溶酶原是一种相对分子质量为 92 000 的糖蛋白，由 790 个氨基酸组成，分为谷氨酸纤溶酶原和赖氨酸纤溶酶原，这两种酶原可被内源性的 t-PA 和外源性的尿激酶和链激酶所激活，在溶栓过程中，给予患者某些药物（如尿激酶、链激酶、t-PA 等）可以促进血栓溶解，将血栓分解为可溶性纤维蛋白降解产物。

（4）常用溶栓剂及作用机制：溶栓剂共 3 代。

（1）第一代：非选择性溶栓剂——链激酶（SK）、尿激酶（UK）。SK 是国外应用最早、最广的一种溶栓剂，它通过与血中纤维蛋白原形成 1∶1 复合物，再促进游离的纤溶酶原转化为纤溶酶，因此它是间接的纤溶酶激活剂。链激酶由于抗原性较强，易引起变态反应，溶栓同时也易引起高纤溶血症，目前临床上较少使用。欧洲几项大规模临床研究结果证实，SK 溶栓死亡率及出血发生率高，效果不明显，不推荐使用。UK 是一种丝氨酸蛋白酶，它可使纤溶酶原中的精氨酸 560- 缬氨酸 561 化学键断裂，直接使纤溶酶原转变为纤溶酶，由于其无抗原性、无热源性、毒副反应小，且来源丰富等特点，至今仍是亚洲一些国家（如中国和日本）临床应用的主要药物。

（2）第二代：选择性溶栓剂—重组组织型纤溶酶原激活剂（rt-PA），重组单链尿激酶型纤溶酶原激活剂（rscu-PA）ort-PA 分子上有一纤维蛋白结合点，故能选择性地和血栓表层的纤维蛋白结合，所形成的复合物对纤溶酶有很高的亲和力及触酶活性，使纤溶酶原在局部转变为纤溶酶，从而溶解血栓，而很少产生全身抗凝、纤溶状态。但它价格非常昂贵，大剂量使用也会增加出血的可能性，同时由于其半衰期更短，因此有一定的血管再闭塞，使其临床应用受到一定的限制。Rscu-PA 是人血、尿中天然存在的一种蛋白质，它激活与纤维蛋白结合的纤溶酶原比激活血循环中游离的纤溶酶原容易。

（3）第三代：试图用基因工程选择技术改良天然溶栓药物的结构，以提高选择性溶栓剂效果，延长半衰期，减少剂量，这类药物有嵌合型溶栓剂（将 t-PA、scu-PA 二级结构进行基因工程杂交而得）单克隆抗体导向溶栓。

（5）溶栓剂量：脑梗死溶栓治疗剂量尚无统一标准，由于人体差异、给药途径的不同. 剂量波动范围也较大。通常静脉溶栓剂量大，SK 15 万～50 万 U，UK 100 万～150 万 U，rt-PA 10～100 mg；动脉用药 SK0.6 万～25 万 U，UK 10 万～30 万 U，rt-PA 20～100 mg。

（6）溶栓治疗时间：Astrup 根据动物实验首次提出了"缺血半暗带"的概念，表明缺血半暗带仅存在 3～4 h，因此大多数临床治疗时间窗定在症状出现后 6 h 内进行。美国食品与药物管理局（FDA）批准在发病 3 h 内应用 rt-PA。尿激酶一般在发病 6 h 内进行。近来有学者提出 6 h 的治疗时间窗也绝不是僵化的，有些患者卒中发病超过 6 h，如果侧支循环好，仍可考虑延迟性溶栓。

（7）溶栓治疗的途径：溶栓治疗的途径主要有静脉和动脉用药两种。在 DSA 下行动脉内插管，于血栓附近注入溶栓药，可增加局部的药物浓度，减少用药剂量，直接观察血栓崩解，一旦再通即刻停止用药，便于掌握剂量，但它费时（可能延误治疗时间）、费用昂贵，需要造影仪器及训练有素的介入放射人员。因而受到技术及设备的限制。相反静脉溶栓简便易行，费用低。近来有一些学者提出将药物注入 ICA，而不花更多时间将导管插入 MCA 或在血栓近端注药。至于何种用药途径更佳，尚未定论，Racke 认为动脉、静脉用药两者疗效无明显差异。

（8）溶栓治疗脑梗死的并发症。

继发脑出血：①发生率：多数文献报告，经 CT 证实的脑梗死后出血性梗死自然发生率为 5%～10%，脑实质出血约为 5%。WardLaw 等综述 1992 年以前 30 多篇文献的 1 573 例应用 UK、SK、rt-PA 经静脉或动脉途径溶栓治疗，出血性脑梗死发生率为 10%。1 781 例溶栓治疗继发脑实质出血发生率为 5%。当然不同给药方法和时机，出血的发生率不同，据现有资料颅内出血的发生率为 4%～26%。②最主要危险因素：a. 溶栓治疗时机：高血压，溶栓开始前收缩压超过 24.0～26.7 kPa 或舒张压超过 14.7～16.0 kPa。b. 溶栓药物的剂量：脑水肿，早期脑 CT 检查有脑水肿或占位效应患者有增加出血性梗死的发生率。③潜在的危险因素：年龄（70岁以上）、病前神经状况、联合用药（如肝素、阿司匹林等）。④发生机制可能是：继发性纤溶亢进和凝血障碍；长期缺血的血管壁已经受损，在恢复血供后由于通透性高而血液渗出；血流再灌注后可能因反射而使灌注压增高。

再灌注损伤：再灌注早期脑组织氧利用率低，而过氧化脂质含量高，过剩氧很容易形成活性氧，与细胞膜脂质发生反应，使脑细胞损害加重。通常脑梗死发病 12 h 以内缺血脑组织再灌注损伤不大，脑水肿较轻，但发病 12 h 以后则可能出现缺血脑组织过度灌注，加重脑水肿。

血管再闭塞：脑梗死溶栓后血管再闭塞发生率约为 10% ~ 20%，其发生原因目前尚不十分清楚，可能与溶栓药物的半衰期较短有关，尿激酶的半衰期为 16 min，PA 仅为 7 min；溶栓治疗可能伴有机体凝血活性增高。

5. 抗凝治疗

临床表现为进展型卒中的患者，可有选择地应用抗凝治疗。但有引起颅内和全身出血的危险性，必须严格掌握适应证和禁忌证。抗凝治疗包括肝素和口服抗凝剂。肝素：12 500 U 加入 10% 葡萄糖 1 000 mL 中，缓慢静脉滴注（每分钟 20 滴），仅用 1 ~ 2 d，凝血酶原时间保持在正常值的 2 ~ 2.5 倍，凝血酶原活动度在 20% ~ 30% 之间。但有关其疗效及安全性的确切资料有限，结果互有分歧。低分子肝素安全性增加，但其治疗急性缺血性脑血管病的疗效尚待评估，目前已有的资料难以做出肯定结论。用法：速避凝 3 000 ~ 5 000 U，腹部皮下垂直注射，1 ~ 2 次 /d。口服抗凝剂：新双香豆素 300 mg，双香豆素 100 ~ 200 mg 或华法林 4 ~ 6 mg，刚开始时每天检查凝血酶原时间及活动度，待稳定后可每周查 1 次，以便调整口服药物剂量。治疗期间应注意出血并发症，如有出血情况立即停用。

6. 降纤治疗

降解血栓纤维蛋白原、增加纤溶系统活性及抑制血栓形成或帮助溶解血栓。适用于脑血栓形成早期，特别是合并高纤维蛋白血症患者。常用药物有巴曲酶、蛇毒降纤酶及 ancrod 等。

7. 抗血小板凝集药物

抗血小板凝集药物能降低血小板聚集和血黏度。目前常用有阿司匹林和盐酸噻氯匹定。阿司匹林以小剂量为宜，一般 50 ~ 100 mg/d，盐酸噻氯匹定 125 ~ 250 mg/d。

8. 血液稀释疗法

稀释血液和扩充血容量可以降低血液黏稠度，改善局部微循环。常用低分子右旋糖酐或 706 代血浆 500 mL 静脉滴注，1 次 /d，10 ~ 14 d 为 1 个疗程。心肾功能不全者慎用。

9. 脑保护剂

目前临床上常用的制剂有以下几种。

（1）钙离子拮抗剂：能阻止脑缺血、缺氧后神经细胞内钙超载，解除血管痉挛，增加血流量，改善微循环。常用的药物有尼莫地平、尼莫通、盐酸氟桂嗪等。

（2）胞二磷胆碱：它是合成磷脂胆碱的前体，胆碱在磷脂酰胆碱生物合成中具有重要作用，而磷脂酰胆碱是神经膜的重要组成部分，因此具有稳定神经细胞膜的作用。胞二磷胆碱还参与细胞核酸、蛋白质和糖的代谢，促进葡萄糖合成乙酰胆碱，防治脑水肿。用法：500 ~ 750 mg 加入 5% 葡萄糖液 250 mL。静脉滴注，1 次 /d，10 ~ 15 d 为 1 个疗程。

（3）脑活素：主要成分为精制的必需和非必需氨基酸、单胺类神经介质、肽类激素和酶前体，它能通过血脑屏障，直接进入神经细胞，影响细胞呼吸链，调节细胞神经递质，激活腺苷酸环化酶，参与细胞内蛋白质合成等。用法：20 ~ 50 mL 加入生理盐水 250 mL，静脉滴注，1 次 /d，10 ~ 15 d 为 1 个疗程。

10. 外科治疗和介入治疗

半球大面积脑梗死压迫脑干，危及生命时，若应用甘露醇无效时，应积极进行去骨瓣手术减压和坏死脑组织吸出术。对急性大面积小脑梗死产生明显肿胀及脑积水者，可行脑室引流术或去除坏死组织以挽救生命。对颈动脉粥样硬化颈动脉狭窄 > 70% 者，可考虑手术治疗。常用的手术方法有颈动脉内膜剥离修补术，颅外 - 颅内血管吻合术及近年来发展起来的颈动脉支架成形术。

11. 康复治疗

主张早期进行系统、规范及个体化的康复治疗。急性期一旦病情平稳，应立即进行肢体功能锻炼和语言康复训练，降低致残率。

（三）脑栓塞

1. 发生在颈内动脉前端或大脑中动脉主干的大面积脑栓塞，以及小脑梗死可发生严重的脑水肿，继发脑疝，应积极进行脱水、降颅压治疗，必要时需要进行大颅瓣切除减压。大脑中动脉主干栓塞可立即施行栓子摘除术，据报道 70% 可取得较好疗效，亦应争取在时间窗内实验溶栓治疗，但由于出血性梗死更多见，溶栓适应证更应严格掌握。

2. 由于脑栓塞有很高的复发率，有效的预防很重要。房颤患者可采用抗心律失常药物或电复律，如果复律失败，应采取预防性抗凝治疗。由于个体对抗凝药物敏感性和耐受性有很大差异，治疗中要定期监测凝血功能，并随时调整剂量。在严格掌握适应证并进行严格监测的条件下，适宜的抗凝治疗能显著改善脑栓塞患者的长期预后。

3. 部分心源性脑栓塞患者发病后 2 ～ 3 h 内，用较强的血管扩张剂如罂粟碱点滴或吸入亚硝酸异戊酯，可收到较满意疗效，亦可用烟酸羟丙茶碱（脉栓通、烟酸占替诺）治疗发病 1 周内的轻中度脑梗死病例收到较满意疗效者。

4. 对于气栓的处理应采取头低位，左侧卧位。如系减压病应立即行高压氧治疗，可使气栓减少，脑含氧量增加，气栓常引起癫痫发作，应严密观察，及时进行抗癫痫治疗。脂肪栓的处理可用血管扩张剂，5% 硫酸氢钠注射液 250 mL 静脉滴注，2 次 /d。感染性栓塞需选用有效足量的抗生素抗感染治疗。

（四）腔隙性脑梗死

该病无特异治疗其关键在于防治高血压动脉粥样硬化和糖尿病等。急性期适当的康复措施是必要的。纯感觉性卒中主要病理是血管脂肪透明变性，巨噬细胞内充满含铁血黄素，提示红细胞外渗，因此禁用肝素等抗凝剂，但仍可试用阿司匹林、潘生丁；纯运动型较少发生血管脂肪变性，可以应用肝素、东菱精纯克栓酶及蝮蛇抗栓酶，但应警惕出血倾向。腔隙梗死后常有器质性重症抑郁，抗抑郁药物患者常不易耐受，最近有人推荐选择性 5- 羟色胺重摄取抑制剂 Ciralopram 10 ～ 14 mg/d，治疗卒中后重症抑郁安全有效，无明显不良反应。无症状型腔隙性脑梗死主要针对其危险因素：高血压、糖尿病、心律失常、高脂、高黏血症及颈动脉狭窄等，进行积极有效的治疗，对降低其复发率至关重要，对本病的预防也有极其重要的意义。

第八章　血液系统急危重症

第一节　急性白血病

白血病是一种造血系统的恶性肿瘤，其主要表现为异常的白细胞及其幼稚细胞（即白血病细胞）在骨髓或其他造血组织中进行性、失控的异常增生，浸润各种组织，使正常血细胞生成减少，产生相应的临床表现。

一、病因与分类

（一）病因

人类白血病的病因至今未明。许多因素被认为和白血病发生有关。病毒可能为其主要因素，此外尚有遗传因素、放射、化学毒物或药物等因素。

1. 病毒

已经证实成人 T 细胞白血病病毒（human T-cell leukemia virus-Ⅰ，HIV-Ⅰ）是引起成人 T 细胞白血病（ATL）的主要原因。

2. 电离辐射

照射剂量与白血病发病率密切相关。引起骨髓抑制、免疫缺陷、染色体断裂和重组。

3. 化学因素

多引起 ANLL，常有白血病前期。苯、乙双吗啉、烷化剂可导致染色体畸变。

（二）分类

1. 按细胞不成熟程度和自然病程分型

根据白血病细胞不成熟的程度和自然病程，分为急性白血病和慢性白血病两大类。急性白血病的骨髓和外周血中主要的白血病细胞为原始细胞，慢性白血病主要为成熟和幼稚阶段的细胞。

2. 按白血病细胞的类型分类

根据白血病细胞的类型，急性白血病可分为急性淋巴细胞白血病（ALL）和急性非淋巴细胞白血病（ANLL）两大类。急性淋巴细胞白血病又分为 $L_1 \sim L_3$，急性非淋巴细胞白血病又分为 $M_0 \sim M_7$。

（1）ALL：①L_1：胞体小，较一致；胞质少；核型规则、核仁小而不清楚，少见或不见；②L_2：胞体大，不均一；胞质常较多；核型不规则，常呈凹陷、折叠。核仁清楚，一个或多个；③L_3：胞体大，均一；胞质多，深蓝色，有较多空泡，呈蜂窝状；核型规则；核仁清楚，一个或多个。

（2）ANLL：①M_0（急性髓细胞性白血病微分化型）：骨髓（BM）原始细胞占非红系细胞（NEC）90% 及以上。过氧化物酶染色（MPO）或苏丹黑染色（SBB）阳性率 < 3%；②M_1（粒细胞未分化型）：BM 原始细胞Ⅰ型及Ⅱ型占非红系细胞（NEC）90% 及以上。MPO 或 SBB 阳性率 ≥ 3%，胞质内可有

细小颗粒或 Auer 小体；③ M_2（粒细胞部分分化型）：BM 原始细胞 I 型及 II 型占非红系细胞（NEC）30%～89%，单核细胞 < 20%，分化的粒细胞 > 10%；④ M_3（颗粒增多的早幼粒细胞型）：BM 中以颗粒增多的异常早幼粒细胞增 生为主，在 NEC 中 > 30%；⑤ M_4（粒 – 单细胞型）：BM 中 NEC 的原始细胞 > 30%，原粒及以下各阶段细胞占 30%～79%，各阶段单核细胞 > 20% 和 / 或外周血原粒 > 5×10^9/L。

另有 M_4 变异型，称 M_4E_0，嗜酸细胞 > NEC 的 5%，且胞质中同时出现嗜碱颗粒，和 / 或伴不分叶的嗜酸粒细胞；⑥ M_0（单核细胞型）：又分为 M_{5a}（原始单核细胞型）及 M_{5b}；前者 BM 中原始细胞 ≥ 80%，后者则 > 30%；⑦ M_6（红白血病）：BM 中原始细胞占 NEC 的 30% 及以上，红系占有核细胞总数的 50% 及以上；⑧ M_7（巨核细胞型）：BM 原巨核细胞 ≥ 30%。

二、临床表现

起病大多急骤，表现为贫血、出血、感染、组织器官浸润。

（一）贫血

表现为乏力、苍白、头痛、耳鸣，严重者引起心肺功能衰竭。

（二）发热和感染

白血病本身也可引起发热，但多为继发感染所致，以口腔、肛周、呼吸道、泌尿系、皮肤感染多见，严重时败血症，以革兰阴性杆菌败血症常见。

（三）出血

皮肤瘀点、瘀斑、鼻出血、牙龈出血，严重者出现内脏出血，如月经过多、眼底出血、消化道出血、血尿等。颅内出血为最主要的并发症，也是急性白血病死亡的首要原因，尤以 ANLL–M_3 为著。

（四）髓外浸润

1. 淋巴结和肝、脾肿大

以 ALL 常见。多数 ALL 有纵隔淋巴结肿大；ANLL–M_4 和 M_5 淋巴结肿大多见；部分患者有肝、脾肿大。

2. 骨骼和关节胸骨下端压痛是最主要的临床体征。

3. 口腔和皮肤齿龈肿胀，多见于 ANLL–M_4 和 M_5。

4. 心脏和呼吸系统关节及骨骼疼痛，儿童多见。可有皮肤浸润表现。

急性白血病肺部表现可有浸润、感染、白细胞淤滞等。肺部浸润可呈弥漫性，也可散在分布，和感染并存可呈片状阴影。肺部血管的白细胞淤滞可导致呼吸窘迫综合征，主要见于高白细胞 ALL。心脏浸润可表现为心肌炎、心律失常、心衰，偶有心包炎表现。

5. 中枢神经系统

脑膜浸润或脑实质局部浸润或颅神经直接浸润的表现，ALL 多见，表现为头痛、呕吐、视力模糊等。是白血病髓外复发的根源。

6. 睾丸

白血病细胞浸润睾丸，表现为单侧无痛性肿大，多见于 ALL。

（五）其他

可浸润胃肠道，表现为腹痛、腹泻、胃肠道出血、阑尾炎、肠梗阻等。白血病细胞可浸润肾脏、甲状腺、胰腺、下丘脑等，出现相应的临床症状。

三、辅助检查

（一）血常规

多数病例有不同程度贫血，且呈进行性发展。多为正细胞正色素性贫血。外周血白细胞计数可降低、正常、增高或显著增高；约 50% 的 ANLL 和 30% 的 ALL 患者白细胞计数可低于 5×10^9/L，甚至低于 1×10^9/L，也有超过 100×10^9/L，称为高细胞急性白血病。白细胞分类示原始和幼稚细胞百分比显著增多，可从 5% 到 100%，而正常白细胞比例明显减少。几乎所有患者均有不同程度的血小板减少，约半数以上病例血小板计数少于 < 60×10^9/L。

（二）骨髓检查

大多数患者呈增生活跃或极度活跃，少数增生低下称为低增生性急性白血病。分类中原始和幼稚细胞大量增生，白血病性原始细胞占非红系有核细胞的30%以上，原始细胞形态异常，ANLL可见Auer小体，中间阶段细胞缺如，成熟细胞减少呈裂孔现象。红系、巨核系细胞受抑制。

（三）细胞化学染色

急性白血病各亚型细胞化学染色特征见（表8-1）。

表8-1　急性白血病各亚型细胞化学染色特征

类型	过氧化物酶	特异性酯酶	非特异性酯酶	PAS反应	碱性磷酸酶	酸性磷酸酶	溶酶菌
ALL	−	−	−	+ ~ ++	++ ~ +++	−	正常
M_0	−	−	− ~ ±	− ~ ±	−		正常
$M_{1,2}$	− ~ ±	+	− ~ ±	− ~ ±	−	正常或偏高	
M_3	+++ ~ ++++	++	+++NaF 轻度抑制	− ~ ±	− ~ ±		正常
M_4	+ ~ ++	+ ~ ++	+ ~ ++	+	− ~ ±	++	正常或中度增高
M_5	− ~ +	+	+++NaF 轻度抑制	− ~ ±	− ~ ±	+++	明显增高
M_6	+ ~ +++	+ ~ +++	− ~ +++	+ ~ +++	− ~ ±	+++	增高
M_7	+ ~ ++	−	− ~ +	+ ~ ++	− ~ ±	+	中度增高

（四）免疫学检查

ALL的免疫学检查已广泛地应用。免疫学检查不仅对白血病分型，而且对白血病细胞的性质、分化发育阶段能做出较客观的判断，它对治疗及预后判断有指导意义。但由于至今尚未发现白血病特异性抗原，目前只能用正常血细胞的分化抗原进行免疫分型。

根据急性白血病细胞表面分化抗原的不同进行分型。

1. ALL各亚型细胞表面主要阳性标志：①裸型（Null-ALL）：HLA-DR，其他CD大多数阴性；②普通型（c-ALL）：CD10，CD19；③前B细胞型（Pre-B-ALL）：CD19，CD20，CD22，Cyu；④B细胞型（B-ALL）：CD19，CD20，CD22，SmIg；⑤前T细胞型（Pre-T-ALL）：CD7，CD5，CD2；⑥T细胞型（T-ALL）：CD7，CD5，CD2，CD3、CD4、CD8。

2. ANLL各亚型细胞表面主要阳性标志：① M_0：CD34、CD33、CD13；② M_1：CD33、CD13、CD15；③ M_2：CD33、CD13、CD15；④ M_3：CD33、CD13、CD15阳性，但HLA-DR及CD34应阴性。⑤ M_4：CD33、CD13、CD15、CD14；⑥ M_5：CD33、CD13、CD15、CD14；⑦ M_6：CD33、CD13、CD71（转铁蛋白受体）、血型糖蛋白A及红细胞膜收缩蛋白；⑧ M_7：CD41、CD42、CD61、vWF。

（五）细胞遗传学检查

克隆性细胞遗传学异常发生率高，但除少数类型外，变异范围甚大，仅下列几种异常和分型有一定关系：①t（8；21）：见于10% ~ 15%的ANLL，主要为 M_2；②t（15；17）：见于ANLL，主要为M3；③inv/del（16）（q22）：见于5%的ANLL，主要见于 $M_4 E_0$；④t（9；22）：见于25%的成人ALL。

四、诊断与鉴别诊断

（一）诊断

可根据以下几点进行诊断：

1. 临床表现：急性起病，感染、发热、出血、贫血、骨骼关节疼痛、肝脾及淋巴结肿大等。

2. 血常规检查：外周血白细胞数量异常，出现原始或幼稚细胞，贫血、血小板减少。

3. 骨髓检查：骨髓检查白血病性原始细胞 ≥ 30%，是诊断的最主要证据。

4. 细胞化学染色、免疫学和细胞遗传学检查：协助急性白血病的诊断和分型。

（二）鉴别诊断

1. 与骨髓异常增生综合征（MDS）

部分亚型外周血中可出现原始细胞增多，但起病相对较缓，骨髓原始细胞 < 30%，三系病态造血明显。

2. 其他病因引起的外周血单核细胞增多

传染性单核细胞增多症的异常淋巴细胞及结核病、风湿热等引起的外周血单核细胞增多须与急性单核细胞白血病鉴别。疾病相应的临床表现和骨髓检查不难鉴别。

3. 巨幼细胞贫血

骨髓红系增生异常活跃并呈巨幼变，须与 M_6 相鉴别。维生素 B_{12}、叶酸浓度检测，骨髓原始细胞数及红系、巨核系造血情况不同等不难鉴别。

4. 粒细胞缺乏症、再生障碍性贫血、特发性血小板减少性紫癜等

白细胞不增多性白血病可表现为外周血一系或多系减少，须与上述疾病鉴别，通过血浓缩涂片和骨髓检查易于鉴别。

五、治疗

（一）支持治疗

1. 纠正贫血

输红细胞，缓解白血病。

2 防治感染

保护性隔离，注意皮肤、口腔、外阴卫生，积极预防感染，对出现感染患者，加强抗感染治疗。必要时应用细胞集落刺激因子（GM-CSF、G-CSF）。

3. 控制出血

输血小板，局部止血，DIC 治疗。

4 防治高尿酸血症

高白细胞时多见，别嘌呤醇，水化，碱化尿液。

5. 其他

要进行病情教育，补充营养，注意水、电解质平衡。

（二）化疗

化疗原则为早期、联合、足量、间歇、个体化。

治疗可分两个阶段，即：①诱导缓解治疗（诱导治疗）；②缓解后治疗 3 ~ 5 年，可分为巩固强化和维持治疗。

1. ALL 化疗

（1）诱导治疗：VDLP（长春新碱 + 柔红霉素 + 左旋门冬酰胺酶 + 泼尼松）方案。

（2）巩固 / 早期强化治疗：6 ~ 8 疗程，可用原诱导方案、EA（依托泊苷 + 阿糖胞苷）、AA（多柔比星 + 阿糖胞苷）、MA（米托蒽醌 + 阿糖胞苷）方案、中或大剂量甲氨蝶呤（MTX）、中或大剂量阿糖胞苷交替。

（3）维持治疗：3 ~ 5 年，多种方案交替使用。

2. ANLL 化疗

（1）诱导治疗：DA（柔红霉素 + 阿糖胞苷）方案首选。

（2）巩固 / 早期强化治疗：可用原诱导方案、HA（高三尖杉酯碱 + 阿糖胞苷）等方案、中或大剂量阿糖胞苷交替。

（3）晚期强化治疗：诱导和强化方案交替约 2 年。

（4）诱导分化治疗：全反式维 A 酸可使 ANLL-M。诱导缓解，应首选。缓解后宜与 DA 等方案交替。

（三）髓外白血病防治

1. 中枢神经系统白血病（CNS-L）的防治

单独鞘内注射甲氨蝶呤和 / 或阿糖胞苷预防 1 ~ 3 年，CNS-L 治疗随全身化疗结束而停用，可联合头颅照射。

2. 睾丸白血病的治疗

以放疗为主。

第二节　急性溶血性贫血

一、定义

急性溶血是指红细胞在短时间内大量破坏寿命缩短的过程。急性溶血性贫血是指红细胞在短时间内大量破坏而引起的一类贫血。溶血危象较常见于在慢性遗传性溶血性贫血的过程中，红细胞的破坏突然增加，超出了骨髓造血代偿能力，而引起的严重贫血，多因急性或亚急性感染、劳累、受冷等因素而诱发。

二、诊断

在慢性溶血性贫血基础上出现贫血和黄疸突然加重，伴有寒战、发热、呕吐、腹痛、脾肿大等；或突然出现乏力面色苍白加重，结合外周血象改变和网织红细胞计数诊断溶血危象。但应尽快确定溶血危象的原因。

（一）临床表现

1. 急性溶血性贫血的临床表现

急性起病，全身不适，寒战、高热、头疼、腰背四肢酸痛及腹痛，有时伴恶心、呕吐、腹泻，有些患者腹痛严重，有腹肌痉挛，甚似急腹症；同时出现贫血、黄疸、尿色棕红（血红蛋白尿）。严重者可有下列表现：呼吸急促，心率增快，烦躁不安；急性循环衰竭：急性心功能不全或休克；急性肾衰竭；弥散性血管内凝血；中枢神经系统损害，如昏迷、胆红素脑病（新生儿早期）。

2. 溶血危象的临床表现

在慢性溶血性贫血过程中出现贫血、黄疸加重，伴有发热、腹痛、疲倦等症状，脾脏可有触痛。一般持续 7 ~ 14 d 可自然缓解。

（二）辅助检查

1. 红细胞破坏增加

（1）血常规：红细胞及血红蛋白迅速减低，血红蛋白常低于 60 g/L。

（2）红细胞生存时间测定：很少使用，多用于病史和一般实验室检查难以确定诊断时。

（3）胆红素代谢及其代谢产物增多：血清间接胆红素增高；尿胆原粪胆原增多；血清铁增高。

（4）血红蛋白血症：正常血浆只有微量的游离血红蛋白（10 ~ 100 mg/L）。当大量溶血时，主要为急性血管内溶血时，可高达 1 g/L 以上。

（5）血清结合珠蛋白降低：正常血清中含量为 0.5 ~ 1.5 g/L，血管内溶血时，结合珠蛋白和游离血红素结合，血浆中结合珠蛋白含量降低，甚至为 0。急性溶血停止 3 ~ 4 d 后方能恢复正常水平。

（6）血红蛋白尿及含铁血黄素尿：含铁血黄素尿是血管内溶血的重要指标。

2. 红细胞代偿性增生

（1）网织红细胞明显增多：常高于 5% 以上，网织红细胞的增多与溶血程度呈正相关。

（2）外周血液出现幼稚血细胞：通常是晚幼红细胞，严重溶血时尚可见幼粒细胞；血小板计数增加。可表现为类白血病反应。

（3）骨髓幼血细胞增生：有核细胞增生旺盛，粒 / 红比值倒置，红系增生更活跃，并以中、晚幼细胞增生为主。

3. 生化检查

出现高钾血症、代谢性酸中毒、低钙血症；危象时易发生急性肾衰。部分患者有肝脏功能异常；血清乳酸脱氢酶增高。

4. 红细胞形态检查

如小球形红细胞增多（＞10%）提示遗传性球形红细胞增多；椭圆形红细胞增多（15%）提示椭圆形红细胞增多症；靶形红细胞增多见于地中海贫血、HbC、HbS、HbE 等；破碎红细胞、盔形红细胞增多（＞2%）提示微血管病性溶血性贫血。

5. 红细胞渗透脆性实验

脆性增加见于遗传性球形红细胞增多症、AAIHA；减低见于地中海贫血。

6. 孵育实验

将测定的红细胞温育 24 h 再做脆性实验，可提高敏感性，对轻型遗传性球形红细胞增多症可得阳性结果。

7. 抗人球蛋白实验

抗人球蛋白（Coombs）试验是检测温抗体型 AAIHA 的经典方法。但试验结果与溶血严重程度无关。临床上约有 2%～5% 的 AAIHA 患者 Coombs 试验呈阴性。

8. 血红蛋白检查

有助于地中海贫血和血红蛋白病的诊断。

（1）血红蛋白电泳和抗碱血红蛋白实验：是诊断珠蛋白生成障碍性贫血（地中海贫血）和异常血红蛋白病的简易可靠的方法。

（2）异丙醇试验和热不稳定实验：对不稳定血红蛋白病（uHb）的诊断有价值。

（3）变性珠蛋白小体（Heinz body）：G6PD 缺乏和 uHb 患者此小体阳性。

（4）肽链分析：可检测血红蛋白的 α、β、γ 链。

9. 红细胞酶检查

有助红细胞酶缺陷的诊断。

（1）红细胞酶活性测定：是确诊各种酶缺乏的方法。但应注意急性溶血时，血循环中的红细胞多为年轻红细胞，其酶活性不低，易出现假阴性结果。近年来，G6PD/6PGD 比值法已广泛应用，有利于提高 G6PD 缺乏杂合子的检出率。

（2）高铁血红蛋白（MHb）还原实验：是检查 G6PD 缺乏的首选过筛实验，方法简便，但可出现假阳性和假阴性。

（3）荧光斑点实验：是检查 G6PD 缺乏的首选过筛实验。

（4）硝基四氮唑蓝（NBT）纸片法：也是 G6PD 缺乏的过筛实验。

10. 基因分析

可检测遗传性溶血性疾病的基因缺失或突变。

11. 血清酸化溶血试验（Ham 实验）和糖水溶血实验

两者是临床诊断 PNH 常用检查方法。

12. 血细胞 GPI 锚连蛋白表达检测

其已成为 PNH 的"金指标"。

（三）鉴别诊断

1. 再生障碍及其危象：血红蛋白及红细胞计数及网织红细胞明显降低，外周血的中性粒细胞与血小板计数一般正常，偶有粒细胞及血小板同时降低。骨髓象有两种表现：红细胞系统受抑制，有核红细胞甚少；骨髓增生活跃，但红系停滞于幼稚细胞阶段。HPV B19 病毒抗体检测和病毒 DNA 检测有助于诊断。

2. 失血性、缺铁性或巨幼细胞贫血：恢复早期也可有贫血和网织红细胞增多。骨穿做骨髓象检查可鉴别。

3. 家族性非溶血性黄疸：患者有非胆红素尿性黄疸而无贫血。

4. 骨髓转移瘤：有幼粒-幼红细胞性贫血、成熟红细胞畸形、轻度网织红细胞增多，本质不是溶血，骨穿做骨髓象检查易于鉴别。

（四）分类

急性溶血性贫血临床上以红细胞 6-磷酸葡萄糖脱氢酶（G6PD）缺乏所致溶血、同种免疫性溶血（新生儿溶血病、溶血性输血反应）、自身免疫性溶血性贫血（autoimmune hemolytic anemia，AIHA）等较为多见。溶血危象临床上多见于遗传球形红细胞增多症、地中海贫血等慢性遗传性溶血性贫血疾病过程中。

三、治疗

（一）一般治疗

卧床休息，烦躁不安者给予小剂量镇静，吸氧保证足够的液量，出现溶血危象应注意纠酸，碱化尿液。

（二）去除病因

对诱发溶血及其危象的病因应及时去除。

（三）输注红细胞

是直接纠正贫血的措施，每次输注浓缩红细胞 10 mL/kg，可提高 Hb 20～30 g/L，以维持外用血 Hb > 60 g/L 为宜。没有成分输血时也可输全血。输血注意事项如下：

1. 贫血极重者，每次输注量不宜太多，速度宜慢。极重度贫血伴心功能不全者可予半量输血。

2. 根据不同病因及贫血程度决定是否需要输注红细胞：例如 G6PD 缺乏伯氨喹型溶血性贫血在去除诱因后溶血多呈自限性，常于 7～10 d 后可自行恢复，如贫血不严重可不必输注红细胞，贫血严重时输 1～2 次即可。蚕豆病溶血发展快，病情重，需及时输注红细胞。AAIHA 因输血后可使溶血加速，贫血加重，从而可能发生急性肾衰竭，甚至危及生命，故应慎重；但严重贫血伴有循环衰竭或严重缺氧的情况下，输红细胞仍是抢救措施之一。AAIHA 输血指征如果患者在应用糖皮质激素后仍有下列情况应考虑输血：患者 Hb < 40 g/L；Hb > 40 g/L 但起病急，进展快伴有心功能不全者；出现嗜睡、迟钝、昏迷等中枢神经系统症状；因溶血危象导致低血容量性休克危及生命者。

3. 根据不同病因选择血源：例如 G6PD 缺乏者不应输注 G6PD 缺乏的红细胞；AAIHA 要用洗涤红细胞（去除血浆中补体），且在配血时尽量选用患者血清和供者红细胞反应少的红细胞。

4. 对冷抗体型 AAIHA：应输保温 37℃的红细胞。

（四）肾上腺皮质激素

此药为温抗体型 AAIHA 的首选药物，有效率为 80%。对于其他非免疫性溶血性贫血，均不必使用激素。

（五）丙种球蛋白

IVIG 已用于治疗 AIHA，部分患者有短期疗效。少数再生障碍危象患者需要丙种球蛋白治疗，可改善骨髓增生不良状态。

（六）免疫抑制剂

多用于 AAIHA 对激素无效或需较大剂量维持者，常用环磷酰胺、环孢素和长春新碱等；利妥昔单抗（ritux-imab）是一种针对 B 淋巴细胞抗原的抗 CD20 单克隆抗体，有研究表明，剂量 375 mg/（m² · d）中位数为 3 周，治疗儿童 AIHA，安全有效，多数患者取得持续的效果，虽然可复发，但第二次治疗仍然可控制疾病。

（七）血浆置换

可用于自身免疫性溶血。

（八）脾切除

对遗传性球形红细胞增多症最有价值。对内科治疗无效者可考虑切脾治疗。

第三节　弥散性血管内凝血

弥散性血管内凝血（DIC）是由于机体受某些致病因子的作用，致大量促凝物质进入血中，血液呈高凝状态，进而发生广泛性微血管内凝血，微血栓形成，消耗大量血小板与凝血因子，及启动纤溶系统，又转化为血液低凝状态，引起广泛性出血。病因是复杂的，病情是凶险的。

一、病因与诱因

DIC 发生有一定的基础疾病，常见者为：

1. 严重感染

据国内统计报道，由感染引起的 DIC 占全数患者的 30% ～ 42%，占病因的首位。

2. 恶性肿瘤

多见于恶性肿瘤的晚期，预后一般不良。

3. 病理产科

各种病理产科情况均可成为 DIC 的病因。

4. 外科手术及外伤

DIC 主要见于大中手术、严重外伤、大面积烧伤、冻伤、电击、毒蛇咬伤等。

5. 血液病

尤以急性白血病、恶性淋巴瘤、血型不相合的输血等为著。

6. 消化系统疾病

重症肝炎、肝硬化、急性出血坏死型胰腺炎、重症胆管感染等。

7. 心血管病

恶性高血压、肺源性心脏病、冠状动脉粥样硬化性心脏病（简称"冠心病"）、心搏骤停及严重的心力衰竭等。

8. 结缔组织病

系统性红斑狼疮（SLE）、结节性多动脉炎等。

9. 药物作用

曾有过引起 DIC 的药物如青霉素。异烟肼、肾上腺皮质激素、苯妥英钠，雌激素类避孕药等。不恰当应用抗纤溶药物如氨基己酸、对羧基苄胺（PAMBA）也可能诱发 DIC。

二、发病机制

DIC 是一种临床综合征，其发生是由于体内凝血与抗凝血过程两者动态平衡的失调，微循环中大量促凝物质进入，血液处于高凝状态，血小板聚集，纤维蛋白沉积，广泛性微血管内凝血，微血栓形成，于是大量凝血因子被消耗，血小板大量消耗与减少（低凝状态形成），及继发性纤溶亢进等，由此引起广泛性出血现象及一系列脏器功能障碍、溶血性贫血等临床病理变化。

DIC 的发生，首先是凝血系统被激活，主要有下列几方面。

1. 内源性凝血系统被激活

在致病因子作用下，激活凝血因子XII，继而血小板聚集，并激发一系列凝血反应，启动内源性凝血系统而致病。

2. 外源性凝血系统被激活

由于病灶组织损伤或坏死，导致大量组织因子进入血液中，从而激活外源性凝血系统而致病。

3. 血细胞损伤

各种病原体及其代谢产物、某些药物与化学物质、某些毒素、抗原—抗体复合物、各种原因的溶血反应等，均可导致血细胞损伤，破坏，释出类似组织因子的物质，激活内源性和（或）外源性凝血系统而致病。

4. 外源性促凝因子进入血液

羊水、蛇毒或虫毒、细菌、病毒等外源性毒性物质进入血液后，可损伤血管内皮细胞、组织、血细胞等，并引起 DIC。此外，有些物质还可直接作用于凝血因子，引起微血栓形成。

DIC 的发生机制简要（图 8-1）。

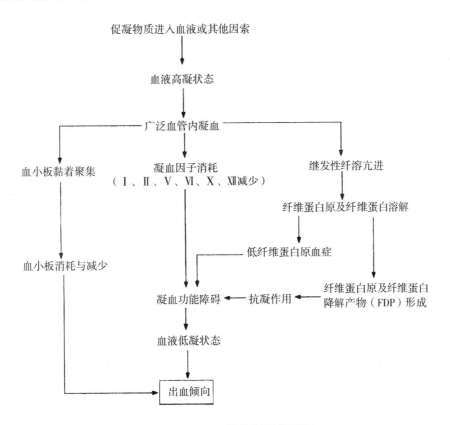

图 8-1　DIC 的发生机制示意图

三、诊断

（一）临床表现特点

DIC 有较为独特的临床表现。

1. 出血现象

患者出血可遍及全身，最常见者为弥散的自发性皮肤出血，如瘀点、瘀斑。其次为自发性牙龈出血、鼻出血等。消化道、肺、阴道出血也较常见。出血原因可能为以下。

（1）原发病所致血管壁及血小板损伤。

（2）凝血因子大量消耗。

（3）继发性纤溶亢进及 FDP 的作用。

2. 休克

休克的原因大致有以下几条：

（1）广泛性微血栓形成致回心血量减少。

（2）心肌损伤致心收缩力降低。

（3）广泛性出血、渗血致有效循环血容量减少。另外，各种原因的休克又可为 DIC 的发病基础。

3. 栓塞现象

由于多发性微血栓形成，引起一系列的症状和体征，这是 DIC 最早期病变之一。浅表部位的栓塞表现为多发性皮肤、黏膜的血栓性坏死。深部器官的多发性栓塞表现为多个罹患器官的功能障碍。

4. 溶血和贫血

DIC时微血管病性溶血常出现畏寒、发热、黄疸、血红蛋白尿、少尿或无尿等症状，严重者有不同程度的溶血性贫血。

（二）诊断标准

目前国内临床界最常应用ColmanDIC诊断标准：①血小板计数减少（小于100×10^9/L）。②血浆凝血酶原时间：（PT）延长（大于对照组）。③血浆纤维蛋白原减少（小于1.5 g/L）。

凡患者上述3项试验均异常，可诊断为DIC。但如只有2项异常，则需有以下3项中的任何1项阳性结果，方能做出诊断：①凝血酶时间（TT）延长。②血清FDP含量较正常增加4倍（或3P试验阳性）。③优球蛋白溶解时间缩短。

Colman诊断标准似乎稍宽，易将非DIC诊断为DIC。因而，DIC的诊断除凝血象检查之外，还需密切结合临床情况。

鉴别诊断上需注意：①重症肝病。②原发性纤溶亢进，临床上极少见，主要见于肝移植后的无肝期与重症肝病时，此时血小板计数基本正常、3P试验多为阴性、DIC时血片易见到破碎红细胞，而本病则无此表现。

四、治疗

（一）基本疗法

近年第三军医大学专家提出的DIC治疗细则，具体实用，堪为借鉴。DIC的治疗原则是：①去除DIC的原发病和诱因。②阻断血管内凝血与继发性纤溶亢进的过程。③恢复血小板和凝血因子的正常水平。④纠正休克和制止出血。

1. 治疗原发病和诱因

（1）控制感染：及早、足量应用有效的抗生素，用至足够的疗程。有外科情况者手术治疗。

（2）根治恶性肿瘤：有适应证时手术根治。

（3）及时终止病理产科情况。

（4）防治休克。

（5）其他：纠正缺氧、纠正酸中毒、避免应用可能诱发DIC的药物、减少手术时的损伤、慎用抗肿瘤药物、护肝药物治疗等。

2. 抗凝血药的应用

抗凝血药治疗是阻断DIC病程的重要手段之一。抗凝血药治疗的目的是：①抑制广泛性微血栓形成。②防止血小板和凝血因子的进一步消耗，为重建凝血与抗凝血平衡创造条件。

（1）肝素：DIC患者在静脉注射肝素之后，10 min即可产生抗凝血作用，2 h左右达高峰，在6 h内大部

分在肝内灭活。静脉注射的肝素半减期为1/2～6 h（平均为1.5 h）。其半减期长短与注入剂量大小有关。剂量较大者半减期略长。

肝素应用的适应证：目前一致意见是对急性DIC特别是感染引起者效果明显。对病理产科所致的DIC，应用与否并无一致意见，但多数仍主张应用。对亚急性与慢性DIC患者则疗效较好。一旦确诊为DIC而无禁忌证时，即可及早应用肝素治疗。

肝素应用的禁忌证：一般认为，肝素治疗不存在绝对禁忌证。但有下列情况者应作为相对禁忌证：①有严重的出血性疾病病史。②手术后24 h内或大面积创伤后局部创口未有良好改善者。③严重肝脏病。④伴有咯血的肺结核，或出血性消化性溃疡，或有出血倾向的颅脑疾病。⑤晚期DIC以继发性纤溶亢进为主要表现者。

肝素用量：肝素治疗DIC的用量主要取决于：①患者体重，如初次剂量一般不少于0.5～1.0 mg/kg（肝素1 mg=125～130 U）。②临床分型、分期：急性型早期剂量宜大，前3 d需30 000 U/d；急性型晚期或亚急性、慢性患者剂量宜小，一般平均10 000～15 000 U/d即可。③临床疗效：用药疗程中

病情逐渐好转者，示抗凝血治疗奏效，可继续给药；如无良好的治疗效应，则可能为用量不足或非肝素治疗的适应证，应考虑临床情况及血液学检查结果加大剂量或停药。④血液学监测结果：血浆 PT 如延长至 25 ～ 30 s 范围内示肝素剂量合适；凝血时间（CT）（试管法）如超过肝素应用前的 3 倍或大于 30 min，则需延长应用肝素的间隔时间，或减量，或停药；鱼精蛋白定量法每 1 mL 血浆消耗鱼精蛋白 0.25 mg 以下者，示肝素用量不足，而大于 1.0 mg 时则提示过量。

总之，肝素应用的基本原则是早期、足量应用及一定的维持时间。首次用药最好静脉注射给药，然后每隔 4 ～ 6 h 重复静脉注射或持续静脉滴注。急性患者持续用药时间一般不少于 3 d，通常为 5 ～ 7 d。亚急性或慢性患者持续用药时间更长，肝素治疗取得满意疗效后才逐渐减量或用其他抗凝血药物替代。突然停药可引起 DIC 复发或反跳。在经验不足或缺少监护条件时可采用安全给药法，即以肝素 0.2 ～ 0.5 mg/(kg·h) 的速度持续静脉滴注，既可逆转 DIC，又不致引起严重出血。

肝素治疗有效的指征：①出血停止或明显减轻。②休克好转或纠正。③尿量明显增加。④ PT 比肝素治疗前缩短 5 s 以上。⑤纤维蛋白原、血小板计数不再下降或有不同程度的回升。

停止肝素治疗的指征：①诱发 DIC 的原发病已控制或缓解。②临床症状明显改善。③凝血象主要数值接近正常。④肝素过量。

肝素过量的指征和治疗：肝素过量的指征是：①肝素疗程中病情加重，出血更明显，或出血已停止或减轻，但又再度出现或加重，并除外 DIC 病情加重者。②凝血象检查试管法 CT 大于 30 min，或 TT 大于 50 s 且能被甲苯胺蓝试验全部或部分纠正者，或白陶土部分凝血活酶时间（KPTT）大于 100 s 者。

肝素过量的治疗主要是静脉注射或静脉滴注鱼精蛋白。鱼精蛋白 1 mg 可中和肝素 1 mg（相当于 125 ～ 130 U 肝素）。鱼精蛋白一般用量为 25 ～ 50 mg，一次用量不宜超过 50 mg，于 3 ～ 10 min 缓慢静脉注射。

肝素治疗前如有酸中毒，必须及时纠正。肝素治疗也可能发生出血、血小板减少、变态反应等不良反应。

（2）右旋糖酐 40：本品的抗凝血机制是：①扩充血容量，使血液稀释，降低其黏稠度。②覆盖于红细胞表面，增加其膜外负电荷，使其互相排斥，不易凝集。③抑制血小板聚集。④保护血管壁的完整和光滑。⑤直接拮抗凝血酶。

用法：每次 500 mL，静脉滴注，每日 1 ～ 3 次，每次隔 6 h 以上。总量不宜超过每日 1 500 mL。

（3）双嘧达莫（潘生丁）：本品能抑制血小板聚集和释放反应，常与肝素同时应用。每次以 100 ～ 200 mg，稀释于 100 mL 液体中静脉滴注，每 4 ～ 6 h 1 次。总量可达每日 600 ～ 1 000 mg。

3. 抗纤溶药物的应用

（1）应用抗纤溶药物治疗 DIC 时，必须严格掌握其适应证。① DIC 早期：此时以微血栓形成为主，无明显纤溶亢进者，不宜应用抗纤溶药。② DIC 中期：此时如有继发性纤溶亢进开始出现，可在应用足量肝

素的基础上应用小量抗纤溶药。③ DIC 晚期：主要病变为继发性纤溶亢进，在使用适量肝素的基础上，可大剂量应用抗纤溶药。

临床试验表明，DIC 时单用大剂量抗纤溶药对治疗无益，可能导致纤溶活性降低，使纤维蛋白沉积于器官内，加重 DIC 病情。

（2）在药理学上，抗纤溶药可抑制纤溶酶原激活物的形成，从而减少纤溶酶形成并降低其活性，纠正纤溶亢进并起止血作用。

（3）常用的抗纤溶药液①氨基己酸：治疗 DIC 时每次 4 ～ 10 g 用 5% 葡萄糖液或生理盐水 100 mL 稀释后静脉滴注，约 1 g/h 的剂量维持，总量可达每日 5 ～ 20 g。② PAMBA：每次 200 ～ 400 mg，加入 5% 葡萄糖液 20 mL 中静脉注射，每日 1 ～ 2 次，或加入液体中静脉滴注。维持量为 100 mg/h。③抑肽酶：适用于中、晚期 DIC 患者，对晚期妊娠并发 DIC 的患者疗效较好。常用剂量为每日 8 万 ～ 10 万 U，分 2 ～ 3 次，缓慢静脉滴注；或首次剂量 5 万 U，以后 1 万 U/h，缓慢静脉滴注。

4. 补充血小板与凝血因子

补充血小板及凝血因子只能在充分抗凝血药治疗的基础上施行，否则可使病情加重。

（1）新鲜全血：对于出血严重、血小板数与凝血因子水平严重下降者，一次输入宜在 1 000 mL 或以上。为防止大量输血致血黏度增加，使 DIC 加重，可在全血中加入肝素 5 ~ 10 LT/mL，预加的肝素量应计入当日的肝素治疗总量中。

（2）新鲜血浆：含有治疗需要的血小板与凝血因子，又能避免输入大量红细胞致血黏度增加，故为最理想的补充治疗制剂。

（3）纤维蛋白原：适用于明显的低纤维蛋白原血症 DIC 患者，每次 2 ~ 4 g，静脉滴注。至血浆纤维蛋白原浓度达到 1 g/L 即可。纤维蛋白原半减期较长（4 ~ 6 d），一般用至足量后不需再次输入。

5. 溶血栓的治疗

本疗法主要是应用促纤维蛋白溶解药物，使已形成的血栓溶解，以改善或解除微循环障碍。有学者认为，本疗法用于治疗 DIC 尚处于探索阶段。

（1）溶血栓治疗的适应证：① DIC 早期：在应用肝素阻止血栓形成的同时，应用溶血栓药以使微血栓溶解，改善组织血流灌注，有利于防止顽固性休克与急性肾衰竭的发生。② DIC 后续治疗：当微血栓形成及继发性纤溶亢进已停止时，应用溶血栓药治疗有助于清除残留血栓，及改善与恢复罹患器官的功能。

（2）临床常用的溶血栓药：①链激酶：本品主要作用于新形成的血栓。首次剂量一般为 50 万 U，加入生理盐水或 5% 葡萄糖液 100 mL 中静脉滴注，于 30 min 内滴完。维持量 10 万 U/h。每一日剂量可达 200 万 ~ 300 万 U，以后酌情减量。3 ~ 5 d 为一疗程。在减量或停药过程中，可用右旋糖酐 40 或小量肝素作过渡性治疗。本品为生物制品，可引起畏寒、发热及变态反应，可在用药前或同时应用适量的地塞米松或异丙嗪等抗过敏药物预防。②尿激酶：本品为较理想的溶血栓制剂。首次剂量为 15 万 U，加入生理盐水或 5% 葡萄糖液 100 mL 中静脉滴注，于 30 min 内滴完。然后每 12 h 30 万 ~ 40 万 U，连用 3 ~ 5 d。

（二）特别情况 DIC 的治疗

1. 休克并发 DIC 的治疗

休克并发 DIC 时，由于微血管强烈痉挛，血流淤滞于微循环中，血管通透性增加，体液外渗而致血黏度增加，使红细胞、血小板凝集，再由于缺氧、酸中毒等因素，致促凝物质进一步增加而形成 DIC。病情是严重的。因而，此时必须积极治疗原发病，给氧、扩容、纠酸，应用血管扩张药疏通微循环，缓解微血管痉挛。休克是前因，而 DIC 是后果。故需标本兼治，尤需重视治本。肝素应用能防止微血管内血栓形成，而无助于缓解休克。

DIC 早期可表现为血小板减少、CT 缩短，可尚无出血点、瘀斑的出现。近年国内有作者主张这时需按常规应用山莨菪碱抗休克治疗，使微血管痉挛得以缓解。当患者血压回升、面色转红、一般情况好转、尿量增加，可静脉滴注山莨菪碱维持量，直至 DIC 基本缓解，方可减量乃至停药。山莨菪碱过早减量或停药，微血管痉挛可再度出现，DIC 亦无从缓解，血压也再度下降。

近年，部分学者对 8 例休克并发急性 DIC 患者应用山莨菪碱或东莨菪碱治疗，其中 4 例并用酚妥拉明，1 例并用肝素，结果全部治愈。因此认为，休克并发重度 DIC 时，在治疗上缓解微血管痉挛是特别重要的措施。

2. 病理产科并发 DIC 的治疗

近年国内有作者报道，病理产科并发 DIC 时，治疗应是综合性的，病因治疗特别重要，其他为供氧、纠酸、扩容、应用血管活性药物、补充凝血因子等均甚重要。

（1）矫治原发病：一旦病因解除，DIC 可迅速控制。当患者病情迅速发展，且估计短期内难以结束分娩者，应考虑及时产科手术（如剖宫产、子宫切除术）。

（2）肝素化：2 例曾每日用 200 ~ 300 mg，预后不佳，均于 24 h 内死亡。5 例每日用 70 ~ 150 mg，预后好。建议肝素剂量每日不宜超过 150 mg。

（3）抗休克：及早给氧、扩容、纠酸、应用血管活性药物等。

（4）补充凝血因子：以补充新鲜同型全血为主。纤维蛋白原的补充亦重要。在肝素化的基础上应用以免加重栓塞形成。

（5）纤溶抑制剂：2例应用抑肽酶8万～16万U，配合其他治疗后痊愈。抑肽酶应用于病理产科DIC患者，有一定探讨价值。1例应用氨基己酸加剖宫术后治愈。4例应用肝素化加氨甲环酸（止血环酸）100～400 mg，死亡2例，1例为羊水栓塞，1例为胎盘早剥。学者结论认为：肝素应用要适时，剂量要用至恰到好处；抑肽酶在产科DIC的应用有一定探讨价值。

总之，治疗产科DIC，迅速去除病因是关键。病因多与宫内容物有关，及时结束分娩，取出胎物，必要时切除子宫，可阻止凝血活素物质进入血液循环，有利于纠正DIC。肝素应用在产科DIC治疗中是重要手段之一，贵在灵活应用。

记者等在报道产科DIC时，也强调应尽早去除病因。又认为肝素的应用应根据诱发疾病和DIC的发展阶段来决定。纤溶活力可增强机体对血管内凝血的保护性反应，有助于防止和消除微循环内的纤维蛋白栓，对改善微循环和保护脏器功能有重大意义。但抗纤溶药物要慎用，高凝期禁用，低凝期与肝素并用，继发性纤溶期可大量应用。及时输新鲜血及血小板可补充凝血因子。右旋糖酐40可改善微循环，大量抗生素应用可防治感染。防止多器官功能衰竭需采用综合措施，且首先应着重保护肾脏。

微信扫码
◆临床科研
◆医学前沿
◆临床资讯
◆临床笔记

第九章　感染性疾病急危重症

第一节　急性细菌性痢疾

急性细菌性痢疾（acute bacillary dysentery），简称菌痢，是由志贺菌属（Shigella genera，又称痢疾杆菌）引起的一种急性肠道传染性疾病。一年四季均有散在性发病，以夏秋季节常见流行，普遍易感，以小儿为多。

一、病因

痢疾杆菌属革兰阴性的志贺菌属，分为4个群（A、B、C、D），37个型，即A群（痢疾志贺菌）12个型，B群（福来志贺菌）6个型，C群（鲍狄志贺菌）18个型，D群（宋内志贺菌）1个型。以福氏和宋内氏痢疾杆菌最为常见，该菌对外界环境抵抗力较强，在水果、蔬菜上能生存10 d左右，在河水中存活时间可长达3个月，在适宜的温度下还能大量繁殖。不耐高温，对各种化学消毒剂都很敏感。痢疾杆菌的主要致病因素是侵袭力和毒素。进入消化道后，具有侵袭力的痢疾杆菌侵入结肠黏膜上皮，在细胞内繁殖，造成炎症。志贺菌属可以产生志贺毒素（SHT）和类志贺毒素（SLT）。SHT具有细胞毒、肠毒素及神经毒作用。

多发在夏秋季节，因为天气炎热，气温高，适合于痢疾杆菌生长繁殖。夏秋季节新鲜瓜果蔬菜上市多，人们喜欢生吃瓜果蔬菜，但不注意清洗消毒或自恃身强力壮，不洗手拿起来就吃，以至病菌与食物一起进入自己的胃肠道中。夏秋季节人体要通过皮肤散掉更多的热，以维持体温衡定；使皮肤血管经常处于扩张状态，而胃肠血管就相对收缩，血流相对减少，人体对胃肠道传染病的抵抗力也随之减弱。此外，着凉、过度疲劳、暴饮暴食以及患各种急、慢性疾病，当人体抵抗力下降时，也易诱发痢疾。

中毒性菌痢发病机制主要是由于机体对细菌毒素产生异常强烈反应，引起急性微循环障碍等一系列病理生理障碍。菌痢的病变累及整个结肠甚至回肠，以乙状结肠、直肠最严重。依病程可分为急性和慢性两期。

痢疾杆菌进入消化道后，能被正常人的胃液迅速消灭，少量漏网者会进一步被肠道抑制或排斥。一旦人体防御功能减弱，痢疾杆菌就会乘虚而入，引起畏寒发烧、常伴头痛乏力，短时间内出现腹痛腹泻，开始粪便呈水样，很快转为黏液脓便或脓血便，粪便量少，便次多，里急后重显著，严重的可发生中毒性休克，危及生命。7岁以下的小儿夏秋季容易患中毒性菌痢，主要症状是突然发生高热、惊厥、昏迷等，切不可掉以轻心。

二、临床表现

（一）急性菌痢
急性菌痢的潜伏期为数小时到7 d不等，大多数为1～2 d；一般可分为以下三种类型：

1. 急性中毒型菌痢

多见于2～7岁儿童，成人也偶有发生。一般发病急，发展快，中毒症状重而消化道症状不一定重。

高热，偶见体温不升。根据微循环障碍突出的部位不同分 4 型：

（1）脑型：占毒痢的大部分。早期有烦躁，嗜睡，面色苍白，肌张力增高，伴惊厥，血压正常或稍高，晚期昏迷，甚至发生脑疝。

（2）肺型：主要为肺的微循环障碍，又称休克肺。发生率低，死亡率高，常发生于病程第 16 ~ 24 h，表现为进行性呼吸困难，低氧血症，一般吸氧不能缓解。

（3）休克型：成人多见，四肢或肢端发绀，发凉，脉细速，血压低，脉压小，尿量减少。少数为高排低阻型。

2. 急性普通型菌痢

也称急性典型菌痢，症状主要为起病急，畏寒，发热，恶心，呕吐，同时或数小时后出现腹痛，初见于脐周或全腹，后转为左下腹，体检常有左下腹压痛。腹泻频繁，初为黄稀便，后为黏液及脓血，量少，伴里急后重。

3. 混合型菌痢

以上 3 型，任何两型同时或先后存在，发生率低。

（二）慢性菌痢

多由于急性菌痢未彻底治疗或自行缓解而成为慢性菌痢，病程超过 2 个月以上，有食欲不振、大便不正常，时干时稀，少有黏液。一般无腹痛，仅在排便前有下腹部隐痛或肠绞痛，排便后腹痛消失。部分患者可有失眠、多梦、健忘、神经衰弱等症状，在临床上主要可分为 3 型：

1. 迁延型

急性菌痢后迁延不愈，病程 2 个月以上。

2. 急性发作型

半年内有菌痢病史，此次发病症状同急性普通型，大便培养细菌菌型与前次相同。

3. 隐伏型

半年内有菌痢病史，症状持续 2 个月以内消失，但大便培养痢疾杆菌仍阳性，或肠镜检查有菌痢慢性期变化。

（三）中毒型菌痢

起病急，突发高热，24 h 之内迅速出现休克、惊厥和意识障碍。大便次数不多，常发生在儿童，病情凶险，死亡率极高。

（四）根据症状轻重及病情急缓分类

1. 轻型菌痢

无中毒症状，体温正常或稍高，腹痛腹泻较轻，大便次数多 10 次以下 /d，呈糊状或水样，含少量粘液，里急后重感不明显，可有恶心呕吐。

2. 普通型（中型）菌痢

起病较急，有畏寒、发热中毒症状，体温在 39℃左右，伴有恶心呕吐、腹痛腹泻、里急后重，大便次数为 10 ~ 20 次 /d，脓血便量少，少数患者以水样腹泻为特点，失水不明显。

3. 重型

起病急骤，畏寒、高热、恶心呕吐、腹痛剧烈、黏液血便且次数频繁，每日 20 次以上、里急后重、四肢厥冷、意识模糊。

三、诊断

1. 免疫荧光菌球法

结果呈阳性。

2. 粪便检查

显微镜下可见较多的红细胞和白细胞，少数有吞噬细胞。粪便培养志贺菌阳性。

3. 血常规

急性期周围血白细胞计数及中性粒细胞增加。

4. 快速诊断方法

用聚合酶链反应（PCR）方法扩增志贺菌的侵袭性质粒抗原 H 基因，阳性率高于细菌培养，但可有假阳性，此方法不能区别志贺菌与侵袭性大肠埃希菌。

四、鉴别诊断

1. 与急性肠炎相鉴别

一般无里急后重感，常有进食不当或饮食不洁史，大便培养无痢疾杆菌生长。

2. 与急性坏死性肠炎相鉴别

主要有血便，镜检血红细胞为主、白细胞较少，血培养无致病菌生长。

3. 与流行性乙型脑炎相鉴别

一般可与中毒性菌痢症状相似，但乙脑患者脑脊液检查可有细胞增加和蛋白质改变，粪便检查正常。

五、治疗

（一）慢性菌痢的治疗

需长期、系统治疗。应尽可能地多次进行大便培养及细菌药敏试验，必要时进行乙状结肠镜检查，作为选用药物及衡量疗效的参考。

1. 治疗药物

主张联合应用两种不同类的抗菌药物，剂量充足，疗程须较长且需重复 1 ~ 3 个疗程。可供选用药物同急性菌痢，疗程相应延长。

2. 局部灌肠疗法

1）疗法原理：使较高浓度的药物直接作用于病变部位，以增强杀菌作用，并刺激肉芽组织新生，一般作保留灌肠。

2）常用药物

（1）5% 大蒜浸液 100 mL，每日 1 次，10 ~ 15 次为 1 个疗程。

（2）0.5% ~ 1% 新霉素 100 ~ 200 mL，每日 1 次，10 ~ 15 次为 1 个疗程。

（3）苦参合剂疗效较好，组成有苦参 15.0 g，蒲黄炭 9.0 g，白及 6.0 g，水煎至 200 mL，每晚睡前 1 次，14 ~ 30 d 为 1 个疗程。

（4）也可以在灌肠溶液中加入 0.25% 普鲁卡因、氢化可的松 25 mg，或可提高疗效。其他可选用 2% 磺胺银胶悬液、锡类散悬液等。

3. 肠功能紊乱的治疗

可酌情用镇静、解痉或收敛剂。长期抗生素治疗后肠道紊乱，可给乳酶生或小剂量异丙嗪、复方苯乙哌啶或针刺足三里。也可以 0.25% 普鲁卡因液 100 ~ 200 mL 保留灌肠，每晚 1 次，疗程 10 ~ 14 d。

4. 肠道菌群失调的处理

肠功能紊乱的治疗和肠道菌群失调，也可在细菌阴转后使用微生态制剂；并应调整饮食，补充多种维生素；还应限制乳类和豆制品。大肠埃希菌数量减少者可给乳糖和 Vitc，肠球菌减少者可给叶酸。可服乳酶生（含厌氧乳杆菌）4 ~ 6 g，或枯草杆菌片剂，或枯草杆菌溶 100 ~ 200 mL（每毫升含活菌 3 亿）灌肠，每晚 1 次，疗程 2 ~ 3 周，以促使厌氧菌生长，重新恢复肠道菌群平衡；培菲康和丽珠肠乐也可调整肠道菌群，前者成人 3 ~ 5 粒/次，后者 2 粒/次，皆每天 2 ~ 3 次。

5. 慢性菌痢的治疗效果

尚欠满意，如有显著症状而大便培养阳性，则需隔离治疗。还应追查促使转为慢性的诱因，可能为寄生虫病、胃炎等加杂症，对有关伴发病进行适当的治疗，鉴于慢性菌痢病程较长，其急性症状常有自然缓解倾向，因此，必须反复进行大便培养，才能判断治疗效果。

（二）中毒性菌痢的治疗

1. 改善微循环

（1）血管活性药物的应用：针对微血管痉挛应用血管扩张剂，采用山莨菪碱，成人剂量为 10 ~ 20 mg/ 次，儿童每次 0.3 ~ 0.5 mg，间隔 10 ~ 15 min，缓慢静注，直到面色好转，四肢末梢暖、呼吸循环衰竭纠正，即可延长给药时间，逐渐停药；如果病情恶化，可重复给药。如果用药 10 次后病情无好转，应分析原因，考虑增加剂量或换用其他药物。还可以用阿托品，成人 1 ~ 2 mg/ 次，儿童每次 0.03 ~ 0.05 mg，注射间隔和次数视病情轻重和症状缓急而定，轻症每隔 30 ~ 60 min 肌内注射或静脉注射一次；重症每隔 10 ~ 20 min 静脉注射一次，待面色红润、循环呼吸好转、四肢温暖、血压回升即可停药，一般用 3 ~ 6 次即可奏效。如上述方法治疗后周围循环不见好转，可考虑以多巴胺与阿拉明联合应用。

（2）扩充血容量，水电酸碱平衡：对于休克型，必须快速足量扩容，首先输给 2 : 1 液（生理盐水 2 份，1.4% 碳酸氢钠 1 份），成人 500 ~ 1000 mL，儿童 20 mL，速度 5 mL/min 以上，继以 6% 右旋糖酐，成人 500 mL，儿童 10 ~ 15 mL（一次最多不超过 300 mL），静脉滴注，待血压升至正常并有尿后调整液体量及速度。若有酸中毒，可给 5% 碳酸氢钠滴入；脑型的病理基础是脑水肿，要予 20% 甘露醇，0.5 ~ 1.0 g/（kg·次）；纠正水与电解质紊乱应补充失液量及钾、钠离子，但需慎防用量过大速度过快而引起肺水肿、脑水肿。

（3）抗凝治疗：有 DIC 者采用肝素抗凝疗法，剂量及疗程同感染性休克。

（4）肾上腺皮质激素的应用：氢化可的松每日 5 ~ 10 mg 静脉滴注，可减轻中毒症状、降低周围血管阻力、加强心肌收缩、减轻脑水肿、保护细胞和改善代谢，成人 200 ~ 500 mg/d，一般用药 3 ~ 5 d。

（5）强心治疗：有左心力衰竭和肺水肿者，应给予西地兰等治疗。

2. 抗菌治疗

抗菌药物治疗同急性菌痢。采用庆大霉素或阿米卡星与氨苄西林静脉注射，剂量、用法同急性菌痢，中毒症状好转后，按一般急性菌痢治疗或改用复方磺胺甲噁唑（SMZ-TMP）或诺氟沙星口服，总疗程 7 ~ 10 d。氟喹诺酮类静脉针剂和头孢哌酮也可使用。

3. 高热和惊厥的治疗

高热易引起惊厥而加重脑缺氧和脑水肿，应用安乃近及物理降温，无效或伴躁动不安、反复惊厥或惊跳者，可给予亚冬眠疗法，以氯丙嗪与异丙嗪各 1 ~ 2 mg 肌内注射，必要时静脉滴注，病情稳定后延长至 2 ~ 6 h 注射一次，一般 5 ~ 7 次即可撤除，尽快使体温保持在 37℃左右。冬眠灵具有安定中枢神经系统和降温的作用，可降低组织耗氧量，抑制血管运动中枢，可使小动脉和小静脉扩张，从而改善微循环和增进脏器的血流灌注。还可给地西泮（安定）、水合氯醛或巴比妥钠。

4. 呼吸衰竭的治疗

应保持呼吸道通畅、给氧、脱水疗法，可应用甘露醇或山梨醇、严格控制入液量。必要时给予山梗菜碱、尼可刹米等肌内注射或静注。重危病例应给予呼吸监护，气管插管或应用人工呼吸器。

（三）急性菌痢的治疗

1. 一般治疗

一般治疗原则是防治水电解质及酸碱平衡紊乱。患者应予胃肠道隔离，饮食一般以流体或半流体为宜，忌食多油或刺激性的食物。恢复期中可按具体情况逐渐恢复正常饮食。有失水现象者可给予口服补液盐。如有呕吐等而不能由口摄入时，则可给予生理盐水或 5% 葡萄糖盐水静脉滴注，注射量视失水程度而定，以保持水和电解质平衡。有酸中毒者，酌情给予碱性液体。对痉挛性腹痛可给予阿托品及腹部热敷，忌用显著抑制肠蠕动的药物，以免延长病程和排菌时间。这类药物虽可减轻肠痉挛和缓解腹泻，在一定程度上可减少肠壁分泌。不宜长期使用解痉剂或抑制肠蠕动的药物。特别对伴高热、毒血症或黏液脓血便患者，应避免使用，以免加重病情。婴幼儿也不宜使用此类药物。能够作用和影响肠道动力的药物有阿托品、颠茄合剂、度冷丁、可待因、吗啡、樟脑酊、苯乙哌啶和盐酸氯苯哌酰胺等。

2. 抗菌治疗

（1）氟喹酮类：主要作用于细菌 DNA 促旋酶，具杀菌作用，无毒不良反应，已成为成人菌痢的首选药。由于该类药可影响儿童骨骼发育，学龄前儿童忌用。成人用法如下：吡哌酸每日 29，分 3 次口服，疗程 5 ~ 7 d；诺氟沙星每日 600 ~ 800 mg，分 2 ~ 3 次口服，疗程 5 ~ 7 d；依诺沙星、氧氟沙星和环丙沙星每日皆为 600 mg，分 2 次口服，疗程 3 ~ 5 d；阿米卡星 0.2 ~ 0.4 g，2 次 /d，肌内注射。

（2）磺胺类药：磺胺药对痢疾杆菌有抗菌活性，如与甲氧苄氨嘧啶（TMP）合用，则有协同效果。用法用量：复方磺胺甲噁唑（SMZ-TMP）片剂，每天 2 次，每次 2 片，儿童酌减，疗程一周。有严重肝病、肾病、磺胺过敏及白细胞减少症者忌用。

（3）抗生素：由于氯霉素、四环素族等抗痢疾杆菌活性差，耐药菌株日趋增多，因而在广泛应用抗生素的某些大城市中，不宜以氯霉素或四环素族作为急性菌痢首选药物，但在农村地区仍可使用；痢特灵对本病仍有效，但呕吐等不良反应较大，部分人不能口服者，可改用庆大霉素或氨苄西林等抗生素，尽量口服给药；庆大霉素的剂量为 160 ~ 240 mg/d，分 2 次肌内注射，小儿每日 3 ~ 5 mg，分 2 次肌内注射；卡那霉素的剂量为 1 ~ 1.5 g/d，小儿为每日 20 ~ 30 mg，分 2 次给药；氨苄西林的剂量为 2 ~ 6 g/d，小儿为每日 50 ~ 100 mg，分 4 次给药。疗程均为 5 ~ 7 d。必要时，可加用 TMP0.1 g，日 2 次，以增加疗效，

（4）其他药物：小檗碱 0.5 g，2 次 /d，儿童 10 ~ 12 mg/（kg·d），口服，与氟喹酮类药物联合应用，可提高后者的疗效。病情严重者及多重耐药菌可予第三代头孢菌素。抗菌药疗程一般为 3 ~ 5 d。

第二节　流行性乙型脑炎

流行性乙型脑炎（epidemic encephalitis B，以下简称乙脑）是由乙脑病毒引起、由蚊虫传播的一种急性传染病。乙脑的病死率和致残率高，是威胁人群特别是儿童健康的主要传染病之一。夏秋季为发病高峰季节，流行地区分布与媒介蚊虫分布密切相关，我国是乙脑高流行区，在 20 世纪 60 年代和 70 年代初期全国曾发生大流行，70 年代以后随着大范围接种乙脑疫苗，乙脑发病率明显下降，近年来维持在较低的发病水平。近几年全国乙脑报告病例数每年在 5 000 ~ 10 000 例，但局部地区时有暴发或流行。而全世界病例数每年高达 50 000 例，死亡数 15 000 例。

乙脑病毒属虫媒病毒乙组的黄病毒科，直径 40 ~ 50 nm，呈球形，有包膜，其基因为含 10976 碱基对的单股正链 RNA，RNA 包被于单股多肽的核衣壳蛋白中组成病毒颗粒的核心。包膜中镶嵌有糖基化蛋白（E 蛋白）和非糖基化蛋白（M 蛋白）。其中 R 蛋白是病毒的主要抗原成分，由它形成的表面抗原决定簇，具有血凝活性和中和活性，同时还与多种重要的生物学活性密切相关。

乙脑病毒易被常用消毒剂所杀灭，不耐热，100℃ 2 min 或 56℃分钟即可灭活，对低温和干燥抵抗力较强，冰冻干燥法在冰箱中可保存数年。乙脑病毒为嗜神经病毒。在细胞质内繁殖，能在乳鼠脑组织内传代，亦能在鸡胚、猴肾细胞和 Hella 细胞中生长繁殖。在蚊体内繁殖的适宜温度为 25 ~ 30℃。

乙脑病毒的抗原性稳定，较少变异。人与动物感染乙脑病毒后，可产生补体结合抗体、中和抗体及血凝抑制抗体，对这非特异性抗体的检测有助于临床诊断和流行病学调查。

一、发病机制

感染乙脑病毒的蚊虫叮咬人体后，病毒先在局部组织细胞和淋巴结，以及血管内皮细胞内增殖，不断侵入血流，形成病毒血症。发病与否，取决于病毒的数量，毒力和机体的免疫功能，绝大多数感染者不发病，呈隐性感染。当侵入病毒量多、毒力强、机体免疫功能又不足，则病毒继续繁殖，经血行散布全身。由于病毒有嗜神经性故能突破血脑屏障侵入中枢神经系统，尤在血 - 脑屏障低下时或脑实质已有病毒者易诱发本病。

二、病理

可引起脑实质广泛病变，以大脑皮质、脑干及基底核的病变最为明显；脑桥、小脑和延髓次之，脊髓病变最轻。其基本病变为：①血管内皮细胞损害，可见脑膜与脑实质小血管扩张、充血、出血及血栓形成，血管周围套式细胞浸润；②神经细胞变性坏死，液化溶解后形成大小不等的筛状软化灶；③局部胶质细胞增生，形成胶质小结。部分患者脑水肿严重，颅内压升高或进一步导致脑疝。

镜下主要表现为变质性炎，包括以下改变：

1. 神经细胞变性坏死

若在变性坏死的神经细胞周围有增生的少突胶质细围绕时，称神经细胞卫星现象；若小胶质细胞和中性粒细胞侵入变性坏死的神经细胞内，则称为噬神经细胞现象。

2. 软化灶形成

神经组织发生局灶性坏死液化、形成质地疏松、染色较淡的筛网状病灶，称为筛状软化灶。

3. 脑血管改变

血管扩张充血，管周间隙增宽，常伴有淋巴细胞为主的炎细胞围绕血管呈袖套状浸润。

4. 胶质细胞增生

增生的小胶质细胞若聚集成群而形成结节，称胶质细胞结节。肉眼见脑膜血管扩张充血，脑实质充血、水肿，严重者可见点状出血和粟粒大小的软化灶。

本病早期有高热，全身不适等症状，系由病毒血症所致。由于脑实质炎性损害和神经细胞广泛变性、坏死，患者出现嗜睡、昏迷。当脑内运动神经细胞受损严重时，可出现肌张力增强，腱反射亢进，抽搐、痉挛等上运动神经元损害的表现。脑桥和延髓的运动神经细胞受损严重时，出现延髓性麻痹，患者吞咽困难，甚至发生呼吸、循环衰竭。由于脑实质血管高度扩张充血，血管壁通透性增加，而发生脑水肿，颅内压升高，出现头痛、呕吐。严重的颅内压增高可引起脑疝（brain hernia）常见的有小脑扁桃体疝和海马沟回疝。小脑扁桃体疝时，由于延髓的呼吸和心血管中枢受挤压，可引起呼吸，循环衰竭，甚至死亡。由于脑膜有轻度的炎症反应，临床上也可出现脑膜刺激症状。

三、临床表现

潜伏期 5 ~ 15 d。大多数患者症状较轻或呈无症状的隐性感染，仅少数出现中枢神经系统症状，表现为高热、意识障碍、惊厥等。

1. 典型病例的病程可分 4 个阶段

（1）初期：起病急，体温急剧上升至 39 ~ 40℃，伴头痛、恶心和呕吐，部分患者有嗜睡或精神倦怠，并有颈项轻度强直，病程 1 ~ 3 d。

（2）极期：体温持续上升，可达 40℃以上。初期症状逐渐加重，意识明显障碍，由嗜睡、昏睡乃至昏迷，昏迷越深，持续时间越长，病情越严重。神志不清最早可发生在病程第 1 ~ 2d，但多见于 3 ~ 8d。重症患者可出现全身抽搐、强直性痉挛或强直性瘫痪，少数也可软瘫。严重患者可因脑实质（尤其是脑干）病变、缺氧、脑水肿及颅内高压、脑疝、低血钠性脑病等病变而出现中枢性呼吸衰竭，表现为呼吸节律不规则、双吸气、叹息样呼吸、呼吸暂停、潮式呼吸和下颌呼吸等，最后呼吸停止。体检可发现脑膜刺激征、瞳孔对光反应迟钝、消失或瞳孔散大，腹壁及提睾反射消失，深反射亢进，病理性锥体束征如巴氏征等可呈阳性。

（3）恢复期：极期过后体温逐渐下降，精神、神经系统症状逐日好转。重症患者仍可留在神志迟钝、痴呆、失语、吞咽困难、颜面瘫痪、四肢强直性痉挛或扭转痉挛等，少数患者也可有软瘫。经过积极治疗大多数症状可在半年内恢复。

（4）后遗症期：少数重症患者半年后仍有精神神经症状，称为后遗症，主要有意识障碍，痴呆，失语，及肢体瘫痪，癫痫等。如予积极治疗可有不同程度的恢复。癫痫后遗症可持续终生。

2. 临床分类

（1）轻型：患者的神志始终清醒，但有不同程度的嗜睡，一般无抽搐（个别儿童患者因高热而惊厥）。体温在 38 ~ 39℃，多数在 1 周内恢复，往往依靠脑脊液和血清学检查确诊。

（2）普通型：有意识障碍如昏睡或浅昏迷，腹壁反射和提睾反射消失，可有短期的抽搐。体温一般在 40℃左右，病程约 10 d，无后遗症。

（3）重型：体温持续在 40℃以上，神志昏迷，并有反复或持续性抽搐。浅反射消失，深反射先消失后亢进，并有病理性反射。常有定位症状和体征。可出现中枢性呼吸衰竭。病程常在 2 周以上，恢复期往往有不同程度的精神异常和瘫痪等表现，部分患者留有后遗症。

（4）暴发型：体温迅速上升，呈高热或过高热，伴有反复或持续强烈抽搐，于 1 ~ 2 d 出现深昏迷，有脑疝和中枢性呼吸衰竭等表现，如不及时抢救，常因呼吸衰竭而死亡。幸存者都有严重后遗症。

乙脑临床表现以轻型和普通型为多，约占总病例数的 2/3。流行初期重型较多，后期则以轻型居多。

四、诊断

1. 流行病学资料严格的季节性（夏秋季），10 岁以下儿童多见，但近年来成人病例有增加趋势。

2. 临床特点起病急，高热、头痛、呕吐、意识障碍，抽搐，病理反射及脑膜刺激征阳性等。

3. 辅助检查

（1）血常规：白细胞总数常在 1 万 ~ 2 万 /mm³，中性粒细胞在 80% 以上；在流行后期的少数轻型患者中，血常规可在正常范围内。

（2）脑脊液：呈无色透明，压力仅轻度增高，白细胞计数增加，在 50 ~ 500/mm³，个别可高达 1 000/mm³ 以上。病初 2 ~ 3 d 以中性粒细胞为主，以后则单核细胞增多。糖正常或偏高，蛋白质常轻度增高，氯化物正常。病初 1 ~ 3 d，脑脊液检查在少数病例可呈阴性。

（3）病毒分离及病毒基因检测：病程 1 周内死亡病例脑组织中可分离到乙脑病毒，也可用免疫荧光（IFT）在脑组织中找到病毒抗原。从脑脊液或血清中不易分离到病毒。近年来许多快速和敏感的实时 PCR 方法被尝试用于乙脑病毒感染的分子生物学诊断。

（4）血清学检查：①补体结合试验：阳性出现较晚，一般只用于回顾性诊断和当年隐性感染者的调查。②中和试验：特异性较高，但方法复杂，抗体可持续 10 多年，仅用于流行病学调查。③血凝抑制试验：抗体产生早，敏感性高、持续久，但特异性较差，有时出现假阳性。可用于诊断和流行病学调查。④特异性 IgM 抗体测定：特异性 IgM 抗体在感染后 4 d 即可出现，2 ~ 3 周内达高峰，血或脑脊液中特异性 IgM 抗体在 3 周内阳性率达 70% ~ 90%，可作早期诊断，与血凝抑制试验同时测定，符合率可达 95%。⑤特异性 IgG 抗体测定：恢复期抗体滴度比急性期有 4 倍以上升高者有诊断价值。⑥单克隆抗体反向血凝抑制试验：应用乙脑单克隆抗体致敏羊血球的反向被动血凝抑制试验，阳性率为 83%，方法简便、快速，已有试剂盒商品供应，无须特殊设备。

（5）CT 和核磁共振成像（MRI）检查：据报道 CT 检查异常发生率占 56%，呈现丘脑及基底神经节低密度影。基底神经节有时也可见出血。而 MRI 较 CT 更为敏感，几乎所有病例均有异常发现。病变部位（按发生频度顺序）包括丘脑、基底神经节、黑质、小脑、脑桥、大脑皮质及脊髓。在乙脑流行区域，临床符合脑炎诊断病例者，如 MRI 检查呈现双侧丘脑异常改变（通常 T_1 加权低信号，T_2 加权及 FLAIR 高信号），高度提示乙脑。

（6）脑电图检查：文献报道，乙脑患者脑电图大多数呈现弥漫性 δ 或 θ 慢波，占 89%，癫痫样活动及 α 昏迷各占 11%。不过乙脑患者出现 α 昏迷并不一定提示预后差。

五、鉴别诊断

1. 中毒性菌痢

与乙脑流行季节相同，多见于夏秋季，但起病比乙脑更急，多在发病 1 d 内出现高热、抽搐、休克或昏迷等。乙脑除暴发型外，很少出现休克。可用 1% ~ 2% 盐水灌肠，如有脓性或脓血便，即可确诊。

2. 化脓性脑膜炎

病情发展迅速，重症患者在发病 1 ~ 2 d 内即进入昏迷，脑膜刺激征显著，皮肤常有瘀点。脑脊液混浊，中性粒细胞占 90% 以上，涂片和培养可发现致病菌。周围血常规白细胞计数明显增高，可达 2 万 ~ 3 万 /mm³，中性粒细胞多在 90% 以上。如为流脑则有季节性特点。早期不典型病例，不易与乙脑鉴别，需密切观察病情和复查脑脊液。

3. 结核性脑膜炎

无季节性，起病缓慢，病程长，有结核病史。脑脊液中糖与氯化物均降低，薄膜涂片或培养可找到结核杆菌。X 线胸部摄片、眼底检查和结核菌素试验有助于诊断。

4. 其他

如脊髓灰质炎、腮腺炎脑炎和其他病毒性脑炎，中暑和恶性疟疾等，亦应与乙脑鉴别。

六、治疗

1. 抗病毒治疗

在疾病早期可试用广谱抗病毒药物（病毒唑或干扰素）治疗，但疗效尚缺乏循证医学支持。

2. 肾上腺皮质激素及其他治疗

肾上腺皮质激素有抗炎、退热、降低毛细血管通透性、保护血 - 脑屏障、减轻脑水肿、抑制免疫复合物的形成、保护细胞溶酶体膜等作用，对重症和早期确诊的患者即可应用。待体温降至 38℃ 以上，持续 2 d 即可逐渐减量，一般不宜超过 5 ~ 7 d。过早停药症状可有反复，如使用时间过长，则易产生并发症。

3. 后遗症和康复治疗

康复治疗的重点在于智力、吞咽、语言和肢体功能等的锻炼，可采用理疗、体疗、中药、针灸、按摩、推拿等治疗，以促进恢复。

4. 其他如抗乙脑病毒免疫血清或单克隆抗体，目前尚处于实验研究阶段。

七、预后

病死率在 10% 左右，轻型和普通型患者大多恢复，暴发型和脑干型患者的病死率较高，多于极期因呼吸衰竭而死亡。

八、预防

1. 控制传染源

及时隔离和治疗患者，患者隔离至体温正常但主要的传染源是家畜，尤其是未经过流行季节的幼猪，故应搞好饲养场所的环境卫生，人畜居住地分开；近年来应用疫苗免疫幼猪，以减少猪群的病毒血症，从而控制人群中乙脑的流行。

2. 切断传播途径防蚊和灭蚊是预防乙脑病毒传播的重要措施。应消灭蚊虫滋生地，分越冬蚊和早春蚊，重点做好牲畜棚（特别是猪圈）等场所的灭蚊工作，减少人群感染机会，使用蚊帐、蚊香，涂擦驱蚊剂等措施防止被蚊虫叮咬。

3. 保护易感人群预防接种是保护易感人群的根本措施。我国已经有十几个省、直辖市将乙脑疫苗纳入了计划免疫。目前，国内外应用的乙脑疫苗主要有灭活疫苗和减毒活疫苗两种。

灭活疫苗主要是鼠脑纯化灭活疫苗和地鼠肾细胞灭活疫苗。鼠脑纯化灭活疫苗是从感染鼠脑培养制备的，由日本研制生产并得到国际广泛认可和使用的疫苗。地鼠肾细胞灭活疫苗为我国生产，病毒经原代地鼠肾细胞培养制备的疫苗，1998 年开始生产使用，随后在全国大面积使用。近年来，Vero 细胞纯化灭活疫苗已在研究生产，这是新一代的乙脑灭活疫苗，有较好发展前景。减毒活疫苗是我国自主研制的乙脑 SA14-14-2 株，为目前唯一获得认可和推广使用的乙脑活疫苗，自 1989 年获得新药证书以来，该疫苗产量不断增多并在全国广泛使用达 3 亿多人份。该疫苗具有接种针次少，副反应小，免疫原性高、免疫效果好等优点而在国内得到广泛应用，并出口到韩国、尼泊尔和印度等国家。疫苗注射的对象主要为流行区 6 个月以上 10 岁以下的儿童。在流行前 1 个月开始，首次皮下注射（6 ~ 12 个月每次 0.25 mL，1 ~ 6 岁每次 0.5 mL，7 ~ 15 岁每次 1 mL，16 岁以上每次 2 mL）间隔 7 ~ 10 d 复种 1 次，以后每年加强注射一次。预防接种后 2 ~ 3 周体内产生保护性抗体，一般能维持 4 ~ 6 个月。

我国目前大规模生产的减毒活疫苗价格低廉，不良反应少，抗体产生率高。近年来一些新型疫苗如基因工程亚单位疫苗、合成肽疫苗以及核酸疫苗等尚在研究。

第十章　妇产科常见急危重症

第一节　羊水栓塞

羊水栓塞指在分娩过程中，羊水进入母体血液循环后引起的肺栓塞、休克、弥散性血管内凝血（DIC），这是产科一种少见而病势凶险的并发症，死亡率高达85%，是产妇死亡主要原因之一。近年来，由于医学科学的发展，对本病认识及诊疗技术均有提高，也有不少抢救成功的病历。尽管如此，在产科中一旦发生羊水栓塞，常常是母儿均死亡。

一、病因

羊水及其内容，多为胎儿的角化上皮细胞、胎脂、胎便和黏液等有形物质，这些有形物质进入孕妇血液循环后引起栓塞。羊水中含有凝血因子、透明质酸酶、蛋白质、组胺等促凝物质，进入母血后形成弥散性血管内凝血及过敏性休克。此外，除了羊水中有形物质引起栓塞外与胎便的化学成分，即血凝固亢进性蛋白质分解酶素有关。

（一）胎膜早破人工破膜后

临床所见羊水栓塞大多数发生在胎膜破裂之后，由于宫缩的挤压，羊水进入子宫脱膜或子宫颈的边缘小血管内而发病。

（二）宫缩过强或强直性子宫收缩

包括催产素静滴，子宫腔内压力过高。

（三）子宫体或子宫颈有病理性开放的血窦

多胎经产宫颈及宫体弹力纤维损伤及发育不良者，分娩时引起裂伤。

（四）过期妊娠

巨大胎儿较易发生难产、滞产、产程长，胎儿易发生宫内窒息，羊水常浑浊，刺激性较强易发生羊水栓塞。

二、病理生理

（一）羊水进入母体血液循环的途径

1. 通过宫颈内膜静脉

在分娩，中期妊娠引产，钳刮术中由于子宫颈扩张而使内膜静脉发生破裂，胎膜破裂后，羊水由宫颈内膜血管进入母体循环。

2. 通过胎盘附着部位的血窦

羊水经破裂的胎膜进入宫壁与绒毛之间，当宫缩时胎头压迫宫颈，宫腔内压力增高驱使这些流动羊水通过蜕膜进入宫壁间静脉血窦进入母体循环。

（二）病理生理过程

1. 肺动脉高压

呼吸循环有障碍，羊水到达肺血管以后，其中有形物质与促凝物质散布于肺小动脉和毛细血管内引起机械性栓塞，羊水中的凝血因子促进血管内凝血，形成大量纤维蛋白血栓及血小板血栓，致肺小动脉及毛细血管广泛性栓塞。此外，羊水中物质和组胺成为致敏原，致敏和栓塞反射性引起迷走神经兴奋而使肺血管痉挛和分泌亢进，从而使肺循环阻力增高形成肺动脉高压。肺动脉高压又产生以下影响：①肺动脉高压使肺循环阻力急剧增加，右心室血液无法排入肺循环而加重右心负担，右心室扩大导致急性右心衰竭。②肺动脉高压致肺血流灌注量减少，不能进行有效的气体交换而缺氧，肺缺氧时，肺泡毛细血管通透性增加而液体渗出，导致肺水肿及肺出血而引起急性呼吸衰竭。③肺循环受阻使左心房回心血量减少，引起循环衰竭而致心、脑、肝、肾供血不足而受到严重损害。

2. 过敏性休克

羊水栓塞时大多数病例立即出现血压降低或消失，继而出现心肺功能障碍，此变化与变态反应相似，羊水中胎便或胎脂的大量颗粒物质成为致敏原作用于母体。

3. 消耗性凝血病变

当羊水中的促凝物质进入母体血液循环后可促发血管内凝血，形成微血栓，迅速消耗大量凝血因子并使血管内纤维蛋白沉着，从而使纤维蛋白原减少，激活纤维蛋白溶解系统，因此发生血液不凝及全身出血现象，导致 DIC 发生。

三、诊断

本症多数发病突然，变化急剧，其临床经过分三个阶段。

（一）休克及心功能障碍

休克及心功能障碍主要是分娩前或分娩后短时间内发生休克，多数患者发病急，破膜后迅速出现恶心，呕吐，呼吸困难，呛咳，烦躁不安或神志模糊，面色苍白或青紫，心率快，脉细弱，血压下降或消失，出血和休克不成比例。少数病例发病前毫无先兆，突然惊叫一声后血压立即消失，于数分钟内迅速死亡。

（二）出血倾向

部分患者渡过休克期后，继而发生产后大出血，而有血液不凝的特点，持续大量出血更加重休克导致死亡，有时有全身出血倾向，如皮肤、黏膜、消化道及泌尿道出血。羊水栓塞并发 DIC 可高达 66%。

（三）肾衰竭

休克和 DIC 引起重要脏器微血管灌注量不足和栓塞，出现少尿或无尿以及尿毒症。

四、辅助检查

（一）化验室检查

DIC 三项筛查为：①血小板计数小于 100×10^9/L。②凝血酶原时间延长大于 10 s 即有诊断意义。③血浆纤维蛋白原小于 1.5 g/L 即可诊断。凝血块观察，取正常产妇血 5 mL 放试管内，置温箱中观察 8 ~ 12 min 血块形成，低纤维蛋白原患者血液不易凝结，30 min 血凝块少，而弥散显示血小板已相当低，继发纤溶。出血时间及凝血时间延长，血浆鱼精蛋白副凝试验（3P 试验）及乙醇胶试验阳性。无条件做三项检查者，可以血小板计数减少，凝血块及出、凝血时间延长作为诊断依据。确诊：上腔或下腔静脉管取血下作血液沉淀试验，放置后若沉淀为三层，则底层为细胞，中层为棕黄色层，上层为羊水碎片。取上层物质作涂片染色，镜检可见到鳞状上皮细胞、羊水结晶、毳毛等物质。

（二）心电图

右心室，右心房扩张，尚可见到心肌劳损的表现。

（三）X 线片

胸片可出现双侧弥漫性点状浸润阴影，沿肺门周围分布，肺部轻度扩大。

五、鉴别诊断

本病应与血栓性肺栓塞，脂肪栓塞鉴别，这些疾病往往伴有胸痛，而羊水栓塞征则无此症状。其他疾病如子痫、脑血管意外、心力衰竭以及各种出血性休克等也需鉴别。可根据病史，主要症状，体征，发病过程及各种化验等进行鉴别。

六、预防

掌握催产素的使用指征，合理使用催产素，用催产素滴注时，必须严密观察，控制滴速，防止子宫收缩过强。

1. 对急产或产力过强者，应适当给予镇静剂减弱宫缩。人工破膜时不宜行剥膜，人工剥膜可使宫颈内膜血管损伤，破膜后羊水直接与受损血管接触，在宫缩时则易使羊水进入母体血液循环，另外，人工破膜应避开宫缩。

2. 严格掌握剖宫产指征，预防子宫及产道损伤。近年来，剖宫产指征已普遍放宽，但无论如何要严格掌握指征，手术操作轻柔，注意子宫切开后及时吸出羊水，防止羊水进入切口开放的血窦内。

3. 中期妊娠钳刮术时，必须待破膜羊水全部流出后，再行钳刮术和催产素应用。

七、治疗

羊水栓塞患者约 40% 死于难以控制的凝血功能障碍及右心衰竭。治疗是否成功，取决于诊断是否及时，抢救措施是否得当；结束分娩是否迅速以及进入母体血内羊水的量与质。治疗原则：抗休克，解除肺动脉高压，控制心衰，纠正凝血障碍，防止肾衰竭等。

（一）纠正呼吸困难

急性羊水栓塞发生后，首先受到威胁的是呼吸循环系统，继而重要器官和全身组织严重缺氧，必须即刻给氧，防止发生肺水肿，从而减轻心脏负担。如症状严重，在有条件情况下应采用气管插管正压给氧，以便氧的有效供应。

（二）解除肺动脉高压

肺动脉高压不解除，缺氧无法纠正，心衰，休克亦难回避。所以，在供氧的同时，应及时纠正肺动脉高压。常用的药物有以下五种。

1. 罂粟碱

30 ~ 90 mg，静脉缓注，然后按需要重复静脉或肌内注射，极量为每日 300 mg。此药直接作用于平滑肌，解除张力，当肺毛细血管痉挛时作用更明显，而且对冠状动脉，肺脑血管均有扩张作用。与阿托品同时应用，则可阻断迷走神经兴奋所致的心脏抑制，是治疗本症的首选药。

2. 酚妥拉明

5 ~ 10 mg 加葡萄糖静脉滴注，能解除肺血管痉挛，改善微循环灌注量并能加强心肌收缩力，用于降低肺动脉压力的首选措施之一。

3. 氢化可的松

因为本症有严重的变态反应，所以及时给以大剂量氢化可的松是极为重要的，常用 500 ~ 1000 mg 静脉滴注。也可用地塞米松 40 mg 静脉推注。

4. 硫酸阿托品

1 ~ 2 mg 肌内注射或静脉滴注。它是一种抗胆碱药物，可抑制支气管平滑肌痉挛和腺体分泌，阻断迷走神经兴奋，大剂量可解除小血管痉挛和改善微循环，兴奋呼吸中枢，在副交感神经兴奋时，效果尤其显著。

5. 氨茶碱

500 mg 静脉注射，松弛支气管平滑肌，对抗组胺引起的气管痉挛效果尤佳，对心肌有兴奋作用，增加排出量，可兴奋血管中枢，并使血管舒张。

（三）保护心肌和防止心力衰竭

除用冠状血管扩张药以外，应及早使用毒毛花苷 K 0.25 mg 静脉注射，或西地兰 0.4 mg 静脉注射，以增强心肌收缩力。若有心衰，则应按具体病情增加药量。另外，还可应用辅酶 A，三磷酸腺苷和细胞色素 C 等心肌保护药。

以上几种药物，应在发病之后同时应用，对抢救和挽救生命有一定作用。

（四）防止凝血障碍

羊水栓塞患者并发 DIC，除了抗休克，输血增加血容量外（尽量输新鲜血增加血小板及抗凝物质），根据化验指标适当应用肝素可收到良好效果。

1. 肝素的用法

首次 50 mg 加生理盐水 100 mL 静脉滴注 30 min，以后在用 50 mL 加 5% 葡萄糖液 500 mL 静脉缓滴，并以试管法测定凝血时间进行监护，定期复查凝血酶原时间和纤维蛋白原水平。经肝素治疗后，其凝血酶原时间通常可在 24 h 内有所改善，纤维蛋白原可在 72 h 后有明显升高，而血小板数多需 6 ~ 7 d 才显著升高或恢复正常。

2. 纤溶抑制药物的应用

在 DIC 早期用肝素抗凝治疗后，晚期过渡到纤溶亢进时出血不止，可用 6- 氨基己酸，凝血环酸等。

3. 血制品的补充

羊水栓塞患者并发 DIC 常因失血而加重休克，应及时补充有效血容量。输新鲜血，输纤维蛋白原 3 ~ 4 g，补充血小板对控制出血有效。

（五）抗休克治疗

羊水栓塞患者多数因产后大出血引起的休克，除了输血以外，要及时用药物抗休克治疗。常用药物有以下几种。

1. 多巴胺

在体内是合成肾上腺素的前身，β－受体兴奋作用，能增强心肌收缩力，增加心脏血的排出使血压上升，并有扩张血管作用增加心血流量。临床上用于治疗各种低血压及休克，特别对肾衰竭，心排出量降低而血容量补充不足患者，常用于右旋糖酐或葡萄糖液 250 mL 中加 20 mg 多巴胺静脉滴注。

2. 碱性药物

常用 5% 碳酸氢钠 250 ~ 500 mL 静脉滴注。呼吸循环障碍所造成酸中毒，应及早使用碱性药物，有助于及时纠正休克和代谢紊乱。中心静脉压的测定是抢救过程中必需的措施之一，可及时了解血容量，在休克状态下中心静脉压升高，提示肺动脉高压存在，应采用多巴胺及酚妥拉明，并用以纠正肺动脉高压而使血压回升。

（六）肾衰竭的预防

休克和 DIC 均能使肾脏受到损害，患者度过肺动脉高压及右心衰竭、凝血障碍之后，常会出现肾衰竭，应在血容量补足及血压回升之后，如出现尿少，可加用甘露醇静脉滴注。也可用速尿 40 mg，如尿量不增加，则表示肾功能不全或衰竭，应该按肾衰竭处理。要注意液体出入量的平衡和电解质的紊乱，纠正酸中毒。

（七）及时正确使用抗生素预防感染

本病患者往往存在感染因素，尤其是肺部感染和宫腔感染，因患者体质迅速下降，抵抗力降低，需选择大剂量抗生素予以控制。但因结合肾功能情况具体考虑用药。

（八）产科问题的处理

羊水栓塞在胎儿娩出前发生时，应及时按以上原则处理，待病情好转，再根据产程进展程度决定胎儿娩出方式，如宫口已开全，可行阴道产钳助产。如宫口未开全或未近开全，可立即行剖宫产术，产后如发生大量阴道出血，短时不能控制出血时，需在输血的情况下，给予子宫次全切除术，这不仅能控制出血，并可阻断羊水物质进入血液循环中，因此手术是行之有效的主要措施。关于宫缩剂的应用，有人认为：宫缩剂对此患者效果不佳，相反因宫缩剂使用而加重子宫肌壁内的羊水和有型物资进入母体血液循环，所以，应结合患者具体情况决定应用与否，不可反复多次加大宫缩剂的应用，拖延观察时间，耽误抢救。

总之,羊水栓塞患者发病急剧应及时诊断,抢救措施得力,切忌踌躇不决,延缓治疗,失去抢救机会。

第二节　妊娠期高血压疾病

一、病因及发病机制

确切的病因及发病机制尚未定论,主要有以下几种学说。

(一)血管内皮细胞损伤学说

支持证据有:①血管内皮细胞完整性受损,可致使血管通透性增加,导致组织水肿、血液浓缩等。②病理上可有肾小球内皮细胞增生症,表现为肾小球内毛细血管内皮细胞增大,胞质内高电子密度包涵物阻塞毛细血管,螺旋形小动脉纤维素样坏死以及患者可出现广泛的微血管病理损害,表现为溶血、肝酶升高及血小板减少(HELLP)综合征。③血管内皮损伤可造成血管收缩因子与血管舒张因子以及促凝血因子与抗凝血因子之间平衡失调。生化指标可见到有丝分裂原、内皮素、血栓素 B_2(TXB$_2$)和 β - 血栓素增加、一氧化氮(NO)等减少。

(二)子宫—胎盘或滋养细胞缺血学说

目前,比较公认的看法是:子宫缺血实质是胎盘或滋养细胞缺血,其原因是螺旋小动脉的重铸过程发生障碍,表现为"胎盘浅着床"。由于重铸过程是滋养细胞生理性浸润的结果,所以重铸障碍的实质应该是滋养细胞浸润能力的下降。研究证实,滋养细胞对螺旋小动脉浸润能力的下降程度与子痫前期 - 子痫严重程度呈正相关。

(三)免疫学说

胚胎是半同种异物,妊娠是一种成功的半同种移植现象,其成功有赖于胎儿母体间的免疫平衡,这种平衡一旦失调,即可导致发生排斥反应,从而可引起一系列的血管内皮细胞病变,导致病理妊娠。

(四)氧化应激学说

氧化应激就是指体内氧化与抗氧化作用失衡,倾向于氧化,进而激活或损伤内皮细胞。正常妊娠时氧自由基活性增强,血浆脂质过氧化增加,但对内皮细胞无损害,原因是抗氧化的超氧化物歧化酶(SOD)相应增加,氧化和抗氧化作用保持相对平衡,以致不会产生氧化应激。妊娠期高血压疾病时超氧化物歧化酶低于正常妊娠,脂质过氧化作用(LPO)高于正常妊娠,显示氧化和抗氧化的不平衡,即氧化应激,过氧化脂质的形成,改变细胞的流动性、通透性和抗原性,使细胞丧失正常的生理功能。内皮细胞功能异常引起花生四烯酸的变化,使血栓素环氧化酶增加,前列环素氧化酶减少,PG$_2$/TXA$_2$ 比例失调不仅引起血管收缩,还可使血管对肾素、血管紧张素的敏感性增强,导致妊娠期高血压疾病的发生。

(五)遗传学说

子痫前期 - 子痫有家族遗传倾向,主要表现为母系遗传。

二、对母婴的影响

(一)对母体的影响

本病孕妇死亡原因以脑血管病和心力衰竭为最主要。两者共占 66.67%。该病是否可致产后血压持续不能恢复正常或肾脏有持久性损害,至今尚无统一意见。有人认为子痫前期 - 子痫可引起机体持久的不可逆的病理过程,导致产后高血压、蛋白尿。另亦有人认为子痫前期 - 子痫患者在产后仍有高血压可能与原有隐性高血压或家庭高血压史有关,他们认为子痫前期 - 子痫之病变是完全可逆的,产后并无高血压或肾脏损害等问题。值得重视的另一问题是如果子痫前期 - 子痫患者,特别是重症患者并发胎盘早期剥离时,则易发生弥散性血管内凝血,对母体安全影响很大,因为并发弥散性血管内凝血后,可迅速发展致肾衰竭,造成死亡。

（二）对胎儿的影响

可引起早产、胎儿宫内死亡、死产、新生儿窒息死亡等。

三、妊娠期高血压疾病的分类标准

目前，国内外统一将妊娠期高血压疾病分为妊娠期高血压、子痫前期、子痫、慢性高血压合并子痫前期、妊娠合并慢性高血压5类（表10-1）。其中子痫前期－子痫的范畴与以往的妊娠高血压综合征相同。

表10-1　妊娠期高血压疾病的分类

分类	临床表现
妊娠期高血压	血压不低于140/90 mmHg(18.7/12.0 kPa)，并于妊娠期首次出现，产后12周内恢复正常；尿蛋白阴性；患者可伴有上腹部不适或血小板减少，产后方可确诊
子痫前期轻度	血压不低于140/90 mmHg(18.7/12.0 kPa)，妊娠20周以后出现；尿蛋白(+)或超过300 mg/24 h。可伴有上腹部不适、头痛等症状
重度	血压不低于160/110 mmHg(21.3/14.7 kPa)，尿蛋白(++)或超过2.0 g/24 h，血肌酐大于106 μmol/L；血小板小于100×10^9/L；微血管病性溶血（血乳酸脱氢酶升高）；血清丙氨酸氨基转移酶或天冬氨酸氨基转移酶升高；持续头痛及脑神经功能或视觉障碍；持续上腹部不适
子痫	子痫前期孕妇抽搐，不能用其他原因解释
慢性高血压合并子痫前期	高血压孕妇妊娠20周以前无蛋白尿，若尿蛋白突然出现达到300 mg/24 h，血压进一步升高或血小板小于100×10^9/L
妊娠合并慢性高血压	妊娠前或妊娠20周前已诊断高血压，但妊娠期无明显加重；或妊娠20周后首次诊断高血压并持续到产后12周以后

注：妊娠期高血压对以后发生高血压有预报价值。血压小于140/90 mmHg（18.7/12.0 kPa），虽然较基础压升高不低于30/15 mmHg（4.0/2.0 kPa）或舒张压升高不低于15 mmHg（2.0 kPa），已不作为诊断标准。高血压标准为妊娠期血压不低于140/90 mmHg（18.7/12.0 kPa）或舒张压不低于90 mmHg（12.0 kPa），水肿不作为诊断标准。

四、诊断及鉴别诊断

根据病史及临床表现，对于妊娠期高血压疾病的诊断并不困难，但对重症患者病情严重程度的估计较为复杂，除根据病史及实验室检验数据进行鉴别诊断及决定处理外，还需注意到有关妊娠期高血压疾病的好发因素等方面。

（一）好发因素

年龄大于35岁的高龄初产妇及年轻初产妇；体型矮胖者，即体重指数大于0.24者；营养不良，特别伴有中、重度贫血者；精神紧张、运动过度者；有原发性高血压、慢性肾炎、糖尿病者其发病率较高，且病情多较复杂；双胎、羊水过多、葡萄胎时发病率明显升高；气候变化与其发病关系密切，冬季及初春寒冷季节和气温升高情况下易于发病；有家族史者，如孕妇之母亲曾有重度子痫前期者，则此孕妇发病的可能性较大。

（二）临床诊断

见表10-1中妊娠期高血压疾病的分类。

（三）辅助检查

1. 血液检查

（1）血浆黏度、全血黏度及血细胞比容测定：以了解有无血液浓缩。正常妊娠后期，血浆黏度应在1.6以下，全血黏度在3.6以下，血细胞比容应小于35%。如高于或等于上述数字，提示有不同程度的血黏稠度增加。

（2）尿酸：由于肝脏破坏及肾脏排泄尿酸的功能降低，所以血浆尿酸可有不同程度的升高。

（3）尿素氮的测定：对于了解肾功能情况有一定的参考价值。

（4）血清电解质K^+、Na^+、Cl^-、Ca^{2+}、二氧化碳结合力的测定：重症患者，特别是应用了大剂量解痉、降压、镇静药后，常影响进食。另外，由于肾功能减退，易于发生酸中毒，测定二氧化碳结合力，有助于及早发现酸中毒。用硫酸镁治疗者查血 Mg^{2+} 浓度。

（5）肝功能测定：由于肝细胞缺氧，使肝细胞的线粒体释放出丙氨酸氨基转移酶（ALT），使血清丙氨酸氨基转移酶轻度升高（在 60 ~ 120 U/L），总胆红质、碱性磷酸酶也可有轻度升高，但多无消化道症状，产后一周内即可恢复至正常。

（6）凝血功能测定：对重症患者需及时测定血小板计数，以了解有无降低。测定纤维蛋白原、凝血酶原时间、纤维蛋白降解产物（FDP）等了解凝血与纤溶之间有无平衡失调。

2. 尿液检查

镜检注意有无红细胞及管型，如有则表明肾脏损害严重。测尿比重不低于 1.020 表示尿液浓缩，反映血容量不足，血液浓缩。重点查尿蛋白，如定量大于 0.5 g/24 h 则应视为病理状态，如不低于 5.0 g/24 h 或定性在（++）以上，表明病情严重，应积极处理。

3. 眼底检查

眼底检查可作为了解全身小动脉痉挛程度的窗口，是反映妊娠期高血压疾病严重程度的一个重要参数，对估计病情和决定处理具有重要意义。重症患者均应进行常规急症检查。可发现小动脉痉挛，动静脉比例失常，视网膜水肿、渗出、出血等改变。严重者视网膜剥离。

4. 心电图检查

重症患者应做常规检查，以了解心肌损害程度，有无低血钾或高血钾改变等。

5. B 型超声检查

一是了解胎儿发育情况；二是了解胎盘功能情况，对妊娠期高血压疾病患者的产科处理具有重要参考价值，为胎儿生长受限的诊断提供客观依据。B 超检查的特征是胎盘提前成熟、老化，并发胎儿生长受限、羊水过多者多见。

6. 其他检查

通过胎动计数，胎心监护，胎儿成熟度及胎盘功能测定，了解对胎儿的影响和判断预后。有条件者，对重症患者可行超声心动图、脑血流图检查，疑有脑出血者可行 CT 或 MIR 检查。

（四）鉴别诊断

妊娠期高血压疾病应注意与慢性肾炎合并妊娠鉴别；子痫应与癫痫、脑炎、脑肿瘤、其他原因造成的脑出血、糖尿病高渗性昏迷、低血糖昏迷等鉴别。

五、预测

妊娠期高血压疾病的预测应在妊娠中期进行，阳性者应严密随访。常用方法有以下几种。

（一）平均动脉压（MAP）

平均动脉压 =（收缩压 +2× 舒张压）÷3。若平均动脉压不低于 85 mmHg（11.3 kPa），有发生子痫前期的倾向；若平均动脉压不低于 140 mmHg（18.7 kPa），易发生脑血管意外，导致孕妇昏迷或死亡。

（二）翻身试验

孕妇左侧卧位测血压直至血压稳定，翻身仰卧 5 min 再测血压，若后者舒张压较前者不低于 20 mmHg（2.7 kPa），提示有发生子痫前期的可能。

（三）血液流变学检查

当血细胞比容不低于 0.35，全血黏度大于 3.6，血浆黏度大于 1.6，提示有发生子痫前期倾向。

（四）尿钙测定

若尿 Ca/Cr 比值不高于 0.04，有预测子痫前期价值。

六、治疗

治疗目标是在对母体和胎儿损害最小的前提下结束妊娠，彻底恢复母亲健康，娩出能健康成长的胎儿。治疗原则：镇静、解痉、降压、扩容或利尿，必要时抗凝，适时终止妊娠，防治子痫及严重并发症。

（一）妊娠期高血压

妊娠期高血压患者可住院或在家治疗。

1. 左侧卧位休息

保证充足的睡眠，每日休息不少于 10 h，取左侧卧位为佳。左侧卧位可纠正妊娠子宫右旋，减轻妊娠子宫对腹主动脉及髂动脉的压力，增加子宫胎盘供血量；减轻妊娠子宫对下腔静脉压力，增加回心血量，从而使肾血流增加，尿量增多，水肿减轻；改善子宫胎盘供血，纠正胎儿宫内缺氧。

2. 饮食

应注意摄入足够的蛋白质、蔬菜，补足铁和钙剂，不限制盐和液体摄入，因长期低盐饮食可引起低钠血症，甚至发生产后虚脱，并使食欲减退，减少蛋白质的摄入。在全身水肿时及重症患者应适当限制盐的摄入。

3. 药物

一般不需要药物治疗，对精神紧张、焦虑或睡眠欠佳者可给予地西泮 2.5 ~ 5 mg，每日 3 次，或 5 mg 睡前口服。

4. 加强母胎状态监护

观察孕妇病情有无进展，注意有无头痛、视觉异常、精神状态改变、右上腹或上腹痛、恶心或呕吐、尿量减少等症状的出现。严格定期门诊检查。

5. 间断吸氧

可增加血氧含量，改善全身主要脏器和胎盘的氧供。

（二）子痫前期

应住院治疗，防止子痫及并发症的发生。治疗原则为休息、镇静、解痉、降压、合理扩容、必要时应用利尿药，适时终止妊娠，同时密切监护母胎情况。

1. 休息

同妊娠期高血压。

2. 镇静

主要目的是消除患者精神紧张与焦虑，以降低血压、缓解症状及预防子痫的发生。

（1）地西泮：具有较强的镇静、抗惊厥、肌肉松弛作用。用法为 2.5 ~ 5 mg，每日 3 次口服；或 10 mg 肌内注射或静脉缓慢推注（时间超过 2 min），必要时可以间隔 15 min 后重复给药，亦可加入葡萄糖液中静脉滴注，但抽搐过程中不可用药，以免导致心搏骤停。

（2）冬眠药物：可广泛抑制神经系统，有助于解痉降压，控制子痫抽搐。用法①哌替啶 50 mg、氯丙嗪 25 mg 肌内注射，间隔 12 h 可重复使用。②冬眠合剂 1 号（哌替啶 100 mg，氯丙嗪、异丙嗪各 50 mg）加入 10% 葡萄糖液 500 mL 中静脉滴注，紧急时可用 1/3 量加 25% 葡萄糖 20 mL 中缓慢静脉推注（时间超过 5 min），余 2/3 量加 10% 葡萄糖 250 mL 中静脉滴注，估计 6 h 内分娩者禁用。

（3）其他镇静药物：苯巴比妥、异戊巴比妥、吗啡等可用于子痫发作时控制抽搐，或产后预防和控制子痫发作，分娩前 6 h 慎用。

3. 解痉

硫酸镁仍为目前解痉治疗的首选药物。

（1）作用机制：镁离子作用于神经、肌肉连接点，抑制运动神经纤维的冲动，减少乙酰胆碱释放，从而使肌肉松弛，痉挛解除，有效地预防和控制子痫发作。镁离子具有中枢抑制作用，可降低颅内压，改善氧代谢。镁离子还可调节细胞内离子代谢及钠泵运转，直接抑制子宫及血管平滑肌，解除血管痉挛，改善子宫胎盘血流。

（2）应用方法：可采用肌内注射和静脉给药。一般首次负荷剂量为 4 ~ 5 g，缓慢静脉注入或静脉滴注或臀肌深部注射，然后以每小时 1 ~ 2 g 静脉滴注，以保持血浆内镁的浓度在 2 ~ 3 mmol/L。硫酸镁的应用有以下几种方案。①方案 I：硫酸镁 15 g 加入 1 000 mL 液体内静脉滴注，每小时 1 ~ 2 g。停止滴注 6 h 后，肌内注射硫酸镁 5 g。②方案 II：硫酸镁 5 g 肌内注射 + 方案 I。③方案 III：硫酸镁 2.5 ~ 5 g 缓慢静脉注射+方案Ⅰ。④方案Ⅳ：硫酸镁 2.5 ~ 5 g 缓慢静脉注射，5 g 肌内注射+方案Ⅰ。

（3）毒性反应：正常妊娠期血清镁离子浓度为 0.8 ~ 1.2 mmol/L，治疗浓度为 2.0 ~ 3.0 mmol/L，当超过 3.0 mmol/L 时，会发生中毒症状。首先表现为膝反射消失；当血镁的浓度达 5 mmol/L 时，可出现全身肌张力减退和呼吸抑制；当血镁的浓度大于 7.5 mmol/L 时，可出现心搏骤停。因此，应监测血镁浓度，以助于调整硫酸镁滴速。一旦出现呼吸抑制，应立即给予 10% 葡萄糖酸钙 10 mL 缓慢静推，时间不少于 3 min，以对抗镁的毒性。

（4）注意事项：硫酸镁治疗应持续至产后 24 ~ 48 h，因为有人报道有 27% 的首次子痫发生在产后，其中一半的患者子痫发生在分娩 48 h 后。硫酸镁的治疗浓度与中毒剂量比较接近，为避免发生硫酸镁中毒，用药前及用药过程中一定要注意：①腱反射必须存在。②呼吸不得少于 16 次 /min。③尿量每小时不少于 25 mL，24 h 不少于 400 mL，以免蓄积中毒。④必须备有解毒钙剂。

4. 降压

当母体有严重持续的高血压，即收缩压高于 160 mmHg（21.3 kPa），或舒张压高于 110 mmHg（14.7 kPa），或平均动脉压高于 140 mmHg（18.7 kPa），应给予降压药物；产后血压恢复正常 48 h 后，可停用降压药。选药原则为不影响子宫 - 胎盘灌注量，且短期及长期应用对胎儿无毒副作用。由于绒毛间血流主要依靠母体灌注压，因此对于分娩前子痫前期 - 子痫患者要使血压在（140 ~ 150）/（90 ~ 100）mmHg［（18.7 ~ 20.0）/（12.0 ~ 13.3）kPa］以避免由于子宫胎盘血流不足而导致胎儿缺氧。

（1）肼屈嗪：又名肼苯哒嗪，能扩张周围小血管，降低外周阻力，从而降低血压，同时有增加心排出量、肾血流及子宫胎盘血流量的作用。用法为 20 ~ 40 mg 加于 5% 葡萄糖 500 mL 中静脉滴注，注意根据病情决定滴速及疗程，舒张压不能低于 90 mmHg（12.0 kPa）。不良反应有低血压休克、恶心、眩晕、心悸，此药不宜静脉推注或肌内注射，不宜快速、大剂量及长时间持续用。

（2）拉贝洛尔（柳胺苄心定）：属水杨酸胺衍生物，它是 α、β 受体阻滞剂，直接作用于血管，不影响子宫胎盘血流量。用法为 100 mg 加入 5% 葡萄糖液 500 mL 静脉滴注，20 ~ 40 滴 /min，根据血压调整滴速，5 d 为 1 个疗程，口服可 100 mg，2 次 /d。24 h 总量不得超过 240 mg。

（3）硝苯地平：即心痛定，为钙离子通道阻滞剂。可阻止细胞外钙离子穿透细胞膜进入细胞内，并抑制细胞内肌浆网的钙离子释入细胞质。肌原纤维的 ATP 酶存在于细胞质内，阻止钙离子进入细胞质，继之阻止 ATP 酶的激活及 ATP 的解裂，中断平滑肌收缩所需的能量来源。其药理作用的结果是全身血管扩张，血压下降。另由于平滑肌收缩受到抑制，所以对子痫前期伴有稀弱宫缩者，服用硝苯地平（心痛定）后，有助于防止先兆早产，剂量为 10 mg 舌下含服，每日 3 次或每 6 h 1 次，24 h 总量不超过 60 mg；7 日为 1 个疗程，可连用 3 ~ 5 个疗程，不必间歇。

（4）倍他乐克：β_1 受体阻滞剂，25 mg 每日 2 次。Ⅱ、Ⅲ度房室传导阻滞、失代偿性心功能不全、心源性休克和显著心动过缓者禁用。

（5）甲基多巴：为中枢性肾上腺能阻滞剂，能阻断中枢神经系统的交感神经的传导，是最早被孕妇接受的降压药，经长期、大量的病例随访，至儿童 10 岁时，其智能及体格发育均正常。因此是一种对母体有效、对胎儿安全的降压药，个别患者有嗜睡的副作用。常用 0.25 ~ 0.5 g 口服，每日 3 次，服药 2 h 血压开始下降，4 ~ 8 h 达高峰，24 h 作用消失。

（6）酚妥拉明（立其丁）：强效 α 受体阻滞剂，有解除血管痉挛和舒张血管的作用。一般用 10 ~ 20 mg 加入 5% 葡萄糖液 250 mL 静脉滴注，根据血压调整滴速。

（7）硝普钠：为速效血管扩张药，代谢物氰化物对胎儿有毒，孕期不宜使用，产后在其他降压药效果不佳时方考虑使用，用 50 mg 加 5% 葡萄糖 1 000 mL 缓慢静脉滴注，开始为 6 滴 /min，以后每 5 min 测一次血压，按血压下降情况，每 5 min 加 2 滴，直至出现满意降压效果为止，一般控制血压在 140/（90 ~ 100）mmHg［18.7/（12.0 ~ 13.3）kPa］即可，并继续维持此血压水平，随时调整滴速。24 h 内不可超过 100 mg。用药不宜超过 72 h。对伴肝功能损害明显者，应慎用。硝普钠溶液必须避光，可用锡纸遮盖。

（8）硝酸甘油：为速效动脉扩张药，30～40μg/min，即可使血管扩张；但其药物半衰期很短，硝酸甘油稀释液需用滴注泵静脉滴入，开始为5μg/min，之后每3～5 min增加5μg/min，一般在20μg/min时，已可获得良效。动物实验有氰化物中毒反应，临床应用不多。

（9）卡托普利（巯甲丙脯酸）：亦名开博通，为血管紧张素转换酶（ACE）抑制剂，作用机制为抑制血管紧张素转换酶，使血管紧张素Ⅰ不能转换为血管紧张素Ⅱ，从而达到降压作用；并有抑制醛固酮作用。剂量为12.5～25 mg，每日2次口服。由于该药可通过胎盘到胎儿引起胎儿低血压而致肾血流减少、肾功能受损导致尿少、羊水过少，甚至胎儿畸形，故使用时需特别谨慎。

5. 扩容治疗

（1）扩容治疗的指征：凡血细胞比容大于35%，全血黏度比值大于3.6～3.7，或血浆黏度大于1.6者，均应给予适量的扩容药。

（2）扩容治疗的禁忌证：有心血管负担过重，如有心衰或肺水肿表现或肾功能不全者均属禁忌。另外，在未了解血细胞比容及尿比重等之前，亦不可快速扩容治疗。

（3）扩容药：晶体扩容药主要为平衡盐液、复方氯化钠和5%的葡萄糖液等，胶体扩容药为右旋糖酐-40（低分子右旋糖酐）、血浆、人体白蛋白、全血或706代血浆等，渗透性扩容药为5%小苏打与甘露醇等。白蛋白适用于低蛋白血症及间质水肿的患者，全血适用于贫血患者，有弥散性血管内凝血倾向者最好使用新鲜冰冻血浆。平衡液、碳酸氢钠用于血细胞比容大于35%、低钠血症、尿比重正常或低于1.008、酸中毒存在者。扩容时要注意脉搏、血压、呼吸和尿量的改变，防止肺水肿和心力衰竭的发生。

6. 利尿

利尿药仅在必要时使用，不作常规使用。利尿的指征：①仅用于全身性水肿。②急性心力衰竭、肺水肿、脑水肿。③血容量过多伴潜在性肺水肿者。④慢性血管性疾病如慢性肾盂肾炎、慢性高血压等。常用呋塞米、甘露醇。呋塞米适用于肺水肿、心或肾功能衰竭者，一般用20～60 mg加25%～50%葡萄糖液20～40 mL静脉缓慢推注，以后按病情可重复使用。甘露醇仅使用于肾功能不全或颅内压升高者，心功能不全、肺水肿者禁用。25%甘露醇250 mL，静脉滴注，30 min滴完，每4～6 h可重复。

7. 终止妊娠

终止妊娠是治疗妊娠期高血压疾病的有效措施。

（1）终止妊娠时机：轻度子痫前期在妊娠37周左右，重度子痫前期在妊娠34周左右。妊娠34周前，若出现危急情况（严重症状持续存在）、多器官损害、严重胎儿生长受限（低于第5百分位数线）、胎盘早剥、胎儿窘迫等亦应及时终止妊娠。国外有学者主张在使用大剂量拉贝洛尔（220 mg）加硝苯地平（50 mg）血压不能控制，或用硫酸镁治疗下中枢神经系统症状持续存在，不考虑胎龄，在24～48 h内终止妊娠；此外，血小板减少，或肝酶升高伴上腹部疼痛、压痛，或血清肌酐高于177μmol/L（2 mg/dL），在48 h内终止妊娠；妊娠33～34周者，予肾上腺皮质激素（激素）促胎肺成熟，在48 h后终止妊娠。妊娠少于23周前予以引产。妊娠23～32周者，进行个体化治疗，观察24 h的临床疗效，若母儿病情好转，则在34周终止妊娠，期间每日评估母儿情况，必要时使用降压药物和激素；但若母儿病情不允许，则随时终止妊娠。

（2）终止妊娠的方式：①引产：适用于病情控制后宫颈条件成熟者，引产过程应加强母儿安危状况、血压监测，若出现头痛、眼花、恶心、呕吐等症状，病情加重者应立即行剖宫产终止妊娠。②剖宫产：应根据胎龄、胎儿情况、宫颈Bishop评分及分娩是否开始决定。适用于有产科指征，或宫颈条件不成熟，短时间内不能经阴道分娩，或引产失败，或胎盘功能明显减退，或有胎儿窘迫者。

（三）子痫

子痫是妊娠期高血压疾病之严重阶段，一旦发生抽搐，母儿死亡率均明显增高。故尤需注意。其处理基本同子痫前期，但必须注意下列情况。

1. 控制抽搐

首选硫酸镁4～5 g缓慢静脉注入，或静脉点滴，或臀肌深部注射，然后以每小时1～2 g静脉滴注。注意呼吸及腱反射，同时给予镇静药，地西泮（安定）10 mg缓慢静脉注射（不少于2 min）或缓慢静脉注射（5 ~ 10 min）冬眠 1 号 1/3 量加入 25% 葡萄糖 20 mL 中，余下 2/3 加入 10% 葡萄糖液 250 mL 中缓慢静脉滴注。

2. 防止受伤

子痫时患者多陷于神志不清，不能自主，故需专人护理。床沿置拦板，以防跌落，如有假牙应取出，并用缠以纱布的压舌板，置于上下臼齿之间，以防咬伤舌头。

3. 减少刺激

声、光、触动等刺激都可诱发抽搐，故室内应置帘幔遮光，保持环境安静和室内空气流通，一切治疗操作尽量轻柔，相对集中，避免时时干扰。

4. 严密监护

密切监测血压、脉搏、呼吸、体温及尿量（留置导尿管），记录出入量，及时留尿作尿常规检查，作眼底、血液化验及心电图等检查，注意四肢运动及腱反射，听诊肺部，以便及时发现急性肾功能不全、肺水肿、脑溢血、心力衰竭等，同时也要注意有无宫缩、胎心音、胎盘早剥等情况。

5. 终止妊娠

凡抽搐控制后 6 ~ 12 h 以终止妊娠为宜，分娩方式根据患者具体情况决定。产后 24 ~ 72 h，仍必须监测血压变化，继续应用硫酸镁治疗，预防产后子痫发生。

七、并发症的处理

妊娠期高血压疾病患者一旦发生严重并发症，对母婴危害更大，早期发现，正确治疗并发症是处理重度子痫前期的重要方面。常见并发症如下：

（一）急性肾功能不全或肾功能衰竭

表现尿少或尿闭、非蛋白氮增高及电解质紊乱等。治疗原则：①积极治疗子痫前期－子痫，改善微循环。②控制液体量，记出入量，总入量不超过总排出量 +500 mL。③纠正电解质紊乱及酸中毒。④严重少尿，无尿可用快速利尿药。⑤必要时透析。可快速静脉滴注 20% 甘露醇 250 mL，或静脉滴注呋塞米（速尿）20 ~ 40 mg，日用量可达 120 mg。近年有主张针对改善肾脏微循环而用小剂量肝素，尤其对有血尿者适用，疗效显著。在少尿期要注意防止高钾血症，如出现，应给 50% 葡萄糖＋胰岛素（每 4 g 葡萄糖加 1U 胰岛素）静脉推注，4 ~ 6 h 重复一次，并给碳酸氢钠或乳酸钠。必要时用人工透析，如腹膜、直肠、血液或人工肾透析。

透析疗法的指征一般为：①血尿素氮在 32 mmol/L 以上，或每日上升 32 mmol/L。②血清钾在 6.5 mmol/L 以上伴有血钾过高的心电图变化。③肌酐（Cr）在 530 μmol/L 以上。④严重尿毒症，酸中毒症状，经一般治疗难以纠正者。有高血压脑病、心力衰竭或肺水肿时更宜及早应用透析。在多尿期则应注意水与电解质平衡，酌情补液体及钾、钠。饮食应注意营养，给高热量、高糖、高维生素及低蛋白、低液量、低电解质饮食。应用广谱无肾毒性抗生素预防感染。

（二）心力衰竭

应积极治疗子痫前期－子痫，解除小动脉痉挛，纠正低排高阻。急性左心衰、肺水肿的处理基本同非孕妇女：①立即静脉推注速效洋地黄类制剂，常用毛花苷 C（西地兰）0.4 mg 加入 50% 葡萄糖 20 mL 中，缓慢静脉滴注（时间不少于 5 min），以后每 2 ~ 4 h 用 0.2 ~ 0.4 mg，总量不超过 1.2 mg。②可选用以下一种或两种血管扩张药，酚妥拉明 0.1 ~ 0.3 mg/min 静脉滴注；硝普钠 50 mg+5% 葡萄糖 500 mL 静脉滴注；氨茶碱 0.25 g 加入 20 mL 液体中静脉滴注，可改善心肌收缩力，解除支气管痉挛，降低肺动脉高压。③呋塞米（速尿）20 ~ 40 mg，快速利尿减低前负荷；④镇静药用吗啡 10 mg 皮下注射或哌替啶（杜冷丁）50 ~ 100 mg 肌内注射。⑤限制液体入量；⑥心衰控制后宜适时终止妊娠。

终止妊娠以剖宫产为宜。如已临产，宫口近开全，可行阴道助产。剖宫产以硬膜外麻醉为好。术中注意胎儿娩出时不宜过快，术后腹部加压沙袋。术时及术后补液速度要慢，限制液体入量，术后用广谱抗生素预防感染。

（三）脑出血

原则是改善脑缺氧，控制脑水肿，适当降低过高的血压，防止并发症及加强护理。①保持安静，头部置冰帽或冷敷，吸氧，适量应用冬眠药物。②快速脱水，快速静脉滴注20%甘露醇250 mL，2～4次/d，或呋塞米（速尿）20～40 mg静脉推注，或地塞米松10～20 mg静脉推注，降低毛细血管通透性，也可降低颅压。③请神经外科共同处理。大片灶性脑出血可在神经外科密切配合下行紧急剖宫产；结束妊娠后随即行开颅术，清除血肿，减压，引流，则有挽救生命的希望。④应用抗生素防止感染。⑤产前、产后禁用催产素，以防止血管收缩加重脑溢血。另外加强支持疗法及严格执行昏迷患者的护理。

（四）产后血液循环衰竭

本病治疗中大量应用利尿药时及急性肾功能衰竭之多尿期，均应注意大量失钠（多于失水）而引起周围循环衰竭，亦即低钠综合征，应立即补充钠离子。3%氯化钠300 mL，缓慢静脉滴注，或快速静脉滴注生理盐水，常收效。必要时加用氢化可的松100 mg静脉滴注，每6 h 1次，可用2～3次。

（五）溶血、肝酶升高及血小板减少综合征处理

1. 积极治疗子痫前期、子痫：解痉、扩容（可用晶体及白蛋白）、降压、防止子痫发生。

2. 控制出血：补充凝血因子不足，输新鲜血、新鲜冷冻血浆、纤维蛋白原等。

3. 抗血栓：小剂量阿司匹林、少量肝素、双嘧达莫（潘生丁）、抗凝血酶Ⅲ。

4. 应用糖皮质激素：地塞米松10 mg/12 h静脉推注，产后继续用至血小板大于$100×10^9$/L，乳酸脱氢酶下降。

5. 补充血小板：术前血小板低于$50×10^9$/L应输血小板。

6. 必要时透析。

7. 尽早终止妊娠：多数学者主张一旦确认溶血、肝酶升高及血小板减少综合征，应立即终止妊娠，宜在全麻下行剖宫产术，术中放置引流条，产后注意肾衰及出血。亦有学者主张根据患者病情、胎儿成熟度，经短暂治疗无效再终止妊娠。经保守治疗有发生以下情况的危险：胎盘早剥、弥散性血管内凝血、急性肾衰、肝被膜下出血、肺水肿、胎儿及孕妇死亡。

八、预防与健康教育

1. 对高危孕妇加强重视，加强孕期保健和健康教育，提高孕妇自我保健意识，规范产前检查，加强产前保健监测及记录，充分利用一切预测方法及预防措施，早发现，并及时做出正确处理。

2. 妊娠期适当补钙能通过一定机制预防血压升高，钙的摄入与高血压发病呈反比，并有利于防止早产的发生。日常工作中要指导孕妇合理饮食与休息，孕妇应进食富含蛋白质、维生素、铁、钙、镁、硒、锌等微量元素的食物及新鲜蔬果，减少动物脂肪及过量盐的摄入，但不限制盐和液体摄入。

3. 预测方法有血管紧张肽Ⅱ注射试验、翻身试验、尿酸水平、钙代谢、尿激肽释放酶排泄量、氧化增强标志物、免疫因子、胎盘肽、子宫动脉多普勒超声血流速率、平均动脉压、血液流变学等可参考应用。

微信扫码
◆临床科研
◆医学前沿
◆临床资讯
◆临床笔记

第十一章　儿科常见急危重症

第一节　新生儿窒息与复苏

新生儿窒息是指婴儿出生后 1 min 内未起动自主呼吸或未建立有效通气的呼吸动作，呈现外周性（四肢肢端）及（或）中央性（面部、躯干和黏膜）发绀甚至肤色苍白，肌张力不同程度的降低（严重时四肢松软），心率可能下降至 < 100 次 /min 甚至 < 60 次 /min，血压正常或下降，最严重者甚至无心跳。主要是由于产前或产程中胎儿与母体间的血液循环和气体交换受到影响，致使胎儿发生进行性缺氧、血液灌流降低，称胎儿窒息或宫内窘迫。少数是出生后的因素引致的。产前、产时或产后因素导致的窒息可统称为围生期窒息。

几十年来，为降低围产新生儿窒息的发生率、病死率和致残率，我国围产新生儿学工作者进行了十分艰苦的努力。近年来在卫健委和中华医学会的领导和组织下，参照国外成功的经验，成立了"中国新生儿复苏专项专家组"，制订了新生儿窒息复苏指南，广泛开展复苏的人员培训，同时大力推动复苏所需设备、用品的国产化，我国新生儿窒息复苏工作揭开了崭新的一页，各地纷纷报道执行复苏指南取得的成效。然而，在许多地区新生儿窒息仍是新生儿死亡和导致智力障碍的主要因素之一。如何做到凡有婴儿出生的地方，都有经过复苏培训的人员，都具备合适的复苏场所和应有的设备、用品，还需要我们继续进行十分艰苦的努力。

一、病因

产前或产程中，常见的因素如下：

1. 母亲因素：任何导致母体血氧含量降低的因素都会引致胎儿缺氧，如急性失血、贫血（Hb < 100 g/L）、一氧化碳中毒、低血压、妊娠期高血压疾病、慢性高血压或心、肾、肺疾患、糖尿病等。另外要注意医源性因素：①孕妇体位，仰卧位时子宫可压迫下腔静脉和腹主动脉，前者降低回心血量，后者降低子宫动脉血流；②孕妇用药：保胎用吲哚美辛可致胎儿动脉导管早闭，妊娠期高血压疾病用硝苯地平（心痛定）可降低胎盘血流，孕妇用麻醉药，特别是腰麻和硬膜外麻可致血压下降。

2. 脐带因素：脐带 > 75 cm（正常 30 ~ 70 cm）时易发生打结、扭转、绕颈、脱垂等而致脐血流受阻或中断。

3. 胎盘因素：胎盘功能不全，胎盘早剥，前置胎盘等。

4. 胎儿因素：宫内发育迟缓，早产，过期产，宫内感染。

5. 生产和分娩因素：常见的因素是滞产，现代妇产科学将第一产程分潜伏期和活跃期，初产妇潜伏期正常约需 8 h，超过 16 h 称潜伏期延长，初产妇活跃期正常需 4 h，超过 8 h 称活跃期延长，或进入活跃期后宫口不再扩张达 2 h 以上称活跃期停滞；而第二产程达 1 h 胎头下降无进展称第二产程停滞。

以上情况均可导致胎儿窘迫。其他因素有急产、胎位异常、多胎、头盘不称、产力异常等。

少数婴儿出生后不能启动自主呼吸，常见的原因是：中枢神经受药物抑制（母亲分娩前 30 min 至 2 h 接受镇静剂或麻醉药），早产儿，颅内出血，先天性中枢神经系统疾患，先天性肌肉疾患，肺发育不良等。

二、病理生理

（一）生化改变

由于缺氧，糖原进入无氧酵解，导致大量乳酸堆积，即代谢性酸中毒。同时二氧化碳潴留致高碳酸血症，即呼吸性酸中毒。故婴儿出现严重混合性酸中毒和低氧血症，血气分析可见 PaO_2^+、SaO_2^+、$PaCO_2 \downarrow$、$pH \downarrow$、$BE \downarrow$。此外，很快出现低血糖（由于糖原耗竭）、低血钙和高血钾，并见氧自由基、心钠素等释放，及血清肌酸激酶同工酶（CPK-MB）和乳酸脱氢酶增高。

（二）血流动力学改变

新生儿窒息后，回复到胎儿型循环，此时肺血管收缩，阻力增加，肺血流量减少，故左心房血流量亦减少，压力降低，通过卵圆孔右向左分流增加，新生儿即出现青紫。如此状态持续则可诊断为"持续胎儿循环"或"肺动脉高压"。另外，窒息初期，血液重新分配，肠、肾、皮肤、肌肉、肺血管收缩，心输出量和血压基本正常，保持了脑、心、肾上腺的血液供应。但这种代偿时间短暂，随着窒息持续，缺氧、酸中毒和低血糖等代谢紊乱造成脑和心等重要脏器损伤，血压、心率下降，加重缺氧、酸中毒和器官损伤，形成恶性循环。

（三）再灌注损伤

近年来研究发现，窒息过程的缺氧、缺血、酸中毒等对重要脏器（如脑）的损伤只是初步的，更重要的损伤往往发生在经过复苏、血液再灌注之后，由于一些有害的兴奋氨基酸的释放、钙内流及大量氧自由基产生，造成重要脏器更多细胞凋亡和坏死。

（四）重要脏器损伤

1. 脑：对缺氧最敏感。动物实验发现，窒息 8 min，部分动物出现脑损伤；窒息 12.5 min，全部动物发生脑损伤。主要改变是脑水肿、出血、脑实质坏死和白质软化。

2. 心脏：缺氧、酸中毒、ATP 减少、钙离子内流，及心肌糖原耗竭均可致心肌受损，使心输出量、血压和心率下降。有报道缺氧可致心脏乳头肌坏死，导致房室瓣反流而发生心力衰竭。

3. 肾脏：窒息后不少新生儿出现尿少［尿量 < 1 mL/（kg·h）］、血尿、蛋白尿和管型尿，少数因重度窒息致肾皮质及（或）肾小管坏死而致肾衰竭，监测尿 α_1 及 β_2 微球蛋白有助早期发现肾功能减退。

4. 胃肠道：可发生应激性溃疡并出血，早产儿窒息可诱发坏死性小肠结肠炎。

5. 肝脏：缺氧可全面影响肝脏功能，包括转氨酶升高、黄疸加重、凝血因子生成障碍而引起出血等。

6. 肺脏：缺氧、酸中毒可引起肺血管收缩及血管活性介质释放，而导致持续肺动脉高压；又由于肺泡上皮细胞坏死、脱落，形成透明膜，而发生肺透明膜病；同时肺毛细血管亦受损伤，如凝血因子减少（肝脏受损所致），加上医源性因素（如心功能受损情况下，仍大量输入碳酸氢钠、全血、白蛋白等），可发生肺出血；如窒息同时有胎粪吸入，则可发生肺不张、张力性气胸等严重并发症。

三、临床表现

正常分娩过程，胎儿要经历短暂缺氧，这是由于子宫阵阵收缩，子宫、胎盘和脐带受到挤压而使血流间歇性减少甚或中断，致胎儿间歇性缺氧即窒息。但时间短暂，每次宫缩平均历时 50 ~ 75 s，宫缩停止，血流便恢复。90% 的胎儿可以耐受此过程，娩出后 2 ~ 5 s 内便发出第一声哭声，起动自主呼吸，1 min 内出现规律呼吸。约 10% 的胎儿受到一些病理因素的影响，出生后起动自主呼吸有困难，表现为轻或中度窒息：发绀，心率 100 次 /min 左右，肌张力尚可或稍差，需简单复苏支持。其中约 1% 则因缺氧严重，表现为重度窒息：中央性发绀，甚或肤色苍白，肌张力低，心率 < 100 次 /min 甚至 < 60 次 /min，需强有力的复苏措施。90% 的新生儿窒息发生在产前或产时，前者称孕期胎儿窘迫，多为慢性缺氧，后者称

产时胎儿窘迫，多为急性缺氧或慢性缺氧急性加重。

（一）慢性缺氧或慢性窒息

慢性缺氧或慢性窒息较多见。由于上述各种致病因素影响，使胎儿间歇发生缺氧缺血。开始通过血液重新分配进行代偿，如病因不去除，胎儿由于缺氧和酸中毒逐渐加重，出现胎动异常，胎心率不规则（< 120 或 > 160 次 /min），排出胎粪。如生物物理学监测（biophysicalprofile，BPP，生物物理学监测包括胎儿呼吸、胎动、肌张力、胎儿心率反应、羊水量等）、心音图（cardiotocograph，CTG）异常或胎儿头皮血 pH < 7.2（正常 7.25 ~ 7.35），如接近足月，应考虑结束妊娠。此时婴儿娩出，多为轻度窒息，发绀可能主要是外周性（四肢肢端），呼吸轻度抑制，对复苏反应良好，少有后遗症。如胎儿窘迫持续，发展为严重酸中毒和低血压，必然导致重要脏器损伤。此时婴儿娩出，虽经积极复苏抢救，难免发生并发症和后遗症。可见，早期检出胎儿窘迫并密切观察十分重要，这有待产科、儿科医师密切合作，共同研究，必要时提早分娩，即宁要一健康的、接近足月的早产儿，而不应等发生了脑损伤才让婴儿娩出，此时娩出的可能是一个足月儿，但将来可能是个智残儿，这是我们一定要避免发生的。

（二）急性缺氧或急性窒息

临床上并不少见，如产程中突然发现持续的脐血流受阻或中断。急性窒息的典型过程，根据在猕猴所做的实验（正常、足月猕猴胎儿剖宫产娩出，未开始呼吸便将其头放入一袋盐水内），分为 4 个时期：

1. 原发性呼吸增快：1 ~ 2 min，一阵阵喘气，肢体挣扎，皮色红，反应良好、活跃。

2. 原发性呼吸停止：约 1 min，发绀，心率下降，约 100 次 /min，肌张力及对刺激反应尚可，刺激它可恢复自主呼吸。

3. 继发性呼吸增快：约 5 ~ 6 min，深而不规则的连续喘气，发绀加重，血压开始下降。

4. 继发性（终末性）呼吸停止：约在窒息开始后 8 min 出现，呼吸动作完全停止，刺激不能诱发自主呼吸，肌张力进行性降低，显著苍白，心率和血压进一步下降。如不复苏抢救，于数分钟内死亡。

在实验性窒息过程中，PaO_2 在 3 min 内从 25 mmHg（3.33 kPa）降至 0，$PaCO_2$ 按 10 mmHg（1.33 kPa）次 /min 速度升高，即在 10 min 内从 45 mmHg（6 kPa）升至 150 mmHg（20 kPa），血中乳酸含量从 15 mmol/L 升至 10 mmol/L，pH 在 10 min 内从 7.3 降至 6.8 ~ 6.5。终末期并出现高钾血症，血钾高达 15 mmol/L，临床上很难准确判定一名窒息婴儿是处在原发性呼吸停止或继发性（终末性）呼吸停止。凡婴儿出生后无呼吸或只阵发性喘气（无效的呼吸动作），说明婴儿极需辅助通气，故均应认真进行复苏抢救。有条件者，可测血中 pH，如 pH > 7.25，则多属原发性呼吸停止，即轻或中度窒息，经处理很快出现自主呼吸；如 pH 在 7.0 ~ 7.10，可能是原发性也可能是继发性呼吸停止，经刺激，可能出现微弱自主呼吸，但不足以建立肺泡通气，需短时间的复苏支持；如 pH < 7.0，多为严重窒息，肌肉松弛，心率 < 60 次 /min，肯定是处在继发性（终末性）呼吸停止阶段，如仍得不到正确的复苏抢救，婴儿最终死亡，全过程在足月儿约 20 min。

四、诊断

主要根据临床表现做出诊断，并决定是否需要进行复苏。

新生儿窒息的诊断标准至今尚未统一。1953 年美国麻醉科医师 Virginia Apgar 提出 Apgar 评分（表 11-1），包括 5 个项目，每一项目分 0、1、2 3 个分度。婴儿娩出后 1、5 min 各进行一次评分，1 min 评分在 4 ~ 7 分为轻度窒息，0 ~ 3 分为重度窒息；如 1 min 评分正常（8 分及以上），但 5 min 评分在 7 分或以下，仍应诊断为窒息。必要时在 10、15 和 20 min 再行评分。Apgar 评分提出后在国外继而在国内广为应用，对及时发现和处理窒息及不良预后的判断起了很好的作用。但现在人们认识到，婴儿出生后第一秒钟便要进行初步评估，以确定该婴儿是正常分娩或需要复苏支持；一名窒息婴儿生后 1 min 已经经历了至少两次甚至三次评估及一系列的处理，故 1 min Apgar 评分已不可能反映婴儿出生时状况，但是 5、10、15 和 20 min 的 Apgar 评分，对估计婴儿对复苏的反应及对不良预后的判断仍有参考价值。在实际工作中，除使用 Apgar 评分，将当时的复苏情况予以详细记录也十分重要。

表 11-1　Apgar 评分表

体征	评分		
	0	1	2
心率（次 /min）	0	< 100	> 100
呼吸	无	不规则，喘气	规则，哭声响亮
肌张力	松软	降低或正常，但无活动	正常伴活跃动作
对咽插管反应	无	面部有少许反应	反应好，咳嗽
躯干颜色	苍白	紫蓝	红润

由于 Apgar 评分存在局限性，美国儿科学会（AAP）和美国妇产科学会（ACOG）1996 年共同制订了新生儿窒息诊断标准：①脐动脉血显示严重代谢性或混合性酸中毒，pH < 7.0；② Apgar 评分 0 ~ 3 分，并且持续时间 > 5 min；③有神经系统表现，如惊厥、昏迷或肌张力低；④多脏器损伤。我国也有学者在探讨新生儿窒息的诊断标准，这有待大家展开讨论，最后由有关学会共同商定。制订统一的新生儿窒息诊断标准十分必要。

五、新生儿窒息的复苏术

美国心脏协会（AHA）和美国儿科学会（AAP）于 2006 年发表他们 2005 年修订的"新生儿复苏指南"[以下简称《美国指南（05）》]。我国参照美国的方案，于 2007 年发表由"中国新生儿复苏项目专家组"修订的"新生儿窒息复苏指南"[以下简称《指南（07）》]，这是我国实施新生儿窒息复苏的指导性文件。以下简要介绍<指南（07）》的一些特点及一些参考意见。

1. 首先强调 3 个 30 s：第 1 个 30 s 决定是否要复苏，不要等待 1 min 进行 Apgar 评分后认为"有窒息"再开始复苏，而是生后立即用几秒钟时间进行快速评估四项指标（是否足月？羊水是否清？是否呼吸或哭？肌张力好否？），如全为"是"，不必进行复苏，但只要四项中有一项为"否"，则进行初步复苏（进入 A 即通畅的气道：包括保暖、头轻度仰伸体位、清理气道、擦干全身、触觉刺激诱发自主呼吸）。以上快速评估及初步复苏共需时 30 s。第 2 个 30 s 根据评估三项生命体征：呼吸、心率和肤色，决定是否需要进入 B（B 即人工正压通气）。第 3 个 30 s 再次评估三项生命体征，特别是心率（可听诊心脏或触摸脐带根部脐动脉搏动）。心率 > 100 次 /min 说明病情稳定，心率 < 60 次 /min 需进入 C（C 即胸外心脏按压）和 D［D 即应用肾上腺素及（或）扩容剂］。

2. 羊水胎粪污染的处理问题：国内、外对是否早期插管吸引或用表面活性物质冲洗等存在不同意见。《指南（07）》和《美国指南（05）》都明确规定：羊水胎粪污染不论稀或稠，不再推荐头娩出后肩娩出前插管吸引，只要婴儿有活力（呼吸规则或哭声响亮，肌张力好，心率 > 100 次 /min），则继续初步复苏而不插管，如无活力（上述三项中有一项不好者），立即插管吸引。

3. 用氧或空气复苏问题：国内、外近年来都有用空气（含 21% 的氧）进行新生儿窒息复苏的成功经验，主要是用于足月儿，至于对早产儿，其安全性及效果尚不清楚。总之，对用空气进行复苏尚需进行更深入的研究。《指南（07）》及《美国指南（05）》仍首先推荐用纯氧进行复苏，也可用 21% ~ 100% 的氧，但如 90 s 病情无改善，应将吸氧浓度（FiO_2）提高至 100%（即纯氧）。至于早产儿，动脉血氧过高有伤害性，用氧浓度要特别小心［详见《指南（07）》第五部分］。

4. 用药问题：复苏一般不再推荐使用碳酸氢钠，但经加压通气及心脏按压改善通气和循环以后，如确定存在代谢性酸中毒，特别是较重的酸中毒，可以适当使用碳酸氢钠。纳洛酮一般也不再推荐使用，除非指征明确：①正压人工呼吸使心率和肤色恢复正常后，出现严重的呼吸抑制；②母亲分娩前 4 h 有注射麻醉药史；则推荐静脉内给药。若母亲是吸毒者，则一定不能使用纳洛酮，否则会使病情加重。肾上腺素要静脉内给药，药量是 1 : 10 000 每次 0.1 ~ 0.3 mL/kg。

5. 专项强调早产儿［特别是出生体重 < 1 500 g 的极低出生体重（VLBW）儿和 < 1 000 g 的超低出生体重（ELBW）儿］，复苏需关注的 6 个方面，如保暖特别重要。初步复苏中的擦干身只适用于足月儿，

对早产儿（特别是 VLBWW 儿和 ELBW 儿）则不应费时去擦身，而是除头颅外，全身立即放入聚乙烯塑料袋（保鲜袋）内并放在辐射保暖台上。但无论是早产儿或足月儿都要避免高体温，缺血后高体温可加重脑损伤。

6. 人工正压通气问题：新生儿窒息复苏首先是要让肺泡有良好的通气和换气，建立稳定的功能残气量，避免肺内分流。要达此目标就要正确进行人工正压通气，正确应用 PEEP 和 CPAP，特别是早产儿及早应用 CPAP 可减少插管和正压通气的并发症。指南（07）在这方面作了十分详尽的介绍。

7. 强调每次高危分娩都有一名熟悉新生儿复苏的人员参加，要达此目标，①要有计划广泛开展理论与实践相结合的人员培训，让各级医疗机构凡有分娩的地方都要有人熟悉进行新生儿复苏；人员掌握的技术可分两个层次：多数人掌握保持气道通畅和让肺膨胀的技术（如用面罩气囊加压通气），少数人掌握较全面的复苏技术如气管插管、正压通气、胸外按压及用药等；②要建立良好的产儿合作机制，提高预见性，及早发现高危分娩；③国外用复苏现场录影带作为回顾研究，发现即使是高年资的顾问医师在复苏时都有不规范的动作，因此强调复训的重要性。

8. 强调事前做好准备，包括场所（保暖、抢救台、光照、电源等）、设备、药物及各种用品等

9. 强调各级政府和医疗机构的有力领导和支持，才有可能保证上述各项的实现。

10. 总之，新生儿窒息复苏成功的关键在于：①预见性：根据存在的高危因素预测婴儿出生时需要复苏；②足够的准备：包括熟悉复苏的人员、场所、设备、药品和用品等；③正确的评估；④迅速开始各项支持措施。

11. 还特别强调复苏后继续监护，包括体温、生命体征、血液生化及血气，及各重要脏器的功能，并积极防止感染。

第二节 新生儿颅内出血

新生儿颅内出血（neonatal intracranial hemorrhage，ICH），是围生期新生儿常见的脑损伤，既可单独发生，亦可作为缺氧缺血性脑病的一种表现，主要见于早产儿。

一、发生率与病死率

随着产科监护技术的进步，足月儿产伤性 ICH 已显著减少，但早产儿缺氧性 ICH 发生率仍高。早产儿 ICH 发生率，国外报道为 20%，国内报道为 40% ~ 50%，病死率为 50% ~ 60%。

二、病因

产前、产时及产后一切能引起胎儿或新生儿产伤、脑缺氧缺血或脑血流改变之因素，均可导致 ICH，有时几种因素同时存在。国内新生儿感染率高，整个新生儿期重症感染亦可引起颅内出血。

（一）产伤

产伤多见于足月儿，常为胎头过大、头盆不称、先露异常（臀位、横位）、骨盆狭窄、急产、滞产、不适当助产（吸引产、钳产、不合理应用催产素）、产道肌肉僵硬等所致。

（二）缺氧

缺氧多见于早产儿。①母亲因素：母亲患糖尿病、妊娠期高血压疾病、重度贫血、心肾疾病、低血压、产时用镇静剂、镇痛剂；②胎儿、胎盘因素：胎盘早剥、产程延长、脐带受压、宫内窘迫；③新生儿因素：窒息、反复呼吸暂停、呼吸窘迫综合征，其中以新生儿窒息最常见。

（三）脑血流改变

1. 波动性脑血流：见于不适当机械通气、各种不良刺激（剧烈疼痛、汽车上头部的振动或摇晃、气道刺激致剧咳等），可致脑灌注压剧烈波动。

2. 脑血流增快：见于血细胞比容低下（血细胞比容每减少 5%，每 100 g 脑组织脑血流量增加 11 mL/min）、体循环血压升高、动脉导管开放、高血压、快速扩容、快速输注高渗液、高碳酸血症、

低血糖、惊厥等，可明显增加脑血流。

3. 脑血流减慢：见于低血压、低碳酸血症、低体温、心力衰竭等。

4. 脑静脉压升高：阴道分娩、钳产、高 PEEP 通气、气胸等，可使颅内静脉压升高。

（四）感染

如重症肺炎、败血症等感染。

（五）其他

如维生素 K 缺乏症，弥散性血管内凝血等。

三、病理生理

（一）机械损伤

各项产伤因素均可致胎儿头部在分娩过程中骤然受压或过度牵引，使颅骨过度变形，引起大脑镰等撕裂出血。

（二）凝血功能未成熟

由于凝血因子不能经母胎转运，须由胎儿未成熟的肝脏合成，故新生儿生后 1 周内血浆大多数凝血因子水平不足，其中 4 个维生素 K 依赖因子（Ⅱ、Ⅶ、Ⅸ、Ⅹ）和 4 个接触因子（Ⅺ、Ⅻ、PK、HMWK）仅为成人的 50%，Ⅴ因子、Ⅷ因子虽高，但半衰期短而不稳定，Ⅰ因子水平与成人接近，但因存在胎儿纤维蛋白原，含较多唾液酸而活性弱，转化为纤维蛋白较慢。此外，新生儿抗凝血酶Ⅲ（AT–Ⅲ）活性亦低下，血小板也处于低值。由于新生儿凝血物质不足，抗凝活性低下，故常有生理性出血倾向并致出血难止，早产儿尤甚。

（三）脑血管发育不成熟

1. 血管缺乏基质保护：生发基质位于侧脑室底的室管膜下，其最突出部分位于尾状核头部，从侧脑室前角延至颞角、第三、四脑室顶部。胎龄 26 ~ 32 周，侧脑室生发基质区和脉络丛微血管基质发育滞后于脑实质其他部位，部分早产儿细胞外基质Ⅳ型胶原纤维、粘连蛋白和纤维联结蛋白含量少，致无连续完整基膜。侧脑室生发基质于胎龄 32 周后才逐渐萎缩，而脉络丛微血管膜亦于足月后才发育成熟。在此期间，侧脑室生发基质区的血管密度和面积明显高于白质区，尽管周围微血管丰富，但因缺乏基质保护，由单层内皮细胞所组成的、缺少平滑肌及弹力纤维支持的血管，对抗血流冲击能力差，在缺氧、缺血、酸中毒、脑血流速波动等影响下，生发基质区易发生破裂出血。随着孕龄的增加，出血多来自脉络丛。

2. 长穿支血管少：在脑血管发育过程中，脑皮层血液供应来自软脑膜动脉，有较好的侧支循环，供应皮层下白质区为动脉的短穿支，均不易发生缺血性损害。供应脑室周围深部白质为动脉长穿支，早产儿越不成熟，长穿支越少，且缺少侧支循环，一旦缺血，该区最易受损。

3. 血管呈 U 字形曲折：脑白质引流的静脉通常呈扇形分布于脑室周围白质，在脑室旁经生发基质区汇入终末静脉，此静脉在侧脑室马氏孔后方、尾状核部前方呈 U 字形曲折，汇入大脑内静脉。当静脉压增高时，血液回流受阻，U 字形曲折处压力升高，易发生充血、破裂出血或出血性梗死。

（四）脑血流波动

1. 被动压力脑循环：指脑血流随血压的变化而变化的形式。早产儿脑室周围循环血流分布不匀，存在高容量血流区和侧脑室生发基质低容量血流区，该区血流量极低，每 100 g 脑组织血流量 < 5 mL/min，而正常脑血流量为每 100 g 脑组织 40 ~ 50 mL/min。早产儿脑血管自主调节功能差，调节范围窄，因此，各种原因引起的脑血流改变，均可导致 ICH。

2. 脑血管对二氧化碳敏感：$PaCO_2$ 每增加 1 mmHg，脑血管扩张导致脑血流增加 8.6%，若 $PaCO_2$ 增加过多，超过脑血管扩张极限，可致血管破裂出血。反之若 $PaCO_2$ 减少，则脑血管收缩，脑血流减少，使低血容量区缺氧缺血，导致血管变性或缺血再灌注损伤，同样亦会引起 ICH。

四、颅内出血部位与相应临床表现

（一）硬膜下出血（SDH）

SDH 多见于足月儿，且多为产伤性，如头盆不称、先露异常（横位臀位等）、产道肌肉僵硬、骨盆狭窄、骨盆变形能力差（高龄初产等）、急产、滞产、不适当助产（胎头吸引、钳产、不合理应用催产素等）、胎儿颅骨易变形等，多伴有颅骨骨折，部分可无任何诱因。

随着产科技术的进步，SDH 发生率已显著下降至 7.9%。SDH 以颅后窝小脑幕下和幕上出血为常见。临床表现因出血部位与出血量的不同而异：

1. 小脑幕撕裂

小脑幕撕裂为大脑镰与小脑幕交叉部撕裂，引起直窦、Galen 静脉、横窦及小脑幕下静脉损伤，导致颅后窝小脑幕上和（或）幕下出血，但以幕上出血较常见。幕上出血量少者可无症状，出血量多者，生后 1 d 即出现呕吐、易激惹或抽搐，甚或有颅内压增高表现。幕下出血早期可无症状，多在生后 24 ~ 72 h 出现惊厥、呼吸节律不整、意识不清，出血量多者数分钟至数小时后转入昏迷、瞳孔大小不等、角弓反张，甚或因脑干受压而死亡。

2. 大脑镰撕裂

大脑镰撕裂较少见，为大脑镰与小脑幕连接部附近撕裂，致下矢状窦破裂出血。出血如不波及小脑幕下，常无临床症状，如波及致小脑幕下出血，症状与小脑幕撕裂同。部分幕下出血尚可流入蛛网膜下隙或小脑而表现为蛛网膜下隙出血或小脑出血。

3. 大脑浅表静脉破裂

大脑浅表静脉破裂的出血多发生在大脑凸面，常伴蛛网膜下隙出血。轻者可无症状，或新生儿期症状不明显，数月后发生慢性硬膜下血肿或积液，形成局部脑膜粘连和脑受压萎缩，导致局限性抽搐，可伴贫血和发育迟缓。重者于生后 2 ~ 3 d 内发生局限性抽搐、偏瘫、眼向患侧偏斜。

4. 枕骨分离

枕骨分离的常致颅后静脉窦撕裂，引起颅后窝小脑幕下出血并伴小脑损伤，症状同小脑幕下出血，常可致死。

（二）原发性蛛网膜下隙出血（SAH）

SAH 是指单独发生而非继发于硬膜下或脑室内出血的蛛网膜下隙出血，是 ICH 中最常见的类型（占 43% ~ 76%），多见于早产儿，足月儿仅占 4.6% ~ 18.3%，73% 为缺氧所致，少由产伤引起。临床可分 3 型：

1. 轻型：多见于早产儿，为软脑膜动脉吻合支或桥静脉破裂所致。出血量少，56% 无症状，或仅轻度烦躁、哭声弱、吸吮无力，预后好。

2. 中型：多见于足月儿。生后 2 d 起出现烦躁、吸吮无力、反射减弱，少有发绀、抽搐、阵发性呼吸暂停，检查偶见前囟胀满、骨缝裂开、肌张力改变，全身状态良好，症状与体征多于 1 周内消失，预后良好。约 1/3 病例可并发缺氧缺血性脑病，偶可发生出血后脑积水。

3. 重型：多伴重度窒息及分娩损伤，常因大量出血致脑干受压而迅速死亡，病死率为 SAH 的 4.5%，但本型少见。头部 CT 可见前、后纵裂池、小脑延髓池、大脑表面颅沟等一处或多处增宽及高密度影。

（三）室管膜下生发基质—脑室内出血（SHE-IVH）及脑室周围出血（PVH）

开始为室管膜下生发基质出血，出血量大时可突破生发基质而进入侧脑室，导致脑室内出血，并继而经第四脑室进入蛛网膜下隙甚或进入脑实质，引起脑室周围出血或脑实质出血。SHE-IVH 及 PVH 均由缺氧所致，其发病率与胎龄密切相关，多见于出生体重 < 1 500 g、孕龄 < 32 周的早产儿，是早产儿颅内出血中最常见的类型，也是早产儿脑损伤最常见病因。国外发病率 25%，重度者占 5.6%，国内则分别为 56.6% 及 16.3%，远高于发达国家的发病率，而足月儿脑室内出血发病率为 8.6% ~ 22%。

1. 临床分型

因出血程度不同，临床可分 3 型：

（1）急剧恶化型：多为Ⅲ ~ Ⅳ级出血（出血分级见影像学检查），生后数分钟至数小时内出现发绀、抽搐、阵发性呼吸暂停、软瘫、昏迷。病情于 24 ~ 48 h 内迅速发展，50% ~ 60% 于 72 ~ 96 h 内死亡，幸存者于第 4 ~ 5 d 渐趋稳定。

（2）普通型：多为Ⅱ级、偶为Ⅲ级出血。上述部分症状 50% 见于生后 24 h 内，25% 见于生后第 2 d，15% 见于生后第 3 d，因而 90% 于生后 72 h 内发生。其余可于 2 周内发生。症状于数小时至数日内发展，但可有缓解间隙，表现为神志异常，肌张力低下，但不发生昏迷，大部分存活，少数发展为出血后脑积水。

（3）无症状型：占 25% ~ 50%，多为Ⅰ ~ Ⅱ级出血，临床症状不明显，多在影像检查时发现。

2. 并发症

（1）出血后脑积水：脑室内出血的主要并发症是出血后脑室扩大（头围每周增加 < 2 cm）及出血后脑积水（头围每周增加 > 2 cm）。其发生主要与脑脊液吸收障碍有关：出血后脑脊液中大量血细胞成分及纤维蛋白，可凝成血块，堵塞脑脊液循环通道如第四脑室流出道及天幕孔周围脑池等处，使脑脊液循环不良和积聚，导致以梗阻为主的脑室扩大及早期脑积水，若不及时清除，更可致蛛网膜炎而发生以交通性为主的脑室扩大及晚期脑积水。脑室的进行性扩大，可压迫脑室周围组织致其缺血性坏死，最终导致患儿死亡或致残。国外报道脑室内出血伴脑室扩大 / 脑积水的发生率为 49%，其中Ⅲ、Ⅳ级脑室内出血引起者分别占 40% 及 70%，常于出血后 15 ~ 70 d 内发生。

（2）慢性脑室扩大：有 25% 的脑积水可发展为慢性脑室扩大（PVD，脑室扩大持续 2 周以上）。Ⅲ级以上脑室内出血的慢性脑室扩大发生率可高达 80%，有 38% 自然停止发展、48% 非手术治疗后停止发展，34% 最终必须手术治疗。

（3）脑室周围出血性梗死（PHI）/脑室周围白质软化（PVL）：80% 的严重 SHE-IVH，常于发病第 4 d，伴发脑室周围出血 – 脑室周围出血性梗死（PVH–PHI）或脑室周围白质软化（PVL）。PHI 位于与脑室内出血同侧的侧脑室角周围，呈扇形分布，与静脉回流血管分布一致（静脉梗死）。

（四）脑实质出血（IPH）

IPH 为产伤或缺氧所致。

1. 大脑实质出血：可见于足月儿，为血管周围点状出血；或见于早产儿，多为生发基质大面积出血，并向前、外侧扩展，形成额顶部脑实质出血，少数为生发基质出血并向下扩展进入丘脑，形成丘脑部脑实质出血。余临床表现为早期活动少，呼吸与脉搏慢弱，面色尚好，持续 6 ~ 10 d 后，转为激惹、肌张力低下、脑性尖叫，有 15% 患儿无症状。本型特点为起病缓慢，病程较长，死亡较迟。

2. 小脑实质出血：多见于出生体重 < 1 500 g 或孕龄 < 32 周的早产儿，由缺氧所致，发病率为 15% ~ 25%，可为灶性小出血或大量出血。临床分 3 型：①原发性小脑出血；②小脑静脉出血性梗死；③脑室内出血或硬膜下出血蔓延至小脑的继发性出血。症状于生后 1 ~ 2 d 出现，主要表现为脑干受压征象，常有脑神经受累，多于 12 ~ 36 h 内死亡。

（五）硬膜外出血（EDH）

EDH 多见于足月儿，常由产伤所致，为脑膜中动脉破裂，可同时伴有颅骨骨折。出血量少者可无症状，出血量多者亦可表现为明显的占位病变表现、颅内压增高、头部影像学见明显中线移位，常于数小时内死亡。

（六）混合性出血

混合性出血可同时发生上述 2 个或 2 个以上部位的出血，症状可因出血部位与出血量的不同而异。由产伤所致者主要为硬膜下出血，脑实质出血及蛛网膜下隙出血；由缺氧窒息所致者主要为脑室内–脑室周围出血。胎龄 < 3 周以脑室内。脑室周围出血及小脑出血为主，胎龄 32 ~ 36 周以脑实质出血、脑室内–脑室周围出血及蛛网膜下隙出血为主，胎龄 ≥ 37 周以脑实质出血、硬膜下出血及蛛网膜下隙出血为主。

五、临床表现

重度窒息及产伤所致的 ICH，常于生后 2 ~ 3 d 内出现症状，表现为：

1. 神经系统兴奋症状呻吟、四肢抖动、激惹、烦躁、抽搐、颈强直、四肢强直、腱反射亢进、角弓反张、脑性尖叫等。

2. 神经系统抑制症状反应低下、吸吮无力、反射减弱、肌张力低下、嗜睡、软瘫、昏迷等。

3. 眼部症状凝视、斜视、眼球震颤、瞳孔扩大或大小不等、对光反射迟钝等。

4. 其他呼吸与心率快或慢、呼吸暂停、发绀、呕吐、前囟饱满、体温不稳定等。

早产儿 ICH 症状多不典型，常表现吸吮困难、肢体自发活动少或过多、呼吸暂停、皮肤发灰或苍白、血压与体温不稳、心率增快或持续减慢、全身肌张力消失。

六、影像学检查

（一）头颅B超

头颅 B 超用于诊断 ICH 及其并发症，其敏感性及特异性分别高达 96% 及 94%，是 ICH 最有效的筛选方法。因 ICH 多在生后 1 ~ 7 d 内发生，故检查宜在此期进行，并应每隔 3 ~ 7 d 复查 1 次，直至出血稳定后，仍须定期探查是否发生出血后脑积水。超声（US）对诊断 SEH 和 IVH 的敏感性最高，这与 US 对颅脑中心部位高分辨率的诊断特性及对低血红蛋白浓度具有较高敏感性有关。研究显示，即使脑室少量出血、脑脊液中血细胞比容低至 0.2% 时，或在出血吸收、血红蛋白分解、出血部位血红蛋白降至 70 ~ 80 g/L，出血部位与周围组织密度相等，CT 难以发现出血时，US 仍可分辨并做出诊断，因此 US 诊断颅内出血的时间通常可延至出血后 3 个月或更久，故头颅 B 超在很大程度上已可代替 CT 检查。

SEH-1VH 的头颅 B 超表现及诊断标准，按 Papile 分级法分为 4 级：①Ⅰ级：单或双侧室管膜下生发基质出血。②Ⅱ级：室管膜下出血穿破室管膜，引起脑室内出血，但无脑室增大。③Ⅲ级：脑室内出血伴脑室扩大（脑室扩大速度以枕部最快，前角次之），可测量旁矢状面侧脑室体部最宽纵径，6 ~ 10 mm 为轻度扩大，11 ~ 15 mm 为中度扩大，> 15 mm 为重度扩大；也可由内向外测量旁矢状面脑室后角斜径，≥ 14 mm 为脑室扩大；或每次测量脑室扩大的同一部位以作比较。④Ⅳ级：脑室内出血伴脑室周围出血性梗死：后者于沿侧脑室外上方呈球形或扇形强回声反射，多为单侧。

SHE-IVH 按出血程度分为：①轻度出血：单纯生发基质出血或脑室内出血区占脑室的 10% 以下。②中度出血：脑室内出血区占脑室的 10% ~ 50%。③重度出血：脑室内出血区占脑室的 50% 以上。

（二）头颅CT

适用于早期快速诊断颅内出血，但分辨率及对脑实质病变性质的判断不及磁共振显像，一般在出生后 1 周内分辨力最高，故宜于出生后 1 周内检查。头颅 CT 可检查到各部位的出血，对 SHE-IVH 分级与 B 超分级相同，但分辨率明显逊于 US，对室管膜下及少量脑室内出血敏感性亦不及 US。7 ~ 10 d 后随着出血的吸收，血红蛋白逐渐减少，血肿在 CT 中的密度也明显降低，等同于周围组织的密度。此时 CT 对残余积血不敏感。

（三）头颅磁共振显像（MRI）

MRI 对各种出血均有较高诊断率，分辨率高于头颅 B 超与 CT，并可准确定位及明确有无脑实质损害。但对新鲜出血敏感性较差，故宜在出血 3 d 后检查。由于新鲜血肿内主要为氧合血红蛋白，T_1 加权像上仅表现为等信号或稍低信号，在 T_2 加权像上表现为高信号。7 ~ 10 d 后，氧合血红蛋白转变为脱氧血红蛋白和高铁血红蛋白，血肿在 MRI 中的信号也随之变化，在 T_1 和 T_2 加权像上均表现为高信号。因此，MRI 中不同的出血信号，可以估计出血时间。

CT 和 MRI 可很好辨别第三、四脑室内出血及 SDH 和 SAH，但 US 未能诊断上述部位的出血，此与 US 对颅脑边缘及后颅窝部位的病变分辨率差有关。较大量的脑实质出血，US、CT 和 MRI 均能做出很好诊断。

七、诊断

（一）病史

诊断前应重点了解孕产妇病史、围产史、产伤史、缺氧窒息史及新生儿期感染史。

（二）临床表现

对有明显病因且临床出现抽搐者易于诊断，但有部分病例诊断困难，包括：①以呼吸系统症状为主要特征，神经系统症状不明显者，易误诊为肺部疾病，误诊率 20% ~ 65%；②晚期新生儿 ICH 多与其他疾病并存，尤以感染为多见，由于感染症状明显，常致忽略 ICH 的诊断，漏诊率达 69.7%；③轻度 ICH 亦可因无临床症状而漏诊。故应提高警惕，对可疑病例加强检查。由于窒息缺氧既可引起肺部并发症、又可引起 ICH，两病亦可同时并存，故仅靠病史、体检常难以做出诊断，如无影像学配合，ICH 临床总误诊率高达 55.4% ~ 56.2%，多误诊为呼吸系统疾病。

（三）影像学检查

影像学检查是确诊 ICH 的重要手段，头颅 B 超使用方便，可在床边进行，可作连续监测，可对各项治疗的效果进行追踪与评估，价格便宜，应作首选。头颅 CT 会有 X 线辐射，头颅 MRI 诊断率高，但扫描时间长，价格较贵。可根据实际情况选用。

（四）脑脊液检查

由于影像学的进展，目前已很少做脑脊液检查。急性期脑脊液常为均匀血性，红细胞呈皱缩状，糖定量降低且与血糖比值 < 0.6（正常 0.75 ~ 0.80），蛋白升高。脑脊液改变仅可考虑蛛网膜下隙出血，但仍未能明确是原发或继发，故诊断价值有限。一周后脑脊液转为黄色，一般可持续 4 周左右。

八、治疗

（一）一般治疗

保持绝对安静、避免搬动、头肩高位（30°）、保暖、维持正常血气、消除各种致病因素、重者延迟 24 ~ 48 h 开奶、适当输液。

（二）纠正凝血功能异常

补充凝血因子，可用血凝酶 0.5 kU 加 0.9% 氯化钠 2 mL 静脉注射，隔 20 min 重复 1 次，共 2 ~ 3 次，可起止血作用。或用维生素 K10.4 mg/kg 静脉注射。必要时输血浆，每次 10 mL/kg。

（三）镇静与抗惊厥

无惊厥者用苯巴比妥 10 ~ 15 mg/kg 静脉注射以镇静及防止血压波动，12 h 后用维持量 5 mg/（kg·d），连用 5 d。有惊厥者抗惊厥治疗。对Ⅳ级脑室内出血伴生后 1 个月内仍有惊厥发作者，因 80% 以上于 1 个月后仍可发生迟发性惊厥，可使用抗癫痫药物。

（四）脑水肿治疗

（1）于镇静、抗惊厥治疗 12 h 后，可予呋塞米 1 mg/kg 静脉注射，每日 3 次，至脑水肿消失。

（2）地塞米松 0.5 ~ 1.0 mg/kg 静脉注射，每 6 h1 次，连用 3 d。本药能降低脑血管通透性，减轻脑水肿，增强机体应激能力而不会加重出血。

（五）穿刺放液治疗

1. 硬膜下穿刺放液：用于有颅内高压之硬膜下出血，每日穿刺放液 1 次，每次抽出量 < 5 mL，若 10 d 后液量无显著减少，可作开放引流或硬膜下腔分流术。

2. 腰椎穿刺放液：用于有蛛网膜下隙出血或Ⅲ级 ~ Ⅳ级脑室内出血者。腰椎穿刺放液于 B 超确诊后即可进行，每日穿刺放液 1 次，每次放液量 5 ~ 15 mL，以降低颅内压，去除脑脊液中血液及蛋白质，减少日后粘连，避免发生脑积水。当 B 超显示脑室明显缩小，或每次只能放出 < 5 mL 液量时，改隔日或隔数日 1 次，直至脑室恢复正常为止。

3. 侧脑室引流：对有Ⅲ级 ~ Ⅳ级脑室内出血、腰椎穿刺放液未能控制脑室扩大者，或伴有颅内压增高的急性脑积水者，均可作侧脑室引流，首次引流液量 10 ~ 20 mL/kg。此法常可控制脑室扩大及急性脑积水。为防感染，一般仅维持 7 d 即应拔管。

4. 手术治疗：侧脑室引流效果不佳者，应行脑室 – 腹腔分流术。

（六）出血后脑积水（PHH）治疗

早产儿脑室内出血，其血性脑脊液引起化学性蛛网膜炎，脑脊液吸收障碍，导致脑室扩大，虽较常见，但 87% 能完全恢复，只有约 4% 的 IVH 可发展为出血后非交通性脑积水（Ⅲ级 78%、Ⅳ级 100% 可发生脑积水）。后者乃脑室内血性脑脊液沿脑脊液通路进入蛛网膜下隙，引起脑脊液循环通路阻塞所致，以中脑导水管梗阻为多。

1. 连续腰椎穿刺

对严重 ICH，可作连续腰椎穿刺放液，以控制出血后脑积水，成功率为 75% ~ 91%，连续腰椎穿刺应做到早期应用（病后 1 ~ 3 周）、放液量不宜过少（应每次 5 ~ 8 mL）、间隔期应短（1 ~ 2 d）、疗程足够（1 个月左右），并避免腰椎穿刺损伤。对连续腰椎穿刺效果欠佳者，可联合应用乙酰唑胺治疗。有人认为反复腰椎穿刺放液并不能减少 PHH 的发生，反而会增加颅内感染的机会，因而提出反对。但因持续的颅内高压可破坏神经元轴突和损伤白质的少突胶质细胞，轴突的损伤亦可累及皮层的神经元，已证实腰椎穿刺放液能使皮层灰质容积明显增加，因此连续腰椎穿刺放液对控制持续颅内高压，防止脑积水发生确有其实际意义。

2. 脑脊液生成抑制剂

乙酰唑胺 40 ~ 100 mg/（kg·d）口服。由于出血后脑积水的发病机制主要是脑脊液吸收障碍而不是分泌增加，故不主张单独应用。

3. 其他

过去用于溶解血凝块的尿激酶、链激酶，抑制脑脊液生成的甘油、呋塞米等，均已证实未能减少脑积水发生而停止使用。

4. 手术治疗

采用脑室腹腔分流术（ventricul eritoneal shunt，V-P 分流术），指征为：

（1）每周影像检查提示脑室进行性增大。

（2）每周头围增长 > 2 cm。

（3）出现心动过缓、呼吸暂停、惊厥、昏迷等颅内高压症。

（4）术前脑脊液蛋白量 < 10 mg/mL。术后常见并发症为感染及分流管梗阻。

经正规治疗的 ICH 患儿，大多于 5 ~ 7 d 后痊愈。

九、预防

（一）产前预防

1. 预防早产，预防可导致产伤的各种因素，治疗孕产妇高危疾病如妊娠期高血压病。胎膜早破孕妇应用抗生素防感染。

2. 早产孕妇产前应用糖皮质激素：糖皮质激素促肺成熟的同时，亦可促进生发基质毛细血管发育成熟，明显降低新生儿 ICH 的发生率。其副作用为可导致低出生体重及头围缩小，但主要发生在多疗程使用糖皮质激素者。为避免产生副作用，可仅于分娩前 24 ~ 48 h 内给予地塞米松 10 mg 或倍他米松 12 mg 静脉滴注，于 1 日内 1 次或分 2 次滴入，必要时连用 2 d（第 2 次应用应与分娩时间间隔 24 h 以上），可明显降低早产儿颅内出血发生率。

3. 早产孕妇产前应用维生素 K_1：目的是促使胎儿血浆 Ⅱ、Ⅶ、Ⅹ 3 种凝血因子水平升高，从而降低早产儿颅内出血发生率。可于分娩前给予维生素 K_1 静脉或肌内注射，每日 1 次，连用 2 ~ 7 d（最后 1 次应用应与分娩时间间隔 24 h 以上），同样有良好效果，如出生早期给予早产儿注射活性因子Ⅶ，效果更佳。

4. 产前联合应用糖皮质激素及维生素 K_1：联合应用比单用糖皮质激素或维生素 K_1 效果更佳，两药用法同上，可使 PVH-IVH 发生率下降 50% 以上，重度出血减少 75%。

5. 其他：早产孕妇产前应用苯巴比妥，经循证医学分析，无良好效果，不能用于早产儿颅内出血的预防。亦有介绍产前联合应用硫酸镁（每次 4.0 g）及氨茶碱（每次 240 mg）静脉滴注 12 h，然后每 12 h 1 次，直至分娩或疗程已达 48 h。

（二）产前产后联合预防

由于 ICH 多发生在宫内或生后 1 ~ 6 h，故生后 6 h 才注射苯巴比妥，确实不能预防早产儿颅内出血的发生，若于生后 1 ~ 3 h 内注射该药，虽仍不能降低颅内出血发生率，但可减少重度出血的发生及减少轻度出血转为重度出血。故可于产前采用糖皮质激素及维生素 K_1，而于婴儿出生 3 h 内注射苯巴比妥，可获得更好的预防效果。

（三）产时预防

产时可采用延迟结扎脐带预防该症。已证实早产儿脱离母体后 30 ～ 45 s 结扎脐带（延迟结扎脐带），与脱离母体后 10 s 内结扎脐带（即刻结扎脐带）比较，早产儿颅内出血发生率明显降低。

（四）新生儿药物预防

1. 苯巴比妥：尽管有报道早产儿应用苯巴比妥后，可使脑室内出血发生率从 43.9% ～ 54% 降至 7.1% ～ 28.2%，并使重度脑室内出血发生率从 20% ～ 33.3% 降至 0 ～ 11%。于生后 6 ～ 12 h 及大于生后 12 h 给药，脑室内出血发生率分别为 15.6%、32.8% 及 44.9%。故可于生后 6 h 内应用，苯巴比妥负荷量 20 mg/（kg·d），分 2 次，间隔 12 h 静脉注射，24 h 后维持量 5 mg/（kg·d），共用 3 ～ 5 d。但国外经循证医学分析后认为，于生后 6 h 内应用苯巴比妥，对降低 ICH 及 ICH 后遗症、病死率均无效，且可增加对机械通气的需求，因而不推荐使用。

2. 吲哚美辛：能调节脑血流，促进室管膜下生发基质成熟。出生体重 < 1 250 g 之早产儿，于生后 6 ～ 12 h 给予吲哚美辛 0.1 mg/kg，24 h 后重复 1 次；或生后 6 ～ 12 h 给予 1 次，此后每 12 h 1 次，连用 2 ～ 3 d，可使脑室内出血发生率降低 66%，但对男婴效果好于女婴，且可升高坏死性小肠结肠炎发生率。

3. 维生素 K_1：至今为止，采用维生素 K_1 预防维生素 K 缺乏所致之 ICH，其用药方法、用药途径、使用剂量均未统一，多认为口服比肌内注射更为合适。尽管证实维生素 K，作为氧化剂，对患 G-6-PD 缺乏症新生儿的红细胞不会发生氧化损害，亦不会发生 DNA 损伤，但尚未能排除导致儿童期白血病的可能。目前多建议：①由于肌内注射维生素 K_1，短期内可引起机体非常高的维生素 K_1 水平，对新生儿可能会有潜在损害，故非必要不作肌内注射；②足月儿生后可有维生素 K 缺乏，于生后第 1 d 及第 4 d 分别口服水溶性混合微胶粒制剂（phylloquinone，内含维生素 K_2 2 mg 及卵磷脂、甘氨胆酸）2 mg，维生素 K 缺乏性出血症可减少 61.1% 从而预防维生素 K 缺乏性 ICH。对单纯母乳喂养者，亦可每周口服 2 mg，采用少剂量多次口服，安全性更高；③早产儿维生素 K 依赖性凝血因子减少，不是维生素 K 缺乏所致，而是蛋白质合成不足造成，且早产儿维生素 K 缺乏并不明显，给予维生素 K_1 效果不佳，故早产儿生后前几周应适当减少维生素 K_1 的供给，不必过早给予；④对不适宜口服者可予静脉注射维生素 K_1 0.4 mg/kg，效果与口服 3 mg 者相同；⑤对服用抗生素、抗结核药及抗癫痫药物的孕妇，于分娩前 15 ～ 30 d 口服维生素 K_1 10 ～ 20 mg/d，该新生儿生后应立即静脉注射维生素 K，亦有预防作用。

4. 其他：尚有报道应用泮库溴铵、维生素 E、酚磺乙胺、钙拮抗剂等者，但多认为效果不大。

十、预后

（一）影响 ICH 预后的因素

1. 临床症状：若临床出现：①昏迷或半昏迷；②中枢性呼吸衰竭；③重度惊厥；④原始反射全部消失。具备上述项目越多，预后越差。其中严重室管膜下生发基质 - 脑室内出血发生后遗症率 > 35%，若伴发脑室周围出血 - 脑室周围梗形脑室周围白质软化者可高达 90%，常表现为半身瘫，认知障碍。

2. 出血部位及出血量：严重硬膜下出血、严重原发性蛛网膜下隙出血、严重脑室内出血及小脑实质出血，均预后不良。常见的脑室内出廊，其预后与出血程度有关：轻度出血者几乎全部存活，后遗症率 0 ～ 10%；中度出血病死率 5% ～ 15%，后遗症率 15% ～ 25%；重度出血病死率 50% ～ 60%，后遗症率 65% ～ 100%。

3. 脑室围周血血性梗形脑室周围白质软化：严重后遗症的发生可能与下列因素有关：①生发基质损伤，可使神经细胞分化障碍及板下区神经元损伤，导致髓鞘、皮层发育异常而发生运动、认知障碍；②脑室周围白质、特别是对应中央区、顶枕区白质损害，皮质脊髓视放射及丘脑投射纤维损害，导致双下肢痉挛瘫，视觉损害及认知障碍；③持续颅内高压及脑积水，可导致神经发育迟缓；④皮层神经元损伤，可导致认知障碍。室管膜下生发基质 - 脑室内出血后所导致的脑实质损害与神经发育的关系见（表 11-2）。

表 11-2 脑实质损害与神经发育的关系

白质损害	例数	神经发育		
		正常	轻度异常	重度异常
无	43	25	17	1
轻度	20	11	8	1
重度	9	0	4	5

（二）常见后遗症

（1）脑积水：主要由 IVH 所致。54% 可于 8 周后自然缩小并恢复正常；部分可继续扩大超过 6 个月，然后渐消退，并于 1 岁左右恢复正常；另一部分保持稳定或继续发展成严重脑积水。过去曾广泛采用乙酰唑胺［Diamox，100 mg/（kg·d）］及呋塞米［furosemide，1 mg/（kg·d）］治疗，但最后证实不但无效，反可增加病死率及伤残率。过去亦曾于脑室内注射链激酶（streptokinase），亦证明无效。而脑室-腹腔引流则可有一定疗效。

（2）智力、运动发育障碍：多由 PVH-IVH 所致，包括有运动、认知障碍，视觉损害及脑性瘫痪。

微信扫码
◆临床科研
◆医学前沿
◆临床资讯
◆临床笔记

参考文献

［1］杨桂荣，缪礼红. 急救护理技术［M］. 武汉：华中科技大学出版社，2012.

［2］谢虹，张孟. 急救护理学［M］. 合肥：安徽大学出版社，2012.

［3］张翔宇. 急救手册［M］. 上海：上海科学技术出版社，2011.

［4］张金花. 常见急症的急救与护理［M］. 青岛：中国海洋大学出版社，2011.

［5］李春盛. 急诊医学［M］. 北京：高等教育出版社，2011.

［6］周秀华. 急救护理学［M］. 北京：北京科学技术出版社，2010.

［7］许铁，张劲松. 急救医学［M］. 南京：东南大学出版社，2010.

［8］万晓燕，杜利. 急救护理［M］. 武汉：湖北科学技术出版社，2011.

［9］王振杰，石建华. 实用急诊医学［M］. 北京：人民军医出版社，2012.

［10］柴枝楠，顾承东. 急诊常见综合征诊治手册［M］. 北京：人民军医出版社，2011.

［11］赵祥文. 儿科急诊医学［M］. 北京：人民卫生出版社，2010.

［12］吉济华. 全科医学诊疗手册［M］. 南京：江苏科学技术出版社，2011.

［13］李春盛. 临床技术操作规范急诊医学分册［M］. 北京：人民军医出版社，2010.

［14］蒋云生. 临床医学基本技能［M］. 北京：高等教育出版社，2010.

［15］张在其，黄子通. 急危重病临床救治［M］. 武汉：湖北科学技术出版社，2010.

［16］赵世光. 急诊医学［M］. 北京：人民卫生出版社，2009.

［17］李春盛. 临床诊疗指南急诊医学分册［M］. 北京：人民卫生出版社，2009.

［18］王振杰. 实用急诊医学［M］. 北京：人民军医出版社，2009.

［19］袁栋材，姜海芬. 急诊科急救与监护手册［M］. 上海：第二军医大学出版社，2009.

［20］万力生，袁雄伟. 儿科疾病门急诊手册［M］. 广州：广东科技出版社，2009.

［21］刘志勇，王桂芝，刘静. 内科急症速查手册［M］. 北京：人民军医出版社，2011.

［22］张树基，罗明绮. 内科急症诊断与治疗［M］. 北京：中国科学技术出版社，2010.

［23］梅冰. 内科急症［M］. 北京：科学出版社，2010.

［24］马丹，魏峰. 急诊医学［M］. 武汉：湖北科学技术出版社，2009.

［25］于学忠，黄子通. 急诊医学［M］. 北京：人民卫生出版社，2015.

［26］王丽云. 临床急诊急救学［M］. 青岛：中国海洋大学出版社，2015.

［27］王建国，张松峰. 急诊医学［M］. 西安：第四军医大学出版社，2015.

［28］王晓军，许翠萍. 临床急危重症护理［M］. 北京：中国医药科技出版社，2011.

［29］申文龙，张年萍. 急诊医学［M］. 北京：人民卫生出版社，2014.

［30］田素斋，谭淑卓，张秀. 急危重症护理关键［M］. 南京：江苏科学技术出版社，2011.

［31］邢玉华，刘锦声. 急诊医学手册［M］. 武汉：华中科技大学出版社，2014.